U0341106

刘俊升验案精选

刘俊升 著
刘文垚 整理

中医古籍出版社

图书在版编目（CIP）数据

刘俊升验案精选/刘俊升著．–北京：中医古籍出版社，2012.8
ISBN 978–7–5152–0236–5

Ⅰ．①刘… Ⅱ．①刘… Ⅲ．①医案–汇编–中国–现代
Ⅳ．①R249.7

中国版本图书馆 CIP 数据核字（2012）第 150040 号

刘俊升验案精选

刘俊升 著
———————————
责任编辑 伊广谦
封面设计 韩博玥
出版发行 中医古籍出版社
社　　址 北京东直门内南小街 16 号（100700）
印　　刷 北京金信诺印刷有限公司
开　　本 850mm × 1168mm　1/32
印　　张 11.875
字　　数 298 千字
版　　次 2012 年 8 月第 1 版　2012 年 8 月第 1 次印刷
印　　数 0001~2500 册
ISBN 978–7–5152–0236–5
定　　价 23.00 元

序

　　我出身中医世家（原名为"济世堂"，以后父亲在济南改名为"济世诊所"），曾祖父、祖父、父亲三代，我及下两代都是医生，但文才和医术，父亲水平最高。因他爱好读书学习，临床注重理论联系实际，勇于探索开拓，勤于医疗实践，擅长总结经验，所以才能写出较高水平的医案。医案是医生诊治疾病的真实记录，既是病症特点及诊治过程的客观反映，也是医生经验的总结，启迪后学扬长避短之借鉴。父亲对医案辨证精当，理法方药契合，而师古不泥，意有创新，对疑、难、危、急病证的处理，每能从容权变，化险为夷，立法遣药出奇制胜，而收回春之功。文理深入浅出，简明恰当，给人以触类旁通，举一反三之感。父亲历经辛苦，为发扬传承中医事业，解除患者病痛，努力奉献了一生。退休后虽身患多病，但仍坚持给患者义诊，将几十年治病心得记录下来，伴随老人走完了最后历程。家父丰富的的医教科研经验，因各种原因未能全部继承，甚感遗憾！为把父亲的经验继承下去，故建议并组织部分家人、学生，精选部分验案编辑成书，留给后世子孙，以告慰父愿。水平所限，不妥之处，请祈同仁们指正。

刘文垚

于山东省临沂市中医医院

2011 年 10 月 16 日

刘俊升简介

刘学秀，字俊升（1904－1981），山东省临沂市白沙埠镇崖头村人，出身中医世家。父刘淑通（1878－1940），少聪颖，青衿之年即通经史，行医善内、外、妇、儿等科，医术精良，为临沂一代名医，著有《济世良方》、《济世医案》等，因战乱遗失。

学秀，少敏慧好学，因父教谨严，医文并通，谙熟《内》、《难》仲景之书。年十五替父应诊，弱冠医成，名著乡里。二十六赴济南应医考，成绩优秀。先后行医于济南市西郊医院、济南市中心医院、山东省黑龙潭疗养院，参加山东中医药研究所研究班注释《伤寒论》等工作。由于医德高尚，作风正派，医术全面，医教经验丰富，对内、外、妇、儿科及疑难病颇有研究，深受人们的欢迎和尊重。著有《医案》四卷、《验方》两卷，部分论文在省级会议及刊物上发表。

一、热爱中医事业，勤恳济世活人

刘学秀承其家学，医既成，行医乡里，深知劳动人民治病之不易，所以，凡贫苦人民求诊，有求必应，深受当地民众欢迎。先生在工作中，一贯积极认真，为人热情，服务良好。他说："医者，济世活人之术，我中华民族如此繁衍昌盛，中医之保健功绩最大，应当认真继承发扬它，为人民多做贡献。"先生言行一致，几十年来，勤勤恳恳，操中医之技术，为人民的保健事业奋斗了一生。晚年卧床不起，仍应诊不暇，坚持总结自己六十年来的临床经验。他在医著中这样写道："七旬已过又何求，常把事业重千秋，但愿同胞皆延寿，生命未息志不休。"逝世后，省、市、县为他开了隆重的追悼会，以缅怀和表彰他良好的医术

2

和高尚的医德，悼词中说："先生医术高明，思想进步，它不但为人民治病千千万，还培养了很多好医生，我们要永远怀念先生，学习先生为人民服务，救死扶伤、有求必应的高尚医德。"

二、破门户之见，纳西医之长

先生虽精通经典与历代名家之著，具有丰富的临床经验，但他主张，继承发扬中医，必须破门户之见，既要学古，也要学今，既要学中医，也要学些西医基础，在临床上可以取长补短。他说："经方和时方并无矛盾，这是根据医学发展需要而产生的，门户之见是医学的大敌。西医是现代医学，虽有一定的机械性，但西医的听诊、化验、透视等理化检查，就补充了中医望、闻、切诊的不足。"因此先生在诊治疾病时，坚持中医特色，但必要时也采用西医的理化检查，为发展中医，提高中医，开辟了新的道路。

1. 坚持辨证论治，突出中医特点

先生热爱中医事业，表现在他坚持辨证论治，突出中医特点，重视理论与实践的结合。他说："四诊八纲是中医辨证的方法，医者就要理论熟，技术精，诊察细，有耐性，未诊病，必先静。"常以"持脉有道，虚静为保。诊病不问其始，忧患饮食之失节，起居之过度，或伤于表，不先言此，卒持寸口，何病能中"的经言来教育后学。先生在诊病时，总是以四诊详得病情，用八纲加以分析归纳，从复杂的病变中掌握主次，辨别真假，然后立法遣药。他说："中医辨证论治，病变法也变，天时地理有别，病有始终，人有胖瘦强弱之分，焉能以方套病！"由于先生精于辨证论治，所以在医疗中多取良效。

2. 采用西医检查，扩大四诊范围

先生虽然身为中医，在长期的医疗实践中，他善于接受新事物，摸索中西医结合的道路。他细心研究，精心探讨，用中西两法对很多疾病的治疗取得了很好效果。如对传染性肝炎、溃疡

病、肾炎、肺结核、高血压等病的治疗，以中西理论为主导，以辨证施治为原则，结合西医理化检查，实践证明，提高了疗效，缩短了病程，治愈率高，复发率少。他说："这些病不用西医检查，临床治疗没有标准，用西医检查后，只要证明治愈了，就很少有复发，这就是用西医检查的好处。"实为经验之谈。足见先生在中西医结合工作中思想境界达到了一个崭新的水平。

三、医术全面，经验丰富

先生在中医经典理论的指导之下，经过多年的实践，积累了丰富的经验，他强调："治病不明脏腑经络，开口动手便错。治疗者必先分清经络脏腑之所在，而又知七情六淫所受何因，只有这样才能诊断明，方法对，疗效高。"先生医术比较全面，对内、外、妇、儿各科均有丰富的医疗实践经验，以下做扼要介绍：

1. 内科方面

对内科病，善于用西医的病理与西医理化检查进行分析，然后运用辨证论治的方法，施以中药治疗，所以对某些内科疾病颇有独见。如对肝炎的辨证论治，1962年曾撰写了对黄疸型与无黄疸型传染性肝炎的病理探讨与中医论治两篇论文，深受医学界的好评。他对肝炎的证治分六证十六法。六证指：肝本经证、肝脾证、肝肾证、肝肺证、肝心证、肝血证；十六法是相应于六证的治疗大法，即：疏肝解郁法、疏肝和中法、潜阳熄风法、疏肝利胆法、清肝法、养血熄风法、培土抑肝法、理脾和胃法、补肾潜阳法、培土温中法、润肺缓肝法、温中理气法、调肝制法法、补心养血法、理气活血法、养血止血法。由于辨证分型细微，治疗方法丰富，所以使复杂多变的肝炎证多能得到满意的效果。先生对其他慢性疾病都有详尽的辨证论治法则，这就是作为一个现代中医所必具备的可贵治学态度。

4

2. 妇科方面

先生对妇科尤为善长，对妇科病在生理、病理、证治、方药几方面都有自己新的发挥。他说："妇科之病不外调经、种子、崩带、妊娠、胎前、产后及杂症几方面，但因立法有异，治疗悬殊。"他提出："女子不孕必是月经不调或生理缺陷。前者辨证得当，治疗无不育；后者为真不育，多难治。如小便艰涩，腹胀脚肿不受孕者，为膀胱气化不利之故；妇人骨蒸夜热，口干舌燥，咳嗽吐沫，不受孕者，为热在骨蒸之故；妇人肥胖不受孕者，此因痰湿之故；妇人性情躁或抑郁不受孕者，此肝气郁结之故；妇人少腹急迫不舒，带下不孕者，此带脉拘急之故；妇人性情恬淡食少，食多则腹满呕吐不孕者，此脾胃虚寒之故；妇人身瘦弱不孕者，为血虚之故；妇人月经不调，每来腰腹痛甚，血紫暗有块，头晕体酸，五心烦热，心慌带下少腹有积块不孕者，此气滞血淤之故；妇人头晕，腰膝酸软，月经暗黑量少，不受孕，此肾气虚，胞宫阳气不足之故。"

例：张××，济南槐阴区人，结婚二十年不孕，西医检查为子宫发育不良，久治不育。先生诊为肾气虚寒，胞宫阳气不足，拟种子煎服之，服五十余剂而受孕，生一男一女。

又，刘××，32岁，结婚十二年不孕，先生诊为肝气郁结，予调经种子丸加味，配药一料，早晚各服9丸，药未服完而受孕，后生两男一女。

3. 小儿科方面

先生对小儿科也颇有造诣。他说："小儿在生理病理上有其固有特点，因而在疾病的诊断与治疗上既要掌握中医基本理论与证治原则，又要结合小儿各方面的特点：小儿脏腑娇嫩，形气未充，生机蓬勃，发育迅速，但抗病力弱，容易感受疾病，病情易变化，易虚易实，易寒易热，少有七情之病；在诊断上，乳儿不会说话，会说者反映病情也不准确，切脉不易合作，所以应以望诊为主，其中头面尤为重要，对虎口三关之脉纹与哭声变化都有参考价值,结合家长叙述方能作出诊断。治疗要迅速,或用药要少而精,易服用,功效快,针药要同用,或配合推拿疗法;对环境要安静,空气要流通,这是小儿可治疗的必备条件。

对乙型脑炎的治疗,他说:"疫邪急骤,感受易深,高热、昏迷、抽搐三大主症多是因暑湿相和,上蒙清窍,故又常伴胸闷、泛恶、呕吐、嗜睡等症。此时以清热透表解毒为治,双花15g,连翘12g,生石膏30g,蚕体10g,板蓝根30g,黄芩10g,藿香10g,佩兰10g,川朴5g,水煎600毫升,分三次温服或鼻饲,日一剂。若高热、头痛、项强、烦躁,或昏迷、谵妄、抽搐、角弓反张、两瞳异常,呼吸表浅不规则,舌质红或绛,苔黄腻,脉数大,为乙脑极重型,以白虎汤合清营汤加减:生石膏60g,知母10g,双花15g,连翘10g,板蓝根60g,紫草15g,黄连3g,蚕体10g,生地15g,元参15g,羚羊粉0.2g(冲服),水煎600毫升,分3次服用或鼻饲,日1~3剂,另外石决明、钩藤、地龙、蜈蚣、全蝎可酌加。

4. 外科方面

先生对外科疾病的治疗,宗前人之经验,大胆实践,个人有较深刻的体会,他说:"外科之病一般生在表,但也有生在里者,不管在何处,都与脏腑、经络、气血等有密切的关系。脏腑功能失调,经络通行不利,气血运行不畅,病邪乘机侵袭以及外伤都可引起局部病变。但局部病变通过经络的传导,亦可引起脏腑气血功能失常,从而反应到全身。因此诊治外科病,必须把局部和整体结合起来认识。外科病总分为阴阳两大证。全身治疗采用消、托、补三大法;外治法不外消散、提脓、去腐生肌。外科病的预后,主要根据全身症状及其所影响到的脏腑来判断顺逆。"这些经验之谈,虽未脱前人樊篱,但说明先生对外科病的治疗是颇有成熟经验的。

（摘自《临沂地区中医药志》,1982年12月,第一版)

6

目　　录

第一编　内景综要

先贤有云："治病不明脏腑经络，开口动手便错。""故治病者，必先分经络脏腑之所至，而又知其七情六淫所受何因。"故历代名医对脏腑经络均有深刻的研究及论述。兹择其言简意赅，简明易懂者，摘录如下，以作探病寻机之参考。

自天以气煦，地以形姁，生其间者，阳化气而阴成形。喉以通天和，咽以纳地产（喉前咽后），受气者清，受谷者浊。清者主肺，浊者走胃。浊则为卫，清则为营。营阴卫阳，营行脉中，卫行脉外。阴阳相贯，如环无端。中气出上焦，营气出中焦，卫气出下焦，皆水谷之精悍（水谷之精为营，水谷之悍为卫），流布于脏腑者也。藏有五：心藏神，肺藏魄，肝藏魂，脾藏意，肾藏志也。腑有六：胆无出入，胃受水谷，大、小肠主津液，膀胱、三焦司气化也。五脏藏精而不泻，满而不能实，故以守为补焉；六腑传化而不藏，实而不能满，故以通为补焉。肺右降，肝左升。脾阴运，胃阳纳。膀胱司开，肾司合。胃喜凉，肠喜热，胆喜温。心恶热，肺恶寒，肝恶风，肾恶燥，脾恶湿。知五脏之所欲，而补泻殊（肝苦急，心苦缓，脾苦湿，肺苦气上，肾苦燥。肝欲散，心欲软，脾欲缓，肺欲收，肾欲坚）。审六腑之出入而清浊别。由脏阴腑阳之不一其性也。五脏外加心包络（即膻中）代心行令，与三焦相配，则十二脏腑俱焉。其十二经之隶于各脏腑者，行有顺逆。手之三阴（手太阴肺，手少阴心，手厥阴心包）从脏走手。手之三阳（手太阳小肠，手少阳三焦，手阳明大肠）从手走头。足之三阳（足太阳膀胱，足少阳胆，足阳明胃）从头走足。足之三阴（足太阴脾，足少阴肾，足厥阴肝）从足走腹。太阳与少阴为表里，少阳与厥阴为表里，阳明与太阴为表里，皆一脏一腑相配也。诸阳经会头面于上，诸阴经至胸腹而还（惟厥阴肝经上入颈，连目系，上额，与督脉会于巅）。其行身之后者，足太阳经也，主表（病主项痛脊强）。行身之前者，足阳明经也，主表之里（病主身热目痛）。行身之侧者，足少阳经也，主半表半里（病主肋痛，耳聋，寒热往来）。足厥阴为阴中之阳（病主烦满囊绌）。足少阴为阴中之阴（病主舌干口燥）。足太阴为阴中之至阴（病主腹满嗌干）。皆主里。若夫奇经八脉，阴维由内踝而上，主身之里；阳维由外踝而上，主身之表。所以网维周身之营卫也。（阴维为病苦心痛，阳维为病苦寒热）。阴跷起跟中，循内踝上行，主一身左右之阴。阳跷起跟中，循外踝上行，主一身左右之阳。所以通阴阳而行跷捷也（阴跷病阴急而足直，阳跷病阳急而狂奔）。督起会阴，循背而行身之后，所以督率诸阳（督病脊强折厥）。任起会阴，循腹而行身之前，所以担任诸阴（任病男疝女瘕）。冲亦起会阴，挟脐而上行胸中，当诸气之冲要（盖一源而三岐，冲病逆气里急）。带起季肋，横束于腰，为诸脉之总约（带病腹胀腰痛）。八者无表里配合，故谓之奇经。经脉蓄溢，则主奇经。犹沟渠满溢，旁流湖泽也。既有经脉，复有络脉，络凡十五（十二经各有一络，又阳跷、阴跷二络，及脾之大络，凡十五）。盖直行为经，横支为络。络之别为孙络，凡三百六十有五（初病在经，久病入络）。所以行气血，通阴阳，以荣于身者也。且夫气主呴，血主濡。太阳（膀胱经）常多血少气。少阴（肾经）常少血多气。阳明（胃经）常多血多气。太阴（脾经）常多气少血。少阳（胆经）常少血多气。厥阴（肝经）常多血少气。其盈亏有如此者。气血所周，子时注胆，丑时注肝，寅时注肺，卯时注

2

大肠，辰时注胃，巳时注脾，午时注心，未时注小肠，申时注膀胱，酉时注肾，戌时注心包，亥时注三焦。其迭更有如此者。血随气运，春气在经脉，夏气在孙络，长夏气在肌肉，秋气在皮肤，冬气在骨髓。其深浅有如此者。海有四：冲为血海，膻中为气海，脑为髓海，胃为水谷之海。门有七：唇为飞门，齿为户门，会厌为吸门，胃上口为贲门，胃下口为幽门，小肠下口为阑门，大肠下口为魄门（即肛门）。窍有九：肺窍于鼻，脾窍于口，心窍于舌，肝窍于目，肾窍于耳、亦窍二阴。脊二十一椎。肺六叶（两耳）附脊第三椎，为华盖。心七孔，附脊第五椎，如莲蕊，外有心包络，中通肺脾肝肾。心下有膈膜，周遮浊气。肝七叶（左三右四）附脊第九椎。胆三寸居肝叶下，为清净府。脾象镰刀，与胃连膜，胃当脊第十一椎，分上中下脘以达肠，为太仓。肾两枚附脊第十四椎，达广肠，抵直肠，传浊出后阴。膀胱无上口当脊第十九椎，化气渗水，以出前阴（细思交肠一症，知膀胱亦有上口而常闭，得三焦气化，水渗脬中而为溺耳）。三焦相火游行诸经，周身上下，上焦如雾，在胃上脘，主出阳气；中焦如沤，当胃中脘，蒸化精微；下焦如渎，当脐下，济泌别汁。此十二脏腑之象部位。宜按图而能审指者也。验于内，则诸气皆属于肺，诸血皆统于脾，诸脉皆应于心，诸筋皆隶于肝，诸髓皆司于肾，诸脏皆禀气于胃。验于外，则肺主皮毛，脾主肌肉，肝主爪甲，胃主四肢，肾主五液（心为汗，肺为涕，肝为泪，脾为涎，肾为唾）。心主舌色。一身所宝，惟精神气，神生于气，气生于精，精化气，气化神。故精者，身之本，气者，神之主，形者，神之宅也（精者，神依之如鱼得水，气依之如雾覆渊。故阴精所奉其人寿）。言乎形，则头为阳之会，囟者髓之门，发者脑之华，庭者眉之宇，瞳者肾之精，明堂者色之应，口角者地之仓，龈者胃之络，齿者骨之余，会厌者音声之户，廉泉者津之道，舌者心之苗，咽者脉之聚（脾胃心肝小肠脉循咽挟

3

咽），脉者营之居，玄府者汗之孔，胸中者阳气之郭，离宫者神之舍，募原者五脏之空，隔肓者上下之蔽，气街者经之隧，神阙者脐之宫，背者经之俞（十二俞穴），脊者身之柱，膂者脊之辅，腋者肩之谷，肘者肢之节，臂者身之使（肩下臂上内为臑，节次为肘，肘下为臂，臂下为腕），关者腕骨之中，寸者关之前，尺者关之后，合谷者骨之歧（大次指陷中虎口穴），劳宫者掌之心，腰者肾之府，命门者生之根，肾者胃之关，季肋者胆之部，宗筋者茎之系，睾丸者肾之外候，胞宫者任之内维（任主胞胎），尻者节之骶，节者骨之枢，股者髀之续，膝者筋之总，腘者膝之曲，腨者足之肚，踝者骨之突，跗者足之面，踹者足之跟，涌泉者足之心。此按部定名所可胪指者也。

第二编　疾病验案

一、中风

中风是临床常见发病急骤的一种疾病。有"内风"、"外风"的区分。"内风"多为肝阳上亢，肝火内盛，阴血损耗所致，表现多为脑症状；"外风"是指外界风邪，常与其他病邪结合而致病。所见风邪引起的疾病较为多见。方书多将中风分为"真中"、"类中"。认为"真中"多由外风，"类中"多由内风。外风显见六经形证，内风因非外来风邪，乃五志失调，脏气自病，六经形证不甚明显。前人有火、气、痰之分，近代名医在火、气、痰基础上引证内经"大厥"、"薄厥"之文，创立潜阳镇摄，清热化痰，镇肝息风之法，亦颇精妙。

真中（外风）风症状是：卒然倒仆，神识模糊，经脉拘急，半身不遂，言语蹇涩，口眼㖞斜。病轻者移时即醒，病重者则不省人事，因系外中风邪所致，所以有六经形证，如无汗恶寒，或有汗恶风，是为太阳中风；若无汗身热，不恶寒，或有汗身热，不恶风，是为阳明中风；若无汗身凉，是为太阴中风；有汗无热，是为少阴中风。若无此四证，六经混淆，则系之于少阳、厥阴，或肢节挛痛，或麻木不仁。治疗方法当以散风泄热，驱邪外出为主。

类中（内风）风症状：一般与真中风相类似，如猝然昏仆，口㖞流涎，手足不遂等等。但由于风从内生，所以外无六经形证。治疗方法应从内风处理，但首先要图，宜分"闭证"与

"脱证"，前者为风动痰逆，后者为真气暴绝。主方用药，两者是截然不同的。中风猝然，目定口呆，两手握固，牙关紧急，痰如曳锯，气粗息高，面赤唇红，脉来洪大，是为"闭证"。此由肝阳上升，气血奔涌，痰随气逆，闭塞隧道，所以一发，即势盛难遏，闭者宜开，法当开窍通络。中风证见眼合口开，手不握固，声嘶气促，舌短面青，甚则冷汗淋漓，手足逆冷，脉伏不见，二便自遗，气息俱微，是为"脱证"。此由元阴告溃，真气不续，已几于一厥不回，大命遂倾，至为险危。脱者宜固，法当摄纳真阴，固护元气，而恋阴益液，潜镇虚阳之法。

（一）内风并发温病

孙×× 女 60岁

病史：素有高血压史。于1960年冬月，偶因情志不愉，感冒寒冷，卒然得病，昏仆不语，口眼㖞斜，呼吸迫促，人事不省，右半身废，二便自遗。抬来医院，先经内科检查，进行抢救，不省，次日邀予会诊。

检查：病人面色赤红，目赤，舌质艳红，苔黄干燥，口眼㖞斜，呼吸迫促，人事不知，不出言语，二便不知，右半身痿废，牙关拘紧，口角流涎，体温40度，诊其脉象洪弦滑数，呼吸有时停顿，血压200/120毫米汞柱。因病人昏迷不知人事，其身体有何痛苦不得知，护理人有时灌少许水，不能进食。

病机分析：根据其脉证论断，洪弦滑数，显是肝阳亢盛，兼有痰火上冲之候。盖因病者原有高血压史，偶因忿怒，致动肝气，自然引起血暴升。复因感寒化热，温热之邪与肝阳合化，火炎内发，肝风乘势妄动，风火交加，激动血液沸腾，侵犯于脑，火动痰升，蒙蔽神明，阻塞空窍，故使舌謇不能出声，眼斜口㖞，牙关紧闭，人事昏迷，热邪侵犯于脑，致使中枢神经失常，出现半身不遂之证。由于痰热闭塞隧道，少阴经脉受阻，故二便自遗，面红目赤，舌红苔黄，高热炎炽，此非高血压所应有，故知其因有温热病交加，故显此风热并发的急危之脉证候。依治疗原则，急则治标，缓则治本。该病高血压是本，温热病是标。今标证急于本证。应先治其温热，但亦不能置本证于全然不顾，兹用镇肝息风，清热化痰，佐以凉血开窍之法。

处方：生龙骨17g（研）　　生牡蛎17g（研）　　生石决明27g（研）　　生白芍10g　　大元参10g　　白僵蚕7g　　怀牛膝10g　双钩藤10g　　生地黄17g　　薄荷叶3g　　生甘草7g

水煎温服。

安宫牛黄丸，1丸，先服。

方解：安宫牛黄丸有清热开窍，镇静安神，定风化痰种种功效，为治温热急救之妙药。今以之镇定肝家风火，清除心脑炎热，以平息风痰之奔涌。助之以龙、牡、决明，收敛肝阳，和其肝逆，镇定风火之邪。用地黄、元参清热凉血之品，以去其温热，并有滋阴抑阳之妙用。怀牛膝引脑中之热血下行，以平其血压上冲，白芍药收敛肝气，并有凉血益阴之功用。更有僵蚕、钩藤、薄荷祛除风邪，并有散温解毒之妙用。甘草调和诸药，随凉药亦有和中除热之力。汤丸配后，缓急适中，使邪炎平息，精神恢复，则病人生命方可挽回。

先用铁筋，将病人口撬开，将牛黄丸灌下，接着将汤药亦灌下，经夜无动静，复将第二剂药、丸如法灌下，经过半天时间，病人渐渐苏醒，手足有活动状，似有欲语之状，但不能出声，灌以稀米汁，渐能饮下，诊其脉象洪弦滑数稍差，其他如前，知其痰火仍盛，即以原方加养血安神之品。

朱茯神13g　　远志肉10g　　酸枣仁17g　　陈胆南星10g　　丝瓜络10g

安宫牛黄丸1丸。

依方连服三剂，精神逐步好转，渐能出语，惟音声不清晰，口渴呼饮，有时作呕恶，大便已数日未行，自呼头疼甚（本应有此症状，前因昏迷，不能说出），手足渐能活动，舌苔仍枯黄厚腻，面呈黄色，小溲白浑如粉浆，睡眠中动摇不安。脉象弦滑，不似前之洪大，知其热邪减弱。大便不行，当系津液为热炎耗涸之候，小溲白浑，当系为热邪下移膀胱之候。依其口渴、便秘、苔黄、溺浑、脉滑等症而论，是热邪尚未清除，即依上方更加清热养阴轻利之品。

羚羊粉 1g（冲服）　　川大黄 7g　　龙胆草 7g　　局方至宝丹 1 丸先药服

方解：局方至宝丹亦系温热病中之救急妙药，其功效亦与安宫牛黄丸相等，兹用之配合以上清热养阴及利便之药，清除温热余邪，扫净痰火之根，使心脑恢复清明，心脑清明，则手足活动，言语精神方能恢复常态。

依方服药一剂，大便下黑色粪便一次，精神逐步清醒，身体亦渐能动转。小溲时已自知觉，但还不能控制。舌苔中心黄厚，边沿红活，口渴已止。继续依方服药三剂，大便又行两次，粪便变黄色，病人已渐能进饮食，身体转动较前灵活，脉象渐呈缓意，是为热邪大势已煞，气阴渐渐恢复。但当此病邪移煞，胃气还未强健之际，须注意大热消耗津液未复，邪根尚在潜伏，稍以不慎，仍有复燃的可能，仍处以养心安神清热化痰之方。

石菖蒲 10g　　朱茯神 13g　　酸枣仁 17g　　远志肉 10g　　柏子仁 10g　　陈胆南星 7g　　生白芍 13g　　生龙骨 17g　　生牡蛎 17g　　生石决明 27g（研）　　白僵蚕 7g　　大元参 10g　　忍冬藤 17g　　怀牛膝 10g　　双钩藤 10g　　丹参 13g　　杭菊花 10g　　羚羊粉 0.7g（冲服）

水煎温服，渣再煎服。

方解：以菖、茯、枣、远、柏等养心安神，开窍化痰，以开济心阴，而恢复心主神明之灵敏。龙、牡、决明、牛膝、白芍以敛戢肝阳，熄其风动，稳定将军之威风，以防其高血压乘隙窃发。钩藤祛风除逆为降压之妙品。僵蚕清热解毒，善除肝风煽乱成灾。羚羊角为退热之神品，清扫脑中毒炎，无出其右者。杭菊花配合石决明，治肝阳上亢，头疼眼昏，亦是首屈一指。忍冬藤解毒消炎，为温毒之妙药。黑元参养阴退热，更有益肾之功。紫丹参养血活血，一味功兼四物，与养心诸品配合，通灵兴寐，更有奇绩。众药组成方剂，既清其标，又治其本，邪去正复，而竟全功。

按方连服三剂，大便利二次，皆稀黄粪，小溲短而赤，尿时微有疼感。手足更见灵活，手之握力增强。向右边卧竟思想清，向左边卧竟思想钝。舌苔白滑，体温略高，脉象缓滑，仍现痰热未清之候，即依本方减羚羊角、钩藤，加清热利尿之品：

瞿麦 10g　黄芩 10g　龙胆草 7g

煎服如上法。

依方连服三剂，小便痛轻，大便调和，饮食睡眠精神活动均较前好，右手脉弦滑，左手脉缓滑弦，舌苔白滑，血压 180/100毫米汞柱，偏高。即依上方减南星加：

羚羊粉 1g（冲服）　双钩藤 10g　沙参 13g　木通 7g

煎服如上法。

依方服二剂，病情平妥，身体翻动更加灵活，二便已近正常。言语精神均接近正常。谁料因病房搬动，调整房间，病人不合意，颇感忿怒，立觉头晕目眩，血压升高 200/100 毫米汞柱，脉象洪弦有力，小溲热痛，知其因怒动肝火，引起血压上升之故，即将上方减去菊花加：

生龟板 27g　羚羊粉 1g（冲服）　生龙牡各 17g

煎服如上法。

依方连服二剂，眩晕大减，言语精神俱好，已能扶杖在屋内行走，体温已正常，血压 160/100 毫米汞柱，脉象微弦而缓，舌苔薄白湿润。食欲亦增强，有时咳数声，知其症将痊愈。即依上方加：

天门冬 10g　麦门冬 10g

煎服如上法。

依方连服三剂，病已去十之八九，病人起床扶杖行走逐步加强，脉象微缓，二便已正常，即停药一周以观病情之变化，因睡眠中有惊悸之动作，即仍依方加：

朱宝砂 3g，研细末分二次于睡眠时服下。

病人继续又服药六剂，诸症悉除，身体已壮，一切行动步履均如常人，观察一段时间，无变化，遂出院，一月后前往访问，病人已健康无再发病。

二、破伤风

破伤风是因破伤之后，风毒之邪，乘虚而入，引起发痉的病症。其特征是神志清楚，有持续性或发作性的肌肉痉挛。在临床上表现为牙关紧闭，口摄唇紫，身体强直，角弓反张。发生本病的原因是创伤以后，风毒之邪乘机侵入，流窜经络，内犯肝脏，刺激血脉，引动肝风，以致周身筋脉拘急，出现牙关紧闭，角弓反张，四肢抽搐等症状。《沈氏尊生书》说："惟跌打损伤，疮伤未合，贯风而成，乃为真破伤风。"由此可见，破伤风是一个外伤所引起的疾患。因此在临床上如见病人疮口周围燥起白痂，疮不甚肿或疮口平而流汁，牙关微紧，身体发拘，不似寻常活动，便是破伤风的先兆，要早作考虑与治疗。

林佩琴云："凡金创跌仆，损伤皮肉，及疮疡溃后，切忌当风用扇，若为风邪所乘，皆能传入经络，名破伤风。其症寒热间作，牙关微紧，甚则发痉，口噤项强，体直杀人。其破伤重，亡血多，筋络失荣，贼风易袭，经所谓'风邪乘虚入之也，此为

10

风虚邪'。若因营热煽风，疮势焮肿，河间所谓'热甚风搏，并于经络也。此为风火邪'。"此说明风邪袭入，变化不同，要当辨识脉症，分别施治。

（一）

李×× 男 28岁 章丘县

病史：患者在田间劳动，偶将手指损伤，皮破出血少许，当用布紧扎，并未特别注意。约十天左右，表皮已似收敛，而感觉身体不适，先觉颈项发紧，渐至牙关亦拘紧，吃东西不随便，逐步加重。延数日，口噤不能开张，食物不能，舌硬绌短，说话不清，项强硬不能回顾，身躯亦觉板硬不灵活，间有角弓反张现象，同时少腹亦有向上提感。胸膈痞闷，身上时有汗出，不能饮食，于1960年7月15日来院，经外科检查，确诊为破伤风，邀中医治疗。

检查：病人面色青黯，口眼鼻俱不正，精神躁扰不安，创口已结痂。舌质深红，苔薄白，唇色绀。声音嘶哑，言语不清，呼吸略促，喉间有痰声。大便未行，小溲黄色。时时有烦躁感，昼夜不能安眠，不时有惊瘛现象。发热，口微渴，不能多饮，脉象浮缓，左手有弦象。曾在当地服药注射不见好转，以致卧不能动。

病机分析：肝为风木之脏，为周身筋脉之主，又为藏血之脏。患者手伤皮破，虽流血不多，但组织已经破裂，即就包扎，已难免感染不洁之物，风邪乘隙由破处侵入，初在经络，渐至血脉，终至侵入内脏。因肝为风木之脏，同气感召，引起肝风内动，风动则即发。肝中本寄存少阳相火，风火相煽，牵动周身筋脉，故出现肢体抽搐，甚至角弓反张。风性善窜空窍，目为肝之窍，故使口眼歪斜，呈哭笑皆非之相。风火交结，痰从中生，风痰相加，阻碍空灵之府，故见烦躁不安，声音嘶哑，言语不清，喉间痰声，呼吸频促等症，面色唇绀，亦皆风邪之证。浮缓乃中风之脉，弦乃肝风内动之候。舌红苔白，便秘溺黄，亦呈热从中生，正是河间所谓"热甚风博，并于经络为风火之邪"。

治法：拟以祛风和肝，开窍化痰之法。

处方：白僵蚕 7g（微焙）　净蝉蜕 10g　双钩藤 10g　薄荷叶 10g　粉葛根 10g　蔓荆子 7g　条黄芩 10g　天竺黄 10g　荆芥穗 10g　防风 10g

水煎温服，渣再煎服。

真牛黄镇惊丸，每服药一丸，先药服下。

方解：牛黄镇静丸为犀黄珍珠等药所合成。有镇静安神，定风化痰，清热开窍之作用。先药服下，使其力透重围，荡开一条通路，汤药相随继进，发挥群力。僵蚕见风而僵，是有情之动物，死后其真性不灭，风见之则熄灭，故为治风之妙品。蝉性清高贞洁，不食物质，逢秋风而自亡，故禀秋金抗风邪之作用。其皮善能行表，有解肌发表之作用。故疹痘科用之为除邪解毒之要药。钩藤、薄荷为祛风解表发散风邪之专药，助以葛根更加强解肌除烦，去太阳、阳明风邪之力量，张仲景之治太阳痉证，实有对症之妙。黄芩消气分之热，配合薄、葛更有解表消炎之功。天竺黄既能镇惊，又能化痰，定惊瘈确有奇效，荆、防二味为治风邪必不可少之药。蔓荆子有降逆治风痉的功用，与诸风药配合更有防止风邪转变之响应。如此治法，志在使风邪表而出之。尤可以令痰火于内有消矣。

按方服药一剂，惟口噤稍缓，其他症如前，知药力尚轻，不能胜病，即将方扩大，更加以养心安神之品。

石菖蒲 10g，朱茯神 13g，炒酸枣仁 10g，远志肉 10g，白僵蚕 10g，净蝉蜕 10g，双钩藤 7g，牛蒡子 10g，白芍药 10g，薄荷叶 10g，川贝母 7g，陈胆南星 7g，净全蝎 3g，化橘红 7g，丝瓜络 10g

水煎温服。

牛黄清心丸，每服一丸，先药服。

方解：本病主要病理在于风，故治疗以治风为重点。但痉挛频发，惊瘛不止，邪侵心脏，亦应严防。况往往因正虚邪胜，风邪热毒入侵肺脏，发生窒息，入侵心脏，惊瘛不止，而死亡者，焉能置心脏症于不顾。故用茯神、酸枣、远志以安定心脏，预防毒邪之侵害。贝母润肺化痰。牛蒡子透达十二经络，引诸药以搜查邪气之留止。丝瓜络、橘红遍消经络痰滞，以驱除风根。全蝎镇风有独当之妙。胆南星降痰祛风其力甚宏。白芍药养阴敛肝有清热凉血作用。石菖蒲降气化痰，善能开通心窍。更用牛黄清心丸，清心化痰，退热除烦，以消除风痰之根，则惊瘛抽搐可以停止也。

按方连服三剂，并注射青霉素，症状大减，言语清楚，舌已不绌，口眼鼻俱复正。大便连下数次黑色粪便。身体已灵活，已能来回行走，食欲大振，脉象徐缓。又依方连服三剂诸症消失，经外科检查，病已痊愈。于8月3日出院。

（二）

杨×× 女 29岁 济南北园

病史：病初由手指被擦伤皮破，流血不多，未加注意，未包扎，数日后，创口已经敛合，尚未脱痂，照常用手做活，渐觉身体有不适感，初似浑身发拘，颈项拘强，口发紧，渐及牙关紧，张口困难，身有寒热症状，继而时作抽搐，有惊瘛发现，躁扰不安宁，不能睡眠，饮食不能进。于60年8月12日来医院，先经外科检查，确诊为破伤风症，当注射青霉素，复邀中医治疗。

检查：患者面色呈潮红，唇色略绀，鼻眼不正，精神钝呆。创口已收敛，舌质深红，苔薄白，声音嘶呛，语言不清，舌硬绌短。喉间有痰声。小便色黄，大便正常。因开口困难不能吃东西，不时抽搐，重时角弓反张，闻声音则惊惕不能受，心中烧，烦躁不止。项强硬不能回顾。诊其脉象浮缓而弦，左右同，身体发热不大甚。

病机分析：患者手被擦伤皮破出血，创口开裂，不加包扎，仍照常劳动，其受感染机会更多，不言可知。风邪初入经络，流窜周身，渐入于内，引动肝风，以致周身筋脉拘急，出现牙关紧闭，角弓反张，四肢抽搐等症状。并见寒热症，因其风邪化热生痰，风窜空窍，牵动鼻眼歪斜，吞咽困难，肢体抽搐，脉浮弦苔白，尚属早期症状，已经发现角弓反张，惊痉频发，其风毒之邪，正在深入可知。

治法：以祛风解痉，镇肝化痰，安神定志之法。

处方：石菖蒲 10g　　朱茯神 13g　　酸枣仁 10g　　远志肉 10g　全蝎 3g　　白僵蚕 10g　　双钩藤 7g　　牛蒡子 10g　　蔓荆子 7g　　薄荷 10g　　天竺黄 10g　　净蝉蜕 10g　　陈胆南星 7g

水煎温服。

上牛黄清心丸，每服一丸，先药服。

方解：方义与前案大致相同，心药较前方早用，因前案病人神志清楚，心脏症状较轻，迨次诊方用养心安神之剂。本案病人初病即精神钝呆，是心脏症状较前案病人早见，以此心脏药亦用早，用牛黄丸之药力，先清除心内风热，避免风毒攻心，其他大队养心安神，开窍化痰之药，随之而进，一举歼灭敌人，较前方更为简捷。

按方连服三剂，言语精神，俱已清楚，口噤抽搐减去强半，惟项硬尚突出，大便正常，舌色变红，脉象如上。略能进饮食，知风邪尚未解除，即依上方再加祛风解肌之品：

粉葛根 10g　防风 10g　荆芥穗 10g

水煎服。

牛黄清心丸如上。

服药二剂，项强减去，喉间痰声尚未去，脉小缓，其他无变化，即依方加：

瓜蒌仁10g　丝瓜络7g

煎服法如上。

方解：瓜蒌仁宽中润肺，利痰止嗽，为治风痰之良药。丝瓜络形象人体经络，遍行脉络，有搜风化痰作用。二味加入大队方药之中，更起到祛风化痰，通窍活络，宽胸利肺，清利咽喉之有力的功效。

依方连服二剂，诸症悉除，一切均如常人。惟值月经来潮时身有不适感，腹微痛，即将方中丝瓜络减去加：当归10g，桃仁7g，继服二剂，月经亦调。经外科检查，病已痊愈。于8月24日出院。

（三）

吕××　男　19岁　济南

病史：病由下肢损伤皮破出血，经过时日创口已愈合，继而感觉口发紧，牙关拘急，开口困难，吃饭不得劲，渐觉舌根硬，言语不利，项强发硬，身体板硬，转折不灵。有时抽搐，甚而如角弓反张，尤其少腹抽的疼痛难忍，发热头疼，身上有汗，时有惊瘛不安，昼夜不得眠，烦躁不宁，在当地医院治疗不见好转。于1960年8月20日入院，先经外科检查，确诊为破伤风症。注射青霉素，邀中医治疗。

检查：病人面色浑红，表浮油腻，口眼不正，唇色紫绀，精神躁扰，舌质鲜红，中心有白苔，创口已愈合，声音嘶哑，呼吸略粗，时作呻吟，大便未行，小便黄色。自觉心中发烧小肚子抽的痛，腹内虽饥，因口紧不能吃东西。时时抽搐，或角弓反张，闻大声音则惊惕欲绝。口渴不能多饮。诊其脉左右皆呈浮紧之象。

病机分析：同样的疾病，其病因有所不同，所表现脉症，亦必不同。本案之病，虽亦系皮肤破裂，血出创敛，致使风邪乘隙入侵经络，流散血脉，侵入内脏，引动肝风，侵淫筋脉，以致出现手足抽搐，角弓反张，口眼失正，寒热，少腹抽痛，言语不清，精神躁扰等症状。但其六脉浮紧，显系所受是寒风入侵，和前案之脉数风火者有所不同。寒风内侵，故少腹有抽疼，脉有紧象，盖紧主寒痛，《伤寒论》明指，浮紧者为伤寒。当然要和浮缓滑数者有区别。治法先以解肌祛风，佐以活血之法。

处方：粉葛根10g　麻黄5g　蝉蜕10g　防风10g　僵蚕10g　芥穗10g　细辛15g　川芎5g　黄芩7g　桃仁7g　天竺黄10g　当归尾12g　赤芍10g　白芷7g

水煎温服。

方解：葛根、麻黄为葛根汤，仲景用之治太阳经证之专方。今以之为主药，以驱逐风邪于外，使经络得通，肌表得达，邪气从汗而解，项强抽搐，自然可解。助之僵蚕、蝉蜕、芥穗、防风等祛风之专药，其排解疏发之力更大，凡创伤者，必有血瘀内滞，风邪方能侵入而留止。少腹抽痛亦必有瘀滞之处，故用川芎、桃仁、赤芍、白芷等活血化瘀药以调活经络之瘀血，即可铲除风寒，使风邪无留身之地，又能活血以止腹痛。天竺黄镇惊化痰，对抽搐惊瘛、角弓反张具有特效功用。细辛香窜辛透，逐风透窍，驱除寒邪以无余。黄芩以去气分之发热，配合诸药，以防寒邪化热窜于诸经。诸药组成方剂，以看效果如何。

服药后周身汗出，连服二剂，病势大减，身上出现红色疹点，作痒，胸臂处特多，此风寒之邪为发汗之药排出体外而发斑疹之候。现代医学所谓"过敏"的现象，不是恶候。诊其脉象略弦数，舌苔薄白，皆风邪出表之象，是为佳兆。因仍有躁扰现象，及其脉数斑红是心主有热炎之候，即施以安神清心之剂：

石菖蒲10g　朱茯神12g　炒枣仁10g　远志肉10g　僵蚕

7g 净全蝎 3g 天竺黄 10g 陈胆南星 7g 荆芥穗 7g 赤芍 10g 粉葛根 10g 薄荷叶 7g 明天麻 10，灯芯草 15g 防风 10g

水煎温服。

上牛黄清心丸，每服一丸，先药服。

方解：方义与上案大致相同。用牛黄清心丸清除心中痰火，以防其炎炽，灶底抽薪，以消其斑疹。僵蚕、全蝎、胆星定其风痰，菖蒲、茯神、枣仁、远志养心益智。葛根解肌发散。阳明风邪加荆芥穗、防风更有疏风消毒之妙。天麻名独摇草，有风不动，无风独摇。其有风不动者，显其独抗风邪而不屈；无风自摇者，见其风去而自从容也。故治风药中，有很高力量。灯芯草轻清平淡，具有清心安神之妙用，配僵蚕、全蝎更有治风痰之大功。

依方连服四剂，口紧抽搐，惊瘛项强等症已十去八九。疹斑已大部消失，惟头痛未除，舌中心白，尖赤，脉缓弦，二便已调，知其风邪已大减，即将方中薄荷、蝉蜕减去，加蔓荆子 7g，桃仁 7g，白芷 5g。

煎服如上法，服药三剂，诸症悉退去，中间一度发热，约两小时即消失，以后未续发，其他症状均未发现，脉象略有弦意，即方中加忍冬藤 10g，又续服二剂，诸症俱除，饮食行动，俱如常人。经外科检查，病已痊愈，遂出院。

三、痹证

痹者，闭也。是血脉闭塞之义。因血脉闭塞，发生痛、麻、肿、挛等症。痹证之名，颇为广泛。诸如关节疼痛，局部肿胀变形，现代医学所谓风湿性关节炎，类风湿性关节炎、风寒性关节炎、骨关节炎等疾病，皆属于痹证范围。

祖国医学方书中对此病有较详细辨证。如《医门法律》说："中风外证，错见不一。风火相煽，多在高巅。风湿相搏，多在四末。手足麻木，但属气虚。关节肿痹，湿痰凝滞。"这说明风邪中人，变证不一，内入可中脏、中腑，发现卒仆、昏厥、瘫痪、偏废、拘噤等或闭或脱之证。侵外可中经络血脉，而发现关节疼痛、麻木、肿胀、屈伸不利等症。古人将这种筋骨肌肉发生挛痛、着重、酸麻证候，称之为"痹"证。更认为除风邪之外，还兼有寒湿二因，三气乘虚，侵入人体，合为痹证。由于风寒湿三邪偏重的不同，临床表现也有差异。风邪偏胜的为"行痹"，寒邪偏胜的为"痛痹"，湿邪偏胜的为"着痹"。如由感受风湿热之邪，或素体阳气偏胜，复感风湿外邪，或痹证迁延，风寒湿三邪久留，郁而化热，壅阻经络关节，均可形成"热痹"。如病久或素体肝肾亏虚，气血不足，邪气留滞经络，气滞则津液结聚而成痰，血行不畅而成瘀，痰瘀凝滞则可引起关节肿大、畸形、强直、以及筋脉拘急等现象，最后致活动功能丧失。如风湿热邪由表入里，耗伤气阴，或痹证反复发作，邪气阻滞经脉，气血失畅，均可导致心失所养而发生心悸等症状。久而形成风湿性心脏病。

方书所谓"中风四证，其一曰风痹，以诸痹类风状，故名之也。然虽相类，实有不同，风则阳先受之，痹则阴先受之耳。致痹之因，曰风，曰寒，曰湿。互相杂合，匪可分属。但风气胜者为行痹，风性善行故也。以寒气胜者为痛痹，寒主收急故也。以湿气胜者为着痹，湿主重滞故也。邪之所中，五浅五深，不可不察。在骨则重而不举，在筋则屈而不伸，在肉则不仁，在脉则血凝而不流，在皮则寒。此五者在躯壳之间，皆不痛也。其痛者，随血脉上下，寒凝汁沫。排分肉而痛，虽另名周痹，不隶于血脉之中也。骨痹不已，复感于邪，内舍于肾；筋痹不已，复感于邪，内舍于肝；脉痹不已，复感于邪，内舍于心；肌痹不已，复感于邪，内舍于脾；皮痹不已，复感于邪，内舍于肺。此五者，亦非经之五脏也。五脏各有合病，久而不去，内舍于其合也。盖风寒邪三气，杂合牵制，非若风之善行易入，故但类于中风也。"一般地说，痹病多发生于皮肤筋骨之间，如果迁延日久，或者再受风寒湿三气的侵犯，那么就很容易深入到脏腑中去。大抵痹病若在皮肤之间的易治，入脏则有危险。留连筋骨之间而病久的，亦不易于速愈。因此，在临床上必须争取早期治疗，以免淹缠。

各痹症状，亦各有不同。行痹：其症身体沉重，走注疼痛，痛无定处，有时痛处发热，初起如夹有表证，或有汗，或无汗，或上半身重，或下半身重，渐致肢体虚弱不灵等。痛痹：《内经》称寒气胜者为痛痹。然而在临床上所遇到的痛痹，实有偏寒、偏热两种，而其病因，症状和治法，均有分别。如偏重于寒的，其症形寒身重，苔白脉紧，痛势颇剧，故骤然痛不可忍，痛有定处，或历节挛痛，渐致屈伸不利。如偏重于热的，其症痛处不喜暖，得凉始舒，有时痛如火灼。但在这些证候中，又有阴虚及湿热两种：如舌质红绛，足心灼热，形瘦脉数，此属阴虚。如身体重着，苔色厚腻，或淡或黄，如有寒热，继则肢体疼痛，不能行动，此属湿热。着痹：其症重着而不移，或肿痛，或酸麻，或麻木不仁，延久失治，则肌肉玩硬，关节变形，终成废疾，初起皮肤不变，渐见麻木，关节肿痛，逐步加重，至不能动履，或形态变异。

又有初感如时疟，头痛身痛，恶寒发热，继而关节肿痛，随肿随消，痛处不定，或膝肿如鹤，肩肘如痈，症同历节风痛或痛或麻，甚至卧床不能起。此亦感受风湿之邪，久而化热，即现代医学所谓风湿热疟，临床上亦属常见之症。

（一）风湿热痹症

李×× 女 31岁 济南

病史：得病时正当三月中旬，因在工地劳动，身体疲乏，在土地上睡了一觉。醒来如受感冒，恶寒发热，头身酸痛，即服以发散药片，身上有汗出，但病不减轻。数日间，左腿发现肿痛，不能屈伸，痛处肿起黯紫色疙瘩，大如鸭子，略高于皮肤，膝关节亦起如鹤膝，时关节亦肿痛，指节亦渐作肿痛，致使全身失灵，不能起立，于1957年3月20日延予诊治。

检查：病人面色萎黄，略呈浮虚象，精神不振，色泽暗淡，舌质深红，苔微黄，中心灰黑色，痛处起疙瘩，色暗紫，不甚硬。声音呛躁，呼吸不畅，不时呻吟，大便秘，小溲深黄，渴饮，不想吃东西，夜间痛加剧，睡不沉，有时谵语。脉象弦滑而数。曾经医院检查确诊为"类风湿性关节炎"，服药四剂，不见好转。

病机分析："邪之所凑，其气必虚。"当疲劳过度之时，因肝为罢极之本，故此时其抵抗力亦已减弱，睡眠之后，阳气已不守于外，又况身卧潮湿之地，其风湿之邪更易乘虚而入。初入流窜经络，阻滞关节，渐而影响气血循环，以致循环涩滞，不通则痛。涩滞则凝，关节为血脉会聚之所，故发生肿胀。风湿久则化热，壅阻经络关节，不仅使局部发生肿胀，亦延及周身而作寒热，其肿处起紫色疙瘩，即是特征。风性善行而数变，故痛处游走不定；湿性沉滞，故身重不能动；邪热化火，火性炎炽，故红肿剧痛，发热，口干；烦躁，失眠，谵语，舌苔灰黑，脉弦滑而数，亦正是风热化火，邪气留滞经络，气滞而津液结聚成痰之候。血行之不畅而成瘀，痰瘀凝滞更可引起关节肿大。湿热内耗津液，大肠燥涸，故便秘不行，湿热下注膀胱，故小溲赤黄。综观以上脉证论断，此证系"风湿热痹证"。

20

治法：清热疏风化湿。

处方：小胡麻 17g　苦参 10g　荆芥穗 7g　防风 10g　僵蚕 7g　川独活 10g　连翘 10g　薏苡仁 17g　蝉蜕 10g　秦艽 13g　制苍术 10g　当归 10g　川牛膝 10g　白术 10g　鲜桑枝 17g　茵陈蒿 17g

水煎温服，渣再煎服。

方解：方中以荆芥穗、防风、秦艽、独活专祛经络风邪使之发散于外，更助之以僵蚕、蝉蜕有情之物，使游散风邪尽而逐出，无任何留栖之所。缘风借火势，火藉风威，二者同恶相济，故用苦参、连翘消其热邪，泻其火势，苦可燥之，更消其湿。茵陈蒿坚持三冬，不畏严寒冰雪，开春即萌，得春和生，发之生最早，为治湿热之圣药，以薏仁、苍术配合，更增强其渗湿除热之功能。祛风不活血，非其治也，方中小胡麻既有祛风之作用，又为活血之妙药，风邪郁于经络，阻滞血脉，皮肤而发现风块变形，此药更有似汤泼雪之奇能，助之以补血药当归，有戡定祸乱而致太平之功。川牛膝通经活络，祛风除湿，为治痹证之要药。鲜桑枝清热止痛，更有消炎治肿之用。苍术、白术即能燥脾除湿，又能和胃补气，实为治根本之药。降伏水湿之邪，非凭脾土不治；敷布津液之功，惟有胃气独能。无论治风、治湿，必须首先注意为要。

依方服药一剂，左腿痛肿大减，而右腿膝又发现肿痛，不能屈伸。夜间有谵语症状，发热较前轻，脉舌如上。即依原方加活血化瘀之品：

川芎 7g　红花 7g　甘草节 7g

煎服如上法。

依方服二剂，痛疼显著见轻，两腿俱能屈伸，渐能下床站立。续服药，肿处亦逐渐下消，睡眠，食欲均有好转。又继续服药三剂，已能起来扫地，洗脸。惟左肩膊下忽肿起一硬结，如鸡卵子大，皮色不变，剧痛，右边亦同样，惟痛较轻，舌苔变白，发热不甚，小溲黄，大便正常，脉象缓滑。此系风痰流窜，血行不畅之候。即依上方更加祛风及疏通经络之药，并减去苦参、荆芥：

生地黄 10g　木瓜 10g　天麻 10g　羌活 7g

煎服如上法。

依方服二剂，病势愈轻，寒热等症俱退，肩下硬结未消，左肩肘不能屈伸，大便秘结，苔白，脉象略洪。此系风邪减轻，热瘀血凝尚未流畅之故，再加以活血通络之剂，将原方略作调整：

当归 10g　红花 7g　乳香 7g　川牛膝 10g　川芎 7g　天麻 10g　木瓜 10g　羌活 10g　独活 10g　双花 13g　花粉 7g　络石藤 10g　桑枝 17g　蝉蜕 10g　秦艽 10g　薏苡仁 17g　白术 10g　僵蚕 7g　防风 10g　甘草 7g

煎服如上法。

方解：此方意义大致与原方同，惟因血脉尚未流畅，阻滞经络，聚于关节，结成硬块，顽固不散。故加乳香、红花、川芎、当归以活血通络，散其凝滞。瘀滞不散，久而则化成毒热，可作脓疡，故用双花、乳香、红花、牛膝化其瘀血，消其肿疡，预防其化脓。其他诸药，或通经络，或祛风除湿，同心协力，务在将风湿热之根掘尽，方才罢休。

依方又服二剂，硬结消失强半，疼痛已去十之去九，体力渐强，已能出门行走，食欲大增，大便调和，小便微黄，脉象缓多滑少，其身体已不感觉有痛苦处。因病人服药困难，竟将药停止。约十天许，病人因强力洗衣，劳作过度，兼复受外感，又觉身体不适，依下方服三剂痊愈。

处方：当归 10g　川牛膝 10g　木瓜 10g　秦艽 12g　苍术 10g　薏苡仁 17g　土茯苓 10g　红花 7g　僵蚕 7g　威灵仙 10g　独活 10g　陈皮 7g　桑枝 17g　白术 10g　甘草梢 7g

22

煎服如上法。

（二）风湿热历节风

王×× 男 25岁 泰安

病史：得病已五年，初由郊外劳动，经常宿卧湿地，因此中病。开始仅感觉腿膝疼痛，渐及周身关节俱疼，经当地医院检查，诊断为"风湿性关节炎"，治疗以针灸、按摩、服汤药、贴膏药、喝药酒以及西药各种注射等等，均不见效果，迁延日久，渐至不能活动。后于1958年秋月到济南联合医院治疗多日，仍无好转。经人介绍来中医院（时予在省中医院搞研究）求予诊治。

检查：病人面色略红，惨而无光，唇色紫绀，舌质深红，苔白浮黄，精神不振，形体瘦弱。病初两腿膝及腰疼痛，经服药不效，两膝及踝发肿痛亦加剧，痛处不定，手指、臂、肘各关节均作肿胀，形如竹节，两踝上下肿处色红，痛较其它处重，并且串痛，同时遍体起紫色斑块，大如指顶，小如豆粒，与皮肤相平，胸胁处尤多。寒热交作，热过汗出，汗过恶寒，汗微黄色，夜间热尤甚，常是通夜不眠，语言涩滞，声音嘶哑，气力不佳，大便时干时溏，小便数而色黄，口干不能多饮，头晕眼花，气候稍变，病即加剧，食欲不振，据称初得病时无寒热汗出症状，在治疗中才发现此症状，气力极弱，步履困难，形体日益消损，手足渐至屈伸不灵，脉象浮滑而数，略有弦象，两尺脉弱，略一动劳，气即不接。

病机分析：体削形瘦，气弱不充，久卧湿地，正给风湿邪气以很好的乘袭机会。风邪迅速，湿邪粘缠，侵入皮肤，进入经络，阻滞气化运行，影响血脉循环，病变发生，如影随形。风湿化热，致使卫气扰乱，恶寒发热症状首先出现。血脉被阻，筋血失和，关节疼痛，随之发生，风性善行而数变，很快就蔓延于周

23

身，其周身之疼痛亦势所必然。痛则不通，血脉有瘀阻之证，故遍体有紫斑出现，湿气重浊，留于关节，与风热交结，发生肿胀，此亦必然见证。所谓历节者，正是风湿之邪，藉热力的帮助遍历关节，不尽不止。外卫之阳既被风湿所突破，一时不能恢复，于是玄府空虚，鬼门洞敞，故热则汗出，汗出则阳益微，故汗出则恶寒。卫阳越微则外邪越易侵入，故肿痛之处，此起彼伏，彼伏此起，一病五年，淹缠不已，以致形体日益衰瘦，力竭气微。筋失所养，则屈伸不利；血失所养，则肌肤枯涩；肠胃失调，则大便或溏或燥；营卫失调，则外表时寒时热；脾失健运，湿热内蒸，真土之色外泄，故汗出而带黄色，湿热内蒸，舌苔白而且黄，因风湿热之邪并发为病，故脉象浮而兼滑数且有弦象，两尺弱者，实因肾气不固也。

治法：清热疏风，化湿和血。

处方：桂枝7g　肉知母10g　白芍10g　白术10g　防风10g　小胡麻17g　净连翘10g　苦参10g　蝉蜕10g　僵蚕7g　当归10g　川牛膝10g　柴胡10g　黄芩10g　花粉7g　元参10g　煅牡蛎12g　秦艽10g　茵陈蒿17g　桑枝17g

水煎温服，渣再煎服。

方解：此方之义即依张仲景"桂枝芍药知母汤"加减而成，是治疗历节风之专方。《金匮要略》云："诸肢节疼痛，身体尪羸，脚弱如脱，头眩气短，温温欲吐，桂枝芍药知母汤主之。"此仲景治历节风之主方。本方即以其方义加减成方。病因邪气水火交阻于下，故脚肿而痛，身体尪羸（凡肿在一处，它处凡消瘦者，多由邪之句留，水火相阻）。考《神农本草经》称："知母除邪气，肢体浮肿，下水，补不足益气。"是知知母为治此证之要药。然阻于下者，非发散不为功，故用荆芥、防风。因本病系水火交阻为患，故用桂枝、白术治水之阻，知母、花粉治火之阻。因本病乃湿气伤心致营卫不和，经脉阻滞，故诸肢节作痛，

24

桂枝功能和营通经，保心气，固卫气，逐水气，生血气，合以芍药能破营分之结滞。因血液被阻郁于肌腠，发为斑块，故用蝉蜕、僵蚕有情之物入肌表以祛散在肌之风邪。秦艽、牛膝除下肢之湿邪而止痛，并可解脱肢节之不利。胡麻、苦参祛下部湿热，茵陈除湿热更为上品。连翘、元参清热养阴消血中热毒。柴胡、黄芩佐牡蛎，和解之中寓以固脱。蚕、蝉化血中紫斑以清风热，当归和血补血以填偿血中之失。寒热而汗，汗后恶寒，是营卫虚弱之征候，桂枝温经扶阳乃为妙药。又配伍以柴胡、黄芩、牡蛎实是良方。桑枝为退热镇痛之健将，又顺承肝木，兆以疏和条达之性情。茵陈禀少阳春和之气生，更能疏达肝气，协诸药除湿祛风、解热、和肝更易为功。遵古圣之妙方，灵活运用，庶几能曲尽其奥，以免固执。

按方连服三剂，出汗止，热减轻，精神好转，食欲稍振，脉数减，知此方对症，仅于方中去牡蛎又续服四剂，寒热退尽，疼痛大减，舌苔变白，脉缓滑，微呈弦象，已不数，二便基本正常。又从方中去黄芩、柴胡，加入丹参10g，煎服法仍如上。

依法又连服五剂，疼痛已去大半，肿已见消，身体紫斑正逐步消褪，食欲日增，睡眠亦好。小溲微黄，舌苔白，脉缓滑，知风热之邪已将退去，湿邪势减，即于方中又去胡麻、苦参，加舒筋活络利湿之药：

宣木瓜10g　威灵仙10g

煎服如上法。

依法连服七剂，疼痛已去十之八九，肿消大半，患者已能起来行走五里路，二便近常，舌苔微白，脉象缓弱，饮食也近平常，面色渐转泽润，即依方再减去荆芥、连翘加以健补药：

制苍术10g　白茯苓10g　台党参10g　红花7g

煎服如上法。

依方继续服药十二剂，肿痛尽行消失，紫斑悉数退净，精神

25

食欲均如常人，惟体尚差，舌苔微白，脉象缓弱，即就原方添以缓补之药，以善其后，方如下：

桂枝 10g　知母 10g　白术 10g　白芍 10g　台参 10g　当归 10g　白茯苓 10g　陈皮 7g　枳壳 10g　川牛膝 10g　威灵仙 7g　红花 3g　元参 7g　木瓜 10g　花粉 7g　甘草 7g

水煎温服，渣再煎服。

方义：以补气养血，调和营卫，健理脾胃，使中气充沛，津液生化强胜，灌溉四方，则经络调利，循环正常，风去湿除，热邪不生，体力自然恢复正常，尪羸可改，形瘦肤枯之态，自然可以转变。

病人又依方取药十剂，带去回家续服。后约月余，患者因公来济，到医院见面致谢，其身体已经强壮，形体较前也大为胖壮，精神充沛，自云病已彻底痊愈了。

说明：《金匮要略》对历节风病之条文首云："趺阳脉浮而滑，滑则谷气实，浮则汗自出。少阴脉浮而弱，弱则血不足，浮则为风，风血相搏即疼痛如掣。盛人脉涩而小，气短自汗出，历节疼，不能屈伸。"又云："荣气不痛，卫气独行，荣卫俱微，三焦无所御，四属（四肢）断绝，身体羸瘦，独足肿大，黄汗出，胫冷，假令发热，便为历节风也。"又云："寸口脉沉而弱，沉即主骨，弱即主筋，沉即为肾，弱即为肝，汗出入水中，如水伤心，历节黄汗出，故曰历节。"

综观以上经文，乃肾主于骨，肝主于筋，心主于血脉。以脉象来代表浅深之部位，凡筋骨痛之病，无不关系此三脏之气，且营行脉中，卫行脉外，此二处又为风湿必经之地，其人若受水湿之气，伤及心血（心主血脉，遍散周身血管，风湿之邪侵入首先伤之），则血脉被阻而不流通，血为营属，血脉被阻，则营气不通，则卫气亦不能独行（营卫本身相互为用的）。营卫俱是由水谷之气所生，三焦亦受气于水谷，三焦总揽人身之上下，而四肢俱秉气于三焦，今被湿邪所侵，以致营卫不通，卫气不行，是营卫之气俱微。因此三焦之气亦缺乏而无所御。所以四属（四肢）失养，而作疼痛，如断绝之状。这是历节证主要症状。营卫与三焦之精微不化于上，是因不能纳谷食少之故，所以身体也随之羸瘦。湿为阴浊之气，其性下注，浸淫关节，故足踝关节俱肿大，膝亦作肿，他处反形瘦少。因其血脉阻滞而不流通故致瘀郁于营卫之间使遍体起现紫斑红块。因营卫之气阻而不通，则阴阳发生隔离，不能相济为用，是以寒热往来。因卫气不行，表气乃不得固，故时时汗出而恶寒，因湿热之气间有一部分入于肌腠油膜之间，蒸发而现出脾土之色，所以汗出带有黄色。经之所谓："盛人脉涩而小，及寸口脉沉而弱者。"此是兼括肥胖之人内中湿痰过胜，湿滞于中，使气化升降不利之情，亦为病历节痛的主要因素。脉沉而弱，肝肾两虚之人更易感受外来风湿之邪，尤为感召历节痛之要因。经义并及内虚、内湿、中酒、汗出当风皆为历节之来源，不可不细细推思。

历节痛与他症之鉴别

或曰：本病汗出色黄，关节肿痛，是否属于黄汗或风湿性关节炎之症？兹作鉴别如下：

历节痛与黄汗之别：汗出色黄，乃为历节痛中之症，于五水症中之黄汗症不同，黄汗症乃因汗出入水，蒸发脾土之色，故令汗出色黄，乃气分之病，未干血分，故肢节无痛处。历节痛乃湿气伤血分，血伤则不流通，故周身肢节先后作痛。黄汗汗黄，历节之汗不一定黄。其有黄色者，乃兼病及气分。历节发热，黄汗不发热，而间或发热。黄汗有渴，四肢头面肿，口多涎，胸中窒，不能食，反聚痛，暮躁不得眠等症。历节但有足肿或黄汗出。两者是同源异流之病。

又历节痛与黄汗之别：若见如经文所说："四属（四肢）断绝，身体羸瘦，独足肿大。"加以汗出身带黄，发热而胫不冷者，方为历节痛，若汗出色黄，身热而胫冷者，则为黄汗病。二者俱有四属断绝之症，不可不注意。

历节病与湿痹、湿家亦异：历节乃历关节而为痛；湿痹为太阳病其外候，关节痛疼而烦；湿家则一身尽痛。历节或出黄汗，湿家则身色如熏黄。

历节痛与虚劳之别：历节由于汗出受湿而伤血分，与虚劳里急之四肢酸痛原因殊别，而四肢包括筋肉骨共言，不仅关节且又酸痛与痛亦有别。酸痛乃筋酸胀，而筋骨肉又痛甚的症状。

历节病与中风半身不遂之偏左或偏右手足废而不用更不同：前者乃历关节而为痛，后者但患处麻木不仁。因中风历节同属虚致邪入，且均系四肢间之患，所以在名词上并称。

（三）血虚风痹痛

屈×× 女 32 岁 长清

病史：病得于新产后，迄今已有八年的历史。腰、背、肩、胯、臂等处轮番作痛，两胳膊不能举起，行走困难，头晕，心慌，月经短少。经医院检查，或断为"风湿性心脏病"，或断为"心虚血亏"，或断为"风侵督脉太阳"等等。所用药物为"渗湿化痰、养心安神、发汗利水、祛风化痰"等等。服药数十剂，并用西药及注射、针灸、汤熨及贴膏药等方皆未有显著效果，已成为痼疾沉疴。于1966年10月求予治疗。

检查：病人面颜尘灰如地苍，枯晦不泽，舌质呈青紫色瘀块，舌根苔黄褐色，略厚，周身痛无定处，两手臂不能举起，二便不规律，食欲不振，言语怯弱。脉象：左手缓弦，右手弱弦，气力极微。同时月经短少，色淡如米泔水，动劳则心慌不止。

病机分析：据脉证论断，病由产后而得，当系风邪乘虚而入，侵入经络而发风痹之证，盖因新产之后，气血皆虚，百骸松弛，此时必须定期善事调养，并且在生活及活动之时，尤须谨慎

28

防护，倘或稍有不慎，外邪即乘虚侵入。故《内经》有"邪之所凑，其气必虚"之文。以产后气血正常之时，抵抗力弱，早起作息活动，为风寒之邪乘虚侵入，流窜经络，阻滞营卫气化流通，不通即痛。风性善行而数变，流窜不能定，故痛无定处，四肢串痛。《内经》称"风邪偏胜，痛无定处，到处流窜者为风痹。"邪气久踞，经络阻塞瘀滞，血气不能流畅。血华于面，今血行不畅，故面色不华，而形如尘埃。下阻经络，冲脉亦为涩滞，故月经少而色淡。病于内者必然形容于外。经络被瘀阻，故舌上呈现青紫瘀块。周身血液循环必须通过于心，血脉循环通畅，则心脏安谧舒和。循环失调，风邪内扰，干犯心脏，则时时心慌不能忍，此必然之势。脉象缓弦而弱，亦系风湿血弱之候。

治法：以补气活血，祛风通络之法。

处方：全当归 13g　杭白芍 10g　血丹参 17g　桑寄生 10g　木瓜 13g　鸡血藤 13g　威灵仙 10g　茜草根 7g　川牛膝 10g　红花 7g　鹿角胶 10g　橘络 7g　鲜桑枝 30g　东沙参 10g

水煎温服，渣再煎服。

方解："治风先治血，血行风自灭。"患者久病缠绵，其血之虚损可知，若非骤补，大补不易为功。故用血肉有情，大补血气之鹿角胶合全当归为君，以生补其枯涸之血液。使涸井逢注，春水旺生。助以丹参、鸡血藤通调经络瘀滞，扫清循环道路，贯通百脉，使他日痛则不通者转为今之通则不痛。红花活血化瘀，通经定痛；牛膝、木瓜舒筋活络，活血止痛；茜草根形同血脉之管道，既能通经活络，又可祛风止痛。桑寄生以寄生之性，善附血脉以资养，尤长于活血而止痛。威灵仙通气串经，有除湿逐痹之力；桑枝疏筋活络，又为镇痛之妙药。芍药补血而滋阴，更能消除血中渣汁；橘络形同人之脉络，有遍达周身经络之能，并兼理痰气而除湿痹。沙参能清宣肺气，整理治节，有起痿振废之功用，协和诸活血祛风之药，更显其滋补润养之功效。

依方服药二剂，疼痛略有减轻，其他诸症，脉象均如前无变，知药力尚轻，不能胜病，又依原方再加：

全蝎 5g　　干地龙 7g　　千年健 13g　　独活 12g

服如上法。

按方连服四剂，疼痛减去大半，手臂可上举至头，舌上青紫块转浅，精神较前较振作，项大筋及咽喉有时作痛，脉象沉缓，略有弦滑之象。据舌上瘀块见消，知其气血有转运之机象，也为血脉循环渐而流利之见证。项喉作痛，亦系气血活动之象，脉象弦滑是风湿之邪尚未肃清。依原方加减：

全当归 13g　　赤芍药 10g　　鸡血藤 13g　　丹参 23g　　桑寄生 10g　　元红花 10g　　橘络 7g　　宣木瓜 13g　　沙参 10g　　威灵仙 10g　　茜草根 10g　　川牛膝 10g　　干地龙 10g　　白僵蚕 10g　　千年健 10g　　川独活 10g　　制苍术 10g　　鲜桑枝 30g　　全蝎 5g

服如上法。

方解：此方义是依原方加重剂量，取一鼓作气，将风邪排出经络之外。加僵蚕扫除犯喉之风邪，以防造成喉间诸症。加苍术以健中除湿，以扫除湿邪犯太阳成项强筋疼之症，更协同诸药以奏歼灭风痹之功。其中鲜桑枝一味，既镇筋骨之痛，又能舒利关节，更具有清热消炎之力，还可宣达肺气清除咽喉之热疼。

依方服药三剂，症状已大部消失，两手已能握物，干活劳动。体力增强，行走亦踏实。舌上瘀块已经消尽，面上色泽亦渐转润，已能在家中做较轻的劳动。舌色近常，二便正常，脉象已无弦滑象，知其风邪将行散尽，又依原方减红花、赤芍二味，加：

东沙参 10g　　白芍药 10g　　续断 10g

服如上法。

病人又连服六剂，诸症悉除，身体已复正常，即停药休养，不久即恢复健康。

（四）风痰颤摇

吴×× 女 18岁

病史：得病已半年，病由乃因丧母后痛哭过度而发病，恸哭时常致昏去而不觉。渐而头晕目眩，周身不适，继而头摆动，手足颤动，阵阵发作，不能自止；站立不稳，不能走路；两手不能握物，行动无人扶持则倾仆；口眼不正。初发病时还是阵发性，后来，每发则持续不停，经医院检查服药治疗，不见好转。于1967年夏天求予治疗。

检查：病人精神呆滞，不能言语，面色萎黄，口眼向左歪斜，舌胖且硬，苔白滑，言语不能出声，目圆睁，自觉心内摇摇不定，无人扶持则倒仆，二便如常，饮食尚可，脉象沉细而弦，左右相同，睡眠不沉，手足颤摇不停，头摆动不止，问其所苦，亦不自知，其精神呈现模糊不清之状。

病机分析：据脉症诊断，实由悲哀过度，情志内伤。脾肺二脏为忧悲所出，如伤之太过，则肝木乘势横逆而侵侮。木动风生，风动火发，炼液成痰，阻滞经络，影响神机。肝主筋，风动则筋脉拘挛，故呈抽搐之象。风性善动不定，故作颤振摇摆之状。《内经》病机云："诸风掉眩，皆属于肝。"风痰之邪上窜空窍，阻滞灵机，故口眼歪斜，邪犯心主，使心神被扰，故心慌而摇摇不定，不能自便安静。风痰之邪阻塞少阴经脉，少阴厥阴经脉均系于舌本，故而舌胖而硬，使言语不能出声，精神亦呈现滞呆。因筋脉拘急，阵摇不停，眼昏心乱，故无人扶持则倒仆，此即所谓"眴蒙招摇"之症。其脉象沉细而弦者，正是肝木内郁，风邪发作，气血渐虚，正不胜邪之故，出现种种不自主症状亦缘此故。

治法：祛风化痰，镇静安神。

石菖蒲 17g　　茯神 13g　　炒枣仁 13g　　远志 10g　　钩藤 10g

天南星10g　僵蚕10g　怀牛膝10g　全蝎3g　防风10g　生牡蛎17g　红花7g　丝瓜络13g　生龙骨17g　当归10g　薄荷叶5g　甘草7g

煎温服，渣再煎服。

方解：病由情志所伤者，必依调理情志为主。方中用菖蒲、茯苓、枣仁、远志以养心安神，通理心窍，五志之伤，必先动其心志，心为一身之主，心气伤则五志乱，故出现不自主之症状，先用安养神志之药，以开豁心主之道路，助之以僵蚕、全蝎、南星、丝瓜络以祛风化痰，使经络不被风痰所滞，使机关自利，机关利则筋脉活，更用龙、牡镇摄收敛风痰之邪，以斩断振摇之根。"治风不治血，非其治也"，故用当归、红花、牛膝活血兼通脉络，使肝血得以和解而风邪自熄。钩藤、薄荷、防风及蚕、蝎祛其风邪，祛除空窍之风扰则口眼复正，并使风邪从表而散。外再兼施针灸之术以疏通经络，调和气血，内外夹攻，使病邪无容身之地则体自愈也。

针灸穴位：人中　地仓　少商　商阳　合谷　列缺　风府　曲池　印堂　足三里

依方针药并行，药服二剂，症状减轻，振摇有间歇，精神亦有好转，即依原方加补气扶正之药：台党参10g

煎服如上法。

继续服药三剂，并行针刺，症状逐步减少，连续服药为时半月许，诸症悉除，口眼均复正，饮食行走，精神语言亦复常态，在营养方面加以调理，不久时间即恢复健康。

（五）周痹并发痉厥证

汪×× 　男 　20岁 　青岛

病史：1963年7月间，家中修建房屋，患者由学校归来参加小工。时当炎暑，劳动之间，汗出淋漓，竟用冷水浇浴，当即汗止，晚间竟又睡卧于石板之上，乘风受凉，风吹一夜，次日即觉全身不适，鼻腔闭塞不通，渐至化脓。经省医院检查，诊断为"鼻窦炎"，服药治疗，症状虽减，但未痊愈。至64年1月间卒然得病，口眼歪斜，言语不清，左半身不遂，腰痛，项强硬，转侧困难，周身麻木，不知痛痒，鼻病亦发作并加重。又经青岛医院检查，诊断为"风寒性关节炎"、"颜面神经麻痹"、"鼻窦炎"，时治以内服、注射药物及针灸、按摩、理疗等法，效果均不明显。由此废学来济，在省医院住院月余，不见好转，却又添头晕神昏，阵发抽搐，四肢冰冷，时时惊惕，行动困难，动则欲仆，自感周身出凉气等症状。此时患者抱悲观失望，自以为无法救药。正值国庆节日，其母携之求予诊治。

检查：病人面呈土黄浮灰色，精神呆钝，口眼㖞斜，舌质肥胖，苔白滑，左半身不遂，一行动踉跄欲仆，项强硬挺直如鸡鸣状，唇色绀，言语蹇涩不清，声音凄怆，呼吸不舒畅，说话时口㖞眼斜更甚。自觉周身麻痹，发冷从无汗出，腰项痛硬，转侧困难，记忆力大减，经常头懵，昏昏如在梦中。小便不自主，大便无规律。面部常感拘紧，睡眠时不能平卧，背常恶寒，阵发性抽搐如癫痫之状，食欲不振，脉象左右皆沉弦，硬而搏指，略有紧象。

病机分析：根据脉症论断症属风寒湿三气杂合侵袭经络而发为"周痹并发痉厥"之候。《内经》云："劳则气耗。"《痹论》云："卧出而风吹之，血凝于肤者为痹，凝于脉者为泣，凝于足者为厥。此三者血行不得反其空，故为痹厥。"患者当劳累大汗淋漓之时，亦正是气耗血损，营卫空虚之时，遽用冷水浇浴，寒湿之气乘虚而入经络，更复夜间贪凉，卧于冷石板之上，任风吹之，虽感一时痛快，而三气之邪杂合侵入机体以为必然。经络遭此气侵入之后，运输必然失其常度，循环因之发生涩滞，血脉亦受阻碍影响正常之通调运行，失度则筋脉失养，即由此而发生硬

33

挛；风寒内侵血失温和，筋为之失去柔和韧软，故发生硬而厥的症状，出现手足失去灵活性站立不稳，动则欲仆。寒湿之邪久郁于营卫，气血失调，不能循常规以温养腠理，阳气不能敷布，故遍体发冷，麻木不仁。风寒之邪阻滞经络，玄府郁闭，使营卫之气隔绝，故虽处温暖之处，亦身不得汗出。因风之性善行而数变，上窜孔窍，络脉紧张，口眼为之㖞斜，并常感拘急，《内经》病机云："诸痉项强，皆属于湿。"因湿之邪侵入头项，太阳经脉发生紧急，故颈项强直，头晕而不能转侧。头为精明之府，智慧之所藏，今为邪气蒙蔽，故精神呈现呆钝记忆力也为之减弱，终日昏昏愦愦如在梦中，此势之必然。三气侵入太阳，冲击督脉，督为诸阳脉之统督，受寒邪逼迫，阳气不舒，故周身时时寒冷，阳气不能畅行于四肢，故时时发生厥逆而抽搐，因之张仲景《伤寒论》、《金匮要略》中列诸痉于太阳篇，又将痉、湿列在一篇，可知寒湿之邪侵犯太阳经而发痉与《内经》病机所指完全一致。伤寒太阳病，项背强几几之症状亦是寒邪侵犯太阳经腧之故。寒湿之邪侵入少阴，少阴属肾，其经脉上系于舌本，下司二便，故其症上见舌强，言语塞涩，下见小溲失禁。其脉象沉弦而搏指更带紧象者乃：弦为肝风内动，沉紧为寒邪在内，又主疼痛。综合诸脉症观察，是风寒湿三气杂合侵犯经络，阻滞气血循环，致使筋脉因之失养而发生拘急，肌肉发生麻痹，《内经》之"血行不能及其空，是为痹厥"。又"内不在脏腑，而外未发于皮，独居分肉之间，真气不能周，命曰周痹"。即此之谓。

治法：温经散寒，疏风祛湿，活络固脱。

处方：淫羊藿7g　桂枝10g　防风10g　乳香7g　没药7g　全当归12g　丹参17g　白芍10g　川芎7g　乌药10g　千年健10g　川牛膝10g　苍术10g　红花7g　灵仙10g　鸡血藤13g　丝瓜络7g　鹿角胶10g　炙甘草7g　白酒少许兑药内

34

水煎温服，渣再煎服，谨避风寒，忌食生冷荤。

方解：桂枝色赤甘温，温经通阳，散寒补正，为扶助表阳驱除寒邪之主药，淫羊藿祛风逐寒化湿，亦为补助元阳之良药，此二药为主将。芎、归、芍为补血和血之专品，佐以丹参、红花更助活血化瘀之功效，使血脉瘀阻消释，经络循环通畅，尤恐瘀久不易散开，又添乳香、没药二味活血化瘀有力之品，扫清障碍，俾则通则不痛。苍术除湿健中，配合桂、防有发散解肌的作用。乌药调顺气机，助诸风湿药有止痛行经络之妙用。威灵仙通经络亦俱引湿下行之力。千年健、鸡血藤皆有活血止痛之效，与川牛膝共成疏风祛湿止痛之功。鹿角胶独俱血肉之精气，补血益精，填虚充损，更有增益元阳之力量。丝瓜络遍行经络，理气散结无出其右者，甘草调和诸药，安内攘外，培补基本，号称"国家老翁"。高粱酒通行经络，引导诸药，为开路先锋。

依方连服五剂，遍体微有汗出，身冷麻木似有所减轻，脉象较前紧张已稍差，其他无变化，知药对症，即依原方减白芍，再加：

海风藤 10g　　石菖蒲 7g

煎服如上法。

以下患者因说话困难，每于服药之后，将症情详细书写，以作审查材料，因病人颇通医学，对脉象病情术语记录比较清楚易解，方便不少。

患者记述："我吃药的过程中，只觉着关节，特别是四肢关节'一动'（像管内凝住的东西被溶化了似的），身上便觉轻松舒畅汗多，这大概是药力疏风之效吧？如此过了十多天，病情大有好转了，首先是身上发暖了，以前总感觉寒冷，现在只偶然在冷天时………有寒颤现象外，大体上寒气已趋于消失了，只觉得神经有些不调和罢了。脖子和两腮的紧张程度也大为绌减，以前感到拘紧之处，现在有些不紧了，只有两腮和舌下部还感到拘紧，好像血到此处流不过去一样，拱得我头昏脑胀，至使终日昏昏沉沉。脉象滑数稍弦，舌苔白腻。"

病人又按方连服药十剂后，又写来诉述如下：

"至今又吃了十付药，真是仙方灵验，病势愈加好转起来，现在两腮已经不紧了，运动不调现象也将近消失了，这是一个大进步。现在身上有春雨欲来风满楼之意，我仿佛觉得健康的曙光，快要在我身上灵验了……现在主要的是脖子紧，自第七颈椎向上经头顶至鼻腔内部一缕粘连拘急，呼吸道会厌、气管也有如此之状。另外，腰部感到空虚，洞若无物，一根腰带仿佛一直能勒到脊柱上面去似的。膝关节处，出现瞬间的跳痛，不感觉不好，仿佛是气血释冻的意味。大小便正常，粪便稀，脉沉滑，舌苔白。我以前曾患过神经衰弱症，经过治疗已基本好了。"

根据患者诉述脉症论断，是病情逐步好转，也正是风寒湿三气之邪势正逐渐减弱，经络气血运行之力逐步加强。症由全身性渐转为局限性，营卫之气血由虚弱而渐充实，由酷寒严冬而渐转为日丽天和的阳春天气，与初治时之病邪正成反比，真如患者所说"春雨欲来风满楼"之大好景象，虽是如此，仍应加添扶壮之品，即方中加：

全狗脊 10g　　川续断 10g

煎服如上法。

依方又连服八剂，病人自述情况如下：

"我身体正在不断朝健康的方面发展着，致使我现在时刻都感觉体力会突然的复原的，病体痊愈已近在眼前了。现在脖子已经感觉得不太紧张了。只是鼻部还紧，第七颈椎处老感不适，仿佛以前项部与脊部是直挺的，现在项部变得象从脊上整个的前移似的，形成了 S 形，从外表上，别人都看出这个变化了，腰部空虚，膝关节偶感疼痛。其他就不怎么样了，如果这些好了，身体就整个复原了。"

根据病情论断，病群已被击破，邪气已溃不成军，可以任凭扫荡剿除而不能负隅顽抗了。其膝关节疼痛，鼻腔紧等症状，仅是风寒之残余，若再加以驱逐之剂，自不难一鼓剿尽，"宜将剩勇追穷寇，不可沽名学霸王"。

即依方再加：宣木瓜10g　全蝎5g

煎服如上法。

依方连服五剂，患者诉述情况如下：

"近几天来，我的病情是愈来愈轻，已经能开始活动了。脖子虽然不动时有拘紧之感，但如果活动一下，前后左右扭转扭转，就不觉怎样了，总的大体上已好了，不过不敢用劲活动它，身上也大体协调起来了。一切都是一天比一天好起来，在近两天，头晕较重，特别是后脑为最重，大有瘀塞之感，心中颇觉烦闷，浑身皮肤干燥，口渴不欲饮，另外素患有身上及两股间起些小疙瘩，发痒……"

依据刻下症情，股间起小疙瘩作痒，是皮肤风湿之微恙，不难除去。所说头晕脑胀甚重，似属时气之感染，于原证头懵懵之证不同。口渴不欲饮，证明胃中无热，皮肤干燥，系风寒湿久踞经络，阻滞营卫气化，耗伤肌肤津液润养所致，以俟气血调和充沛，自然转为润泽，勿须专施治疗。依原方再为调整，继服。

处方：全当归13g　丹参17g　乳香3g　没药3g　制苍术10g　桂枝10g　防风10g　千年健10g　威灵仙7g　鸡血藤13g　丝瓜络10g　僵蚕7g　全蝎3g　菊花10g　粉葛根10g　麻黄3g　白芍10g　甘草7g

煎服如上法。

方解：方义大致与原方同，又加麻黄、葛根、菊花、苍术、防风，藉麻、桂发表之力，以解除肌腠风寒湿痹之邪，使卫气交流，春回大地。暖风拂煦，寒湿尽消，即皮肤瘙痒之患，亦随之而消逝。卫阳充肤盈身，敷布津液，向之皮肤干燥者，自然转为和柔。颈项虽有拘急之感，麻、桂、葛根足以解除，况桂、芍、甘草仲师用滋阴和阳，调和营卫，协同诸祛风活血之药，齐心努力，病邪之根将不难除净。

病人依方连服十一剂。藉新年放假的机会，自己走来相见，自称我的病基本好了，如果不知未病时之滋味，现在就和一个健康人一样了。震颤现象几乎不见了。脖子及鼻腔内部虽未全尽，也无什么明显感觉了。身上疙瘩已不见了，惟舌下有一片似无皮样的，吃东西时拭的慌，面部有时微有紧意，其他无什症状了，二便正常，舌苔白滑，脉象缓，略有弦意，精神较好，头面常有微汗出。

根据脉症论断，风寒湿邪已大部消失，营卫气血基本调和，惟病程太久，消耗颇甚，一时尚未遽复。其脉象带弦，面部微紧，即余邪未尽之候。惟此时，万不可忽略，谚云"一日纵敌，终身遗患"，仍应继续服药，达到彻底除尽病根为止。即依方减葛根加：

天麻 10g　羌活 7g　怀牛膝 10g　荆芥 7g

煎服如上法。

外用药散：

真梅片 1.5g　硼砂 7g　玄明粉 1.5g　生石膏 10g　真珠砂 1g　人中白 7g　青黛 2g

研极细末，每用少许，撒于口内舌下。一日三次。

按方服药十一剂，并按时撒用药粉末。值春节时又回济南见面诊视，自述脖子已不拘紧，舌下无皮处已恢复，精神活动均如常人。惟自感身上虽出汗，但周身还未通透，每每感觉腰肢空洞，如无肉似的，其他不觉有病了。诊其脉象沉缓，略有弦意，舌色如常，食欲亦近常。

依脉象及症状而论，汗出未彻，腰肢空洞，是营卫气血尚未尽调，腠理之气尚未充沛，也就是风湿残余尚有未尽，再为处

38

方，以补助正气，并扫清余邪。

处方：桂枝尖13g　熟附子3g　黄芪13g　羌活10g　白术10g　白芍药10g　全蝎5g　灵仙7g　麻黄绒7g　海风藤10g　鸡血藤13g　防风10g　僵蚕7g　生姜三片　黄酒120g（兑药内服，分二次）

方解：久病气虚，卫阳减弱，表卫不固，抵抗力减弱，此必然之势。驱邪即所以扶正，扶正亦能逐邪。本病淹缠日久，多方治疗，其体之康健迟迟不复，盖因正气尚未充沛之故。故将方用黄芪大力固表，提升卫气。白术健补中气，附子补助真阳之气，桂枝扶助营卫之气，使诸气皆升，以壮阳威，而阴霾之邪，自然远遁。又恐风邪或有残留，故用羌活、桂枝，以解散在表风寒之邪，麻黄直从毛孔透出，使风寒之邪无存留之地。二风、秦、灵共同扫除风湿，以竟全功。蝎子独傲寒风，为治风痛之上品。鸡血藤血中气药，调理血脉，为通经络治痛疼之第一。芍药、知母俱为养阴滋液之药，以防燥气上冲，口舌间发生溃疡，藉以防止桂、附、麻、蝎辛燥之性上窜。僵蚕祛风解毒，为治喉之良药。生姜发散，乃温中散寒之妙品。黄酒为谷米之酿造，有补中益气，运行药力之功。加以甘草调和诸药，使利和平，以期有功无过，施之安全。

患者依方服药九剂，身体虽好，但仍未得通身汗彻。鼻腔有时不好受。近又发现有时梦中遗精，在遗精前，小腹有发胀感，因此精神略觉疲乏。诊其脉象，稍有滑数象。

按此脉症，是邪气已退，精气减复，尚未坚固之际，遽用扶阳助气之药，鼓动肾阳，相火兴奋，少阳之体，精满易泄。此种现象，虽无大害，但在大病之后，尚未康复，若此常滑，恐要推迟恢复康健，必须加以纠正为宜。即将原方中减去附子、羌活、防风、生姜，更将全蝎、桂枝、麻黄各减半，另加：台党参10g　白茯苓10g　鹿角霜13g（研末）

煎服如上法。

按方服药三剂，病人诉述情况如下：

"现在病已基本痊愈了，想往日愁苦病无生望，心情怅惘，谁能想到还有今天的完全恢复健康呢。现在明显症状悉数全无，也就不再吃药了。"并且认为如果再服点扶养气血的药物，一定会使身体更加早日焕然新云云。

依症情诊断，是病已基本痊愈，为巩固疗效，使病人尽早体健复原，以防止又生他变，即又再处一方：即上方加熟地17g，全当归10g，苍耳子10g，黄芪改为17g。

病人依方又服数剂，后不久患者由青岛海洋学院来济探亲。见面时说，其身体已完全复原，学习也恢复了正常，目前正努力学习，争取早日参加工作。

（六）风寒痹痛

张×× 女 27岁 临沂

病史：病由新分娩之后，正值暑热炎天，床褥蒸热，忍受不住，乃铺藤席于室内凉地，睡卧于其上，颇觉凉快。追暑气消失，为时一月余。讵料新产之后，气血空虚之体，长时受到寒凉及风吹，侵入经络，一经秋天，凉风刺激，产生了病状，初时感到两膝酸痛，尚能步履，渐觉两臂肘亦作痛，膝关节疼痛日益加剧。当时于就地医院治疗，多方服药，不见效果。继而腰、背、膀、足、手指关节，无处不痛。两月的时间，两足已不能行动，两手不能握物，俨然成一废人。于初冬时节，延予诊治。

检查：病人面颜黄白少血色，唇色淡，舌质嫩红，苔白滑，精神惨淡，关节痛处，肿如竹节，时作呻吟，声音凄怆，言语沉浊，动转困难，时时叫苦，解溲须人抱持，自感痛处如出凉气，虽在极温暖处，身上亦无汗出，一着寒气，其痛益剧，大便不规，小溲清长，食欲不振，脉象左右皆沉迟无力。

病机分析：《内经》云"邪之所凑，其气必虚。"新产之后，气血俱虚，势所必然。此时即便温之养之，尚恐不及，岂能睡卧凉地，任风吹之，焉有不被寒气侵害之理。先贤朱丹溪曾说："产后宜大补气血为主，虽有他病宜末治之。"诚是有经验之谈。盖风寒侵入人体之后，首先阻滞经络之气化，发生障碍，营卫之气亦必因之失调，筋脉由此失养，发生拘急，经云："痛则不通。"由此运动失灵，手不能握，足不能履。风性善行而数变，故初在局部，很快即蔓延周身，遍历关节，风寒所至，血脉凝滞，故痛处肿胀。痛处愈滞而愈凝，筋脉愈寒而愈挛。故渐至手足成废，营卫失调，气血循环违其常度，腠理皮毛均失所养，卫气因之不透，玄府关闭，故只觉身凉，全无汗出。经云："内不在脏腑，外未发于皮，独居分肉之间，真气不能周，命曰周痹。"即此所谓。脉象沉迟无力者，正是风寒内侵，营卫气寒，不能温养筋脉之候，又致小溲清长，大便时溏，面白，舌苔白滑，唇色淡，种种虚寒之证，丛生而出。

治法：温经散寒，活络通阳，兼以补气养血。

处方：淫羊藿 10g　桂枝尖 13g　羌、独活各 10g　威灵仙 10g　全当归 13g　熟地 17g　白芍药 10g　川芎 10g　鹿角胶 13g　五加皮 10g　箭黄芪 17g　秦艽 10g　川牛膝 10g　海风藤 10g　钻地风 10g　制苍术 10g　僵蚕 7g　净蝎子 5g　川断 10g　宣木瓜 10g　千年健 10g　白茯苓 10g　炙甘草 7g　鲜松枝 30g

水煎温服，渣再服。

方解：归、芎、芍、地为四物汤，能补血生血，为妇人科之总方。今以四物汤为主，以调补血分。方书云："治风先治血，血和风自灭。"更助之以鹿角胶血肉有情之物，首先补充其血。补血必先补气，故重用芪、苓、术大补其气。气为血帅，气旺则血自充沛。风寒之邪困束卫阳，以致营卫阳绝，桂枝色赤通心，温经扶阳，散寒祛风，以解除外表之邪气；淫羊藿除风化湿以振奋内中之元阳。表里并进，以春风鼓荡，风寒之邪自然化凛冽为和煦。羌独及二风直入长驱，扫荡风邪；秦艽、千年健协同灵仙驱除湿邪，并止经络之疼痛。蝎能定风，蚕能祛风，二物皆有灵性之品，以之祛风燥湿更有殊功。凡驱风逐寒，须先固好中气，中气强健，则生生不息，虽外邪干扰，而根本不能动摇，诸药更易为功，故用苍术燥土除湿，培补脾胃，以固后天之本。木瓜舒筋理气，牛膝强筋壮骨，俱有镇痛作用。五加皮坚强筋骨，通行经络，止风定痛，实为佳药；松柏枝梢，头指西北，得金寒刚劲之气，镇疼痛祛风寒又有殊功。更有桂枝一味，性辛温色红赤，上通心窍，下暖膀胱，温经扶阳，化膀胱水气布护周身，和营卫，提升阴液，奉心化赤而为血，仲景炙甘草汤用之为补血生血第一要药。今用之为督率，有调和阴阳，透达表里，疏风散寒，通阳化气，化生气血，运动关节，畅行血脉，温通四肢，其功用不胜详述。

依方服二剂，周身有汗出，疼痛减去强半，两腿亦能起立，其他症状俱大减，脉象转缓，方已取效，即依原方减去松枝，加白干酒一杯，兑药内服。

按方又连服三剂，诸症状俱消失，行走一如常人，方药真神效也。诊其脉象已为和缓，再依原方服药三剂，病已痊愈，已停药，注重营养，不久即恢复健康。

体会：《内经》："肝主筋，其荣爪甲。"又云："肝藏血。"肝为木脏，资水于肾水。木水系子母关系，故有"乙癸同源"之源。血为水之所化，属于冲脉，冲脉属于血胞，统属于肾，肾为先天之本，为先天水脏。经云"肾主骨"，筋为木气所生，得水气之润养，然后筋骨协调，故筋之所在，必有血管从而养之；骨之所在，必有筋以系之。骨节之间，必有筋束而裹之。此正是木水子母关系之明证，在正常情况下，筋血之相得，仿若皮革侵于温水之中，柔润滑利，屈伸自如，无不适意；筋骨相得，亦如此类。倘若血脉发生变化，或过寒过热，均能影响筋骨失常。如血之过热，则筋力软弱废弛，而影响系骨之力，故容易形成瘫痪废痿，不能起立。如血脉过寒，则筋力为之硬挛，不但产生筋骨疼痛，而且筋脉强直，屈伸不能如意，即成不遂之症。麻木痹痛，亦必兼见。故痹症之来源，多由风寒湿气入侵之故。《内经》以风寒湿三气杂至，合而成痹。此概括言之。其实三气之中，任何一气，侵入人体均能成痹，此在临床上亦是常见到的。惟但寒但热，病情简单者较病情复杂者治疗颇易，病情初得者较病情日久、根深蒂固者治疗容易。无论其病情简单与复杂，若历时过久，以致人体气血虚弱，抵抗力已微渐，均不易治。临床经验，凡治此类疾病，首先要以补气养血为主，分别其所感之邪，偏重偏轻，于药物之中，偏佐以对症之药，自能达到预期疗效。如果见风只知祛风，见寒只知攻寒，见湿只知除湿，置气血补益问题于不急之地，往往不会很理想，这一点是在临床时应当注意和重视的。

四、水肿（肾炎）

肾炎，是现代医学以肾脏病变为主的变态反应性疾病。临床按病程长短划分为急性和慢性两种。祖国医学对本病的认识，不论急性或慢性肾炎，凡有浮肿者，均称为"水肿"，因水肿是一种症状，祖国医学上凡水证多有此症状。最早的记载见于《黄帝内经》："水始起也，目窠上微肿，如新卧起状，其颈脉动时咳，阴股间寒，足胫肿，腹乃大，其水成矣。以手按其腹，随手而起，如裹水之状，此其候也。"说明凡水肿的病人，初起时目胞下微肿如裹水，继则小便少，在身体下垂部分如前臂、小腿、阴部等处出现浮肿，有的兼见喘逆、咳嗽、头痛、倦怠等症，甚至遍身浮肿，皮薄而光，肚大有水，按之成凹状。《金匮要略》将水肿分为五种：风水、皮水、正水、石水、黄汗等，对症状治法分析的更为详细。《中藏经》又有青水、赤水、黄水、白水、黑水、玄水、风水、石水、里水、气水等十水之名，更将致发水肿的病因机制作了详细的阐述，其《论水肿脉证生死篇》曰："人中百病，难疗者莫过于水也。水者，肾之制也，肾者人之本也，肾气旺则水还于海，肾气虚则水散于皮。又三焦壅塞，荣卫闭格，血气不从，虚实交变，水随气流，故为水病，……，类目多种，而状各不同，所以难治者，由此百状，人难晓达，纵晓达其端，则又若人以骄恣不循理法，触冒禁忌，弗能备矣。故人中水疾，死者多矣。"已将水肿病不易治疗的情况很明白的说出来，可见此病难治，古人早已知之。

　　肾炎病的病因病理，现代认为，本病的发生，多因风寒或风热犯肺，肺气通降失常。或冒雨涉水受湿，皮肤疮毒内侵，寒湿或湿热困脾，脾不能运化，以致水道失于通调，水液内停，外溢肌肤，形成水肿，表现为急性的阳水证。如水邪犯肺凌心，还可并发喘咳、心悸等症。若水湿逗留不化，迁延日久，可以导致脾阳和肾阳虚弱，成为慢性的阴水证，每因劳倦，饮食不慎，反复感冒等诱因，而呈急性发作。如肾虚阳损及阴，或湿热久蕴耗伤肾阴，还可以出现肾虚肝旺的症候。或见水肿大都消退，临床症状隐伏不显，但因肾虚不能固藏，水谷精微难以充养形体，脏气的虚弱每难一时恢复，甚至转为"虚劳"的后果。若正气虚衰，肾气衰竭而水毒潴留时，可发生本虚标实的变证。

　　前贤喻嘉言对水肿证有一篇论述颇为精辟，兹节录以作参考。

　　病机之切于人身者，水火而已矣，水流湿，火就燥。水溢于表里，火游行于三焦。拯溺救焚，可无具以应之乎。经谓二阳结谓之消，三阴结谓之水。手足阳明热结而病消渴，火之为害已论

44

之矣。而三阴者，手足太阴脾肺二脏也。胃为水谷之海，水病莫不本于胃。经乃以属，脾肺者何耶？使足太阴脾，足以输转水精于上，手太阴肺，足以通调水道于下，海不扬波矣。惟脾肺二脏之气结而不行，后乃胃中之水日蓄，浸灌表里，无所不到也。是则脾肺之权，可不伸耶。然其权尤重于肾。肾者胃之关，肾司开合，肾气从阳则开，阳太盛则关门大开，水直下而为消；肾气从阴则合，阴太盛则关门常合。水不通而为肿。经又以肾本肺标，相输俱受为言，然则水病，以脾肺肾为三纲矣。于中节目，尤难辨晰。《金匮》分五水之名，及五脏表里主病，彻底言之，后世漫不加察，其治水辄宗霸术，不能行所无及，可谓智呼？五水者，风水、皮水、正水、石水、黄汗也。风水其脉自浮，外证骨节疼痛恶风，浮是伤寒的本证，从表治之宜矣。皮水其脉亦浮，外证胕肿，按之没指，不恶风，其腹如鼓，不渴，当发其汗，证不同而治不同，其理安在，则以皮毛者，肺之合也，肺行荣卫，水渍皮间，荣卫之气膹郁不行，其腹如鼓，发汗以散皮毛之邪，外气通而内郁自解耳。正水其脉沉迟，外证自喘，北方壬癸自病，阳可上通，关门闭而水日聚，上下溢于皮肤，胕肿腹大，上为喘呼，不得卧，肾本肺标，子母俱病也。石水其脉自沉，外证腹满不喘，所主在肾，不合肺而连肝，经谓肝肾并沉为石水，以其水积胞中，坚满如石，不上大腹，适在厥阴所部，即少腹疝瘕之类也。不知者每治他病，误动其气，上为呕逆，多主死也。《巢氏病源》谓石水自行两胁下满痛，或上至胃脘则死。虽不及于误治，大抵肝多肾少之病耳。黄汗汗如柏汁，其脉沉迟，身发热胸满，四肢头面肿，久不愈，必致痈脓。阴脉阳证，肾本胃标，其病皆胃之经脉所过，后世名之瘅水者是也。夫水饮入胃不行，郁而为热，热则荣卫之气亦热，热之所过，未流之患，不可胜言，皆从瘅水而浸淫不已耳。然水在心之部，则郁心火炳明之化；水在肝之部，则郁肝木发生之化；水在肺之部，则孤阳竭于外，其魄独居；水在脾之部，则阴竭于内，而谷精不布；水在肾之部，不但诸阳退伏，即从阳之阴，亦且退伏，孤阴独居于下，而隔绝也。故胃中之水，惟恐其有火，有火乃属消渴，而传中满之不救。肾中之水，惟恐其无火，无火则真阳灭没，而生气内绝。其在心之水，遏抑君火，若得脾土健运，子必救母。即在肝、在肺、在肾之水，脾土一旺，水有所制，扰不敢于横发。第当怀山襄陵之日，求土不委颓足矣。欲土直稼穑，岂不难哉。夫水土平成，以神禹为师，医门欲平水土，不师仲景，而谁师乎。

金容甫曰：慢性肾炎之水肿，即五水之正水。发生之原因，多系由于肾命之火衰微，浊阴日渐凝结，水气自盛，肾脏机能失调，关门遂合，小便不利，继而乘阳之虚上泛于脾，更溢于肺，故始见目窠微肿，脉微沉迟，渐而肢肿腹胀，待至喘息作时，则腹满肤肿益盛矣。其肿虽较急性肾炎水肿缓慢，而治疗上却比较困难。盖肺为水之上源，故治疗方法除以"健脾行水"、"温运肾阳"正治法外，亦得根据症情，症变药变，灵活加减，佐以宣泄肺气之品，收效自速。

阳水：其肿常出现于上体，多发热烦渴，面色鲜泽，声音高爽，溲赤便秘，饮食喜凉，脉象沉数，属热，多系实证。一般可以使用逐水或分利的方法，但不可太过。

阴水：其肿常见于下体，多身凉不渴，气色枯白，言语低怯，小溲清利，大便溏泄，脉多沉迟，属寒，多系虚证。一般可用实脾行水或温运肾阳方法，不可轻试霸术。

古人治水肿三法：

1. 肿在腰以上者，宜发汗，称之曰"开鬼门（腠理）"的方法。

2. 肿在腰以下者，宜利小便，称之曰"洁净府（膀胱）"的方法。

上下分消水气可去，同时注意理气养脾，以治其本，使脾气

46

实而健运，气化正常，水道通利。

3. 水肿太甚，发汗利小便不济事，或不可能，只有先行通下以逐水，随下随补，或攻补兼施，渐渐调理，走向痊愈。在治疗肾炎一症，临床经验，逐水之法少用，扶肾健脾佐以利水的方法，是比较可靠的。

（一）

王×× 男 29岁 济宁

病史：得病由1958年大炼钢铁时。初病食欲不好，渐见小溲短少，色黄且涩，继而下肢发现浮肿，肚腹作痛。当时在煤矿医院治疗无效，改服中药数剂，症状消失。约五个月后，病又复发，入地区医院检查确诊为"慢性肾炎"。住院服中药治疗，症状又逐步减轻，经过两个月时间，病愈出院。后因生活不甚注意，劳动太过，病又反复，上下肢俱肿，同时遍身起荨麻疹较重，于1960年4月入疗养院疗养，转来中医治疗。

检查：病人面色暗黄，呈浮肿象，舌质淡红，苔白滑，精神萎靡，下肢肿甚，按之成凹状，声音低弱，咳嗽多痰，小溲色黄短涩，体肢无力，发低烧，经常腰痛，有时腹痛，胸中闷气不舒畅，头晕，食欲尚可，睡眠不好，脉象沉而弱。

尿检查：蛋白（－＋＋＋|－|－） 红血球（－＋＋|－） 上皮细胞（－|＋＋|－） 白血球（－＋＋－|－） 颗粒管型（－|＋|＋－＋|－） 脓细胞（－|＋＋＋－|－）

病机分析：脉弱气微，声低，精神不振，诸虚证候，腹胀肿满，脾土失之健运，已很明显，况病由过劳而得，中气伤耗，益令脾土失陷。脾弱则健运失常，即不能输布精微于肺以润周身，又无力以制伏水湿之气，致使水湿之气日聚以泛滥，散于皮肤而作肿胀。由于脾土不能正常输精于肺，土不养金，致肺失制节之权，不能通调水道，水液不能正常流入膀胱而外排，肺主皮毛，故水聚于皮肤，而益浮肿，水湿阴邪，流下而沉溺，肾阳受其压迫，不能鼓动釜鼎，蒸化水气，阴邪凝聚，关门闭阖，水不得下，故小溲短少，因而肿势益剧。腰为肾区，故腰痛特著，头为髓海，肾精所生，肾虚则髓弱，故头晕亦甚。精为神母，精足则神强，今肾精虚弱，故精神呈现疲靡，诸虚之证丛生，盖肺为水之上源，肾为水之下司。脾主中州，制运水气。今肺不能通调于上，肾不能司约于下，脾土失健，堤岸溃崩，遂使洪水泛滥成矣。故多法治疗，经久难愈，势之必然。

治法：以健脾行水，补肾固精，因其有低烧，略佐以清凉之剂。

处方：生地 17g　芡实米 17g　菟丝子 17g　木通 10g　白术 13g　橘红 10g　金银花 17g　赤小豆 17g　鲜茅根 60g　甘草 6g

水煎温服，渣再煎服。

苁蓉补肾丸　兼服。

方解：方以健脾行水，补固肾精为主，因其有浮阳微热的证状，故加用清凉之品，以治其标。芡实生于水中，得水精之气最厚，故能补固肾精，助长真气；菟丝子温肾助阳，为益精补命之要药，二者固住肾精真气，以为治水之本。白术禀土气温胃健脾，进饮食以生津液，为助土治水之正药，佐以橘红之理气化湿痰，以皮行皮，有健脾除湿之妙。和以甘草之温补，专在培建中宫。鲜茅根更能利水导溺，为治水肿之要药，配合赤小豆可令水湿之邪从小便排出。犹恐水势正盛，力有不及，故又用直行水道之木通，驱水邪而速达下，先杀其水邪之势，因之而培其根本。用生地、金银花清凉之品，以消除浮阳低热，此皆治标之剂，因肿势尚盛，故用此法。至于兼服苁蓉补肾丸，借以补助肾阳，使真阳壮旺，则水气可化，此是固本之剂，故可继之常服。

依方服药，发烧很快便退去，小便增多，浮肿亦渐消，即将方中木通、金银花减去，加：续断 10g　川牛膝 10g　薏苡仁 17g。

煎服如上法。

方中减去木通、金银花，因其发烧已退，不须再用凉药。加续断以固腰肾，以壮制水之力，牛膝亦有强肾补精祛水湿之效用。配薏苡仁既能渗湿利水，健补脾土，又可驱下部湿邪使其无立足之地。

依方服药十余日，肿证大消，小溲亦大增，尿检查管型，蛋白均减轻，脉象亦渐加力，病人自觉体力已有所增加，即依原方加以调整：

大熟地 17g　白术 10g　车前子 10g　补骨脂 10g　芡实米 17g　桑椹子 17g　续断 10g　川牛膝 10g　薏苡仁 27g　鲜茅根 60g　海马粉 7g　草蔻仁 3g　菟丝子 17g

煎服如上法。

方解：方中以温运肾阳为主。海马是水中动物，性味温咸，与肾脏有同气相求之妙，故能大补肾中真阳，资助命火，温暖水脏，生精化气，诚是治肾炎症最为理想之药。补骨脂性温，补助命门之真火，助肾中之元阳，若阴邪凝结，水气不化，得补骨脂之温运，便可肾阳复壮，上下通调，蒸腾气化，阴邪自然冰释，清溪顺流而下。同时命火一旺，脾土自然得其温养，健运为之有力，神禹驾到，水平平伏。熟地大补肾精，桑椹补精益血。芡实固敛肾气而壮元阳。车前子利水而行小便，并可实大肠而填肾精。薏仁、茅根利尿排水，白术培补脾胃调和中州而壮制水之力，菟丝子大补肾阳，填精补髓，更有强壮腰脊之力。牛膝、续断强壮筋骨并助肾气早复元阳。方中又入少许草蔻仁，意取其香气合之白术以醒脾胃之气，而振作食欲，仓廪充实，诸症邪何患不去。

依方日服一剂。服三剂休息一日。半月后浮肿消尽，食欲近常，二便均如常人，惟腰痛尚有时轻作，腹痛亦有时兼见，其他症状悉数除去。脉象缓弱，尿检查基本正常，酚红试验，肾功能60%。知其病邪大减，再将原方调整续服之，以巩固效果。

熟地 17g　白术 10g　车前子 10g　泽泻 7g　芡实米 17g
桑椹子 10g　山茱萸 10g　薏苡仁 13g　茅根 100g　菟丝子 10g
海马粉 7g　女贞子 10g　白茯苓 10g　肉苁蓉 10g　青皮 10g
猪苓 7g

水煎温服，渣再煎服。

依方每二日服药一剂，半个月的时间，诸病症尽行消失，各项功能检查均复正常。病人的精神体力亦如一往，有时参加劳动，短时间已不再感觉疲劳。因此将汤药停止，只服金匮肾气丸，观察两月，病无再反复，于 1961 年 8 月出院。

（二）

冯×× 男 31 岁 苍山县

病史：自 1954 年 7 月得病。初时腰痛，身酸痛，转动不自如。当时在本县医院检查为"慢性关节炎"。服药治疗，效果不明显。继而又发现下肢浮肿，复经医院检查诊断为"慢性肝炎"，"坐骨神经痛"。经用西药多方治疗，疼痛虽减而浮肿加剧，以致出现周身俱肿，心动过速等症。通过多方治疗，肿渐消失后出院。及至 1955 年 2 月病又反复，通身俱肿，赴省立二院检查，断为"亚急性肾小球肾炎"，"脊骨椎轻度骨脱"，"外伤性脊椎炎"等症经治不愈，转入沂水疗养院，至同年 10 月病情加剧，周身俱肿如泥塑，呼吸困难，发热等症出现。1956 年 10 月入临沂地区医院治疗，经用针灸，医药中西并施各方治疗，症状消失出院。1957 年初，病又复发，复入省立二院检查治疗，用封闭等法不效，于 1958 年 8 月入疗养院来，经检查确诊为"慢性血管球性肾炎"，"风湿性关节炎"。通过西药治疗，不见好转，即转中医治疗。

检查：患者面色紫黯，唇青绀，舌质淡红，苔白滑，周身浮肿，精神不振，呼吸不舒畅，有时频促，声音嘶微，腰痛，胯痛，头晕心慌，微微发热，小溲短赤，食欲不振，脊骨椎有突出点，睡眠不好，脉两手俱细弦。

尿检查：蛋白（＋－＋－）　颗粒管型（＋－＋－）　白血球（－＋－）　红血球（－＋－）

病机分析：据症脉而论，细脉为血虚，弦脉主寒痛。唇青面黯，亦为寒痛之候。周身浮肿，水势泛滥，呼吸微促，中气虚陷。小便短少，是膀胱水气不化。头晕是水邪上督，腰胯疼痛，是肾虚阳微之候。溯其得病之初，先有腰酸身痛，医院诊"慢性关节炎"，是病由寒湿而得。继而发生下肢浮肿，是寒湿下侵，淫于肌肤，以致脾阳受压，失于健运，水湿失去抑制，溢于肌腠而作肿胀。因水湿之气浸淫下焦，肾阳被侵凌，奄奄不振。肾为胃之关，关门不利，聚水成灾，渐致泛滥蔓延，故以致周身浮肿。肺为水之上源，司制节之权，通调水道，因脾土受侮，运输失常，土不资金，制节通调之职权均丧失，逐使积流不行，三焦失去决渎，洪水泛滥，遍地扬波，其肿胀之势，自然相应加剧，其症屡次起伏者，伏者本非治疗之功，因其水证初期，既有时起时伏之规律，若至水证已成，根深蒂固，便不再有时起时伏之现象。腰身疼痛，椎骨突出，实与肾阳不振，督亦虚弱，不能拊护周身有连带的关系，虽有微微发热之感，乃系阴胜格阳于外之假象，不可以真热论治。

治法：温运肾阳，健脾行湿，佐以利水。

处方：熟地17g　巴戟肉10g　山萸肉13g　山药17g　白术17g　蒸首乌13g　核桃仁17g　川断10g　神曲10g　玉竹13g　川牛膝10g　猪苓10g　薏仁17g　海龙胶10g（冲服）甘草7g

水煎温服，渣再煎。服苁蓉补肾丸，兼服。

方解：方义是健脾行水，温运脾阳之法。海龙是海马之大者，其性味咸温，大补肾中元阳，补益命门真火，化运水气，为血肉有情之药物，资辅肾气功能为第一妙药。肾阳退化，水气凝结，膀胱气化失常，以致水邪泛溢，致发水肿者，海龙胶随意咀服，其效果很好。配合地黄汤中，更有健脾行水，温暖脾土及恢复肾脏功能之效。用白术温中健脾，补助胃气，使运输有力，津液得行，制伏水邪妄行，起到使中焦健运的作用。用猪苓、薏仁、牛膝引水下行，排出膀胱之外。巴戟肉固肾益精，增加肾主水功能的力量，核桃仁大补命火，补助肾阳，强壮筋骨，久服亦能增益寿命，更有健脾补脑之功效。何首乌补血益肾填精，又有乌发返老还童之说。续断、牛膝相配可强腰壮肾，神曲随入可调和脾胃，增进饮食，兼能驱除水湿之邪。玉竹一名女萎，补中益气，养血生津，在营养药中为优良之品，用甘草调和诸药，还有补中除湿之用，与薏仁相合，可收淡渗培土之功。

按方每日服药一剂，服三剂休息一日，连服一个月，浮肿尽消，其他症状大减，食欲增进，脉象微缓，惟腰痛尚著，作尿常规检查为：

蛋白（－＋－）　颗粒管型（＋－），其他不见，是知症情已有好转，即依原方再加：

菟丝饼 17g　白茯苓 13g　车前子 10g（布包）

煎服如上法。

又按方每二日服一剂，连服一个月，诸症状悉除，惟气候变化时感觉头晕腰痛。尿检查已正常，脉象缓弱无力，精神活动均如常人。知病已向愈，再将药方，予以调整，继续服之，以巩固效果：

熟地 17g　山萸肉 13g　白术 10g　桑椹 10g　薏苡仁 13g　菟丝子 13g　首乌 13g　牛膝 10g　川续断 10g　建泽泻 7g　肉

52

苁蓉 10g　　丹参 10g　　沙参 10g　　白茯苓 10g　　枸杞子 10g　　桑螵蛸 10g（微焙）　　女贞子 10g　　青皮 7g

煎服如上法。

方解：病邪虽然大减，脏气尚未恢复，谨防其反复。肾炎症往往难愈而易复正因脏气未恢复而遽停药之故。因依原方减去神曲、猪苓等药物，加入温肾固精之苁蓉、海蛸以敛固肾中阳精；枸杞、桑椹、女贞子以坚固肾中阴精；泽泻、茯苓淡渗，合其他药温药以运化水液，令其下趋。沙参宣达肺气，恢复其治节之权。丹参可调活血中之郁滞，同牛膝等药相配以舒通经络；青皮舒理肝脾之气，使运输无阻，则元气可复，邪气可除，亦可免除病情反复之顾虑。

按方又服药一个月，身体恢复健康，诸症除尽，再作各项检查，均已恢复正常，脉已充实，一切活动均如常人。犹恐其再有反复，停药观察月余，全无变化，于 1961 年 3 月出院。

（三）

冯××　男　30 岁　曲阜

病史：病自 1958 年 12 月大练钢铁时，初得病下肢发现轻度浮肿，逐步加剧，渐至周身俱肿，小便短少，饮食渐减，消化不良。经住地医院检查断为"急性肾炎"。连续注射青霉素等药物，肿胀渐消，出院工作，未几时日病又反复，肢体尽肿，再经服药及注射治疗，症状逐渐又消失，继而出院参加工作，因稍涉疲劳，病又复发，肿势较前次加重，渐至不能活动，再经治疗，中西药俱无效果。于 1959 年 7 月 18 日来疗养院，检查确诊为"慢性血小球肾脏炎"，服西药治疗，不能病除，转来用中药治疗。

检查：病人面色萎黄，呈浮肿，声音嘶浊，下肢肿甚，按之成凹状，呼吸不畅，胸脘发闷，小溲涩且黄，食欲不振，右胁作痛，时有发热感，全身无力，睡眠不沉，动作气喘，血压高。舌质淡红，苔白滑，脉象沉缓微弱。

尿常规检查：蛋白（－＋＋－）　颗粒管型（－＋－|－）白血球（－＋＋－）　红血球（－＋＋|－）

病机分析：肿由下肢先起，脉沉舌白，胸闷气弱，右胁作痛，病属阴水，兼肝气不舒。盖其得病之时，正在严寒气候，劳动之际，疲劳过度，感受寒冷，伤其肾阳，致使寒水之气不化，发为下肢肿，因系急性发作很快肿及全身，虽经治疗，药物简单，未能根除，所以未几时又复发作。病愈作而肾阳愈虚，致使肾阳不能温养脾土，健运无力，制水亦无力，因此水邪益肆泛滥，蔓延三焦，侵灌肌腠，故周身肿胖如泥，按之成凹状不起。水邪上犯及肋胁，故发生胁痛，水邪上凌于肺，肺气不宣，故呼吸不畅，且作胸脘胀闷。因肺气不宣，制节及通调失职，故小便不畅，涩而且短，体肢无力，食欲不振，渐至不能动弹。虽时有热感，此阴极格阳于外之假热，非阳气太过之热可比。其脉之沉缓而弱，却是病机的真象。

治法：以温运肾阳，健脾以化湿气之法。

处方：淮山药 17g　山茱萸 10g　巴戟天 13g　牛膝 13g
生地黄 17g　夏枯草 13g　海藻 10g　槐米 10g　桑寄生 10g
茵陈 17g　猪苓 10g　赤芍 10g　沙参 13g

水煎温服，渣再煎服。

方解：方用山药、萸肉、巴戟、牛膝补益肾精，令肾气强壮，以司理水气。猪苓利水通尿，使水从小便排出。因水泛过盛，阴气格阳，浮越于上，又因肝气不舒，肝阳亢盛，以致血压升高，胁肋作痛，故用夏枯草、槐米、生地、海藻以降低血压。茵陈经寒冬得春气最早，善舒肝气而清湿热，亦可治疗高血压病。桑寄生和血降压，强壮腰身而止痛。赤芍活血气，消瘀血，又能调经止痛。沙参宣理肺气以清肃治节通调之机能，诸药互相

54

配合，使水气消失而血压下降，为治此水证之第一步。

按方连服五剂，症势好转，血压已正常，肿亦渐消，小溲增多，热感已退去，即依方减去夏枯草，再加：

菟丝子17g　首乌17g　炒山栀10g

煎服如上法。

按方连服五剂，肿益见消，惟头晕胀痛突出，脉象沉弦，有肝气上逆之象，再予处方：

猪苓10g　巴戟肉10g　扁竹10g　陈皮7g　茵陈17g　生地13g　元参10g　肉桂3g　甘草3g

服如上法。

方解：桂能枯木，善平肝逆，又能引相火归原，《神农本草经》用治吐吸，即其明证。今用桂以降肝木之逆，配合巴戟以助命门相火，运化水气，用猪苓、蓄以利水邪，用茵陈以舒顺肝木之性，免其兴风助浪。生地、元参以滋肝木之阴，以抑肝木之亢；陈皮、甘草调理脾胃之气，病情曲屈，必用曲屈之药以调之。

按方服药三剂，头晕痛减，小便不涩，量亦增多，即将方中猪苓、扁竹减去，加：

茯苓皮13g　牛膝10g　萸肉10g　菟丝子27g

煎服如上法。

按方服药五剂，肿消十之七八，食欲大振，脉象沉缓，尿检查尚不正常，即再予疏方：

熟地17g　桑椹子13g　泽泻10g　白术10g　盐炒知柏各7g　车前子10g　鲜茅根60g　木香7g　海马粉7g（冲服）安边桂1.5g

煎服法如上。

兼服苁蓉补肾丸。

方解：方用海马以补助肾中之阳，边桂以吸引相火归原，阳

55

气足则水能化气，而无潴留之患。用盐炒知柏引入肾经，即能调济温热之药免致燥气浮越，又可补益肾精而壮肾阴；泽泻、车前通利水道，不使停留凝滞；白术健脾气以安定中宫，木香理气滞，协白术以健运脾气；茅根理水气而导入膀胱，加以苁蓉固肾而补肾精，使水火搬运而有条不紊矣。

每二日一剂，服过半月，诸症状均消失，尿检查已基本正常，脉象缓而稍弱，知其症将愈，但恐或有反复，不可不顾及，再予处方，令其续服以巩固效果。

大熟地 17g　白术 10g　猪苓 7g　薏苡仁 17g　青皮 10g
车前子 10g　桑椹 10g　菟丝子 13g　煅牡蛎 20g　女贞子 13g
茅根 100g　川牛膝 10g　丹参 10g　山茱萸 10g　海马粉 7g
（冲服）

服如上法。

方解：方义仍以健脾行湿，温肾利水，固守精气，以坚固肾脏功能，强坚脾胃之气，则可防止病再发作。

按方二日服一剂，连服一个月，诸症俱消尽，各项检查均已正常，精神食欲，一如常人，脉象已有力，通过劳动观察一月，全无其他变化，于 1961 年 8 月出院。

（四）

李×× 男 29岁 济宁

病史：病自 1955 年初得。初时为感冒不适，食后作胀，消化不良，病情逐渐加重，小溲逐渐减少，下肢亦渐浮肿，体力减弱。当时在本地区医院治疗，服中药数剂，症状渐消失，恢复工作，不久病又复发，下肢浮肿较甚，肚腹及上肢亦连续发现肿胀，体力饮食俱大减弱，再经本地区医院检查确诊为"慢性肾炎"，住院服药治疗，不见好转，于 1956 年 10 月来疗养院，数年之间，时起时伏，病情不定，至 1961 年始转中药治疗。

检查：病人面色黄白，精神萎怠，经常腰痛，呼吸不舒，心慌气短，肢体酸懒，下肢轻度浮肿，小便短涩，大便溏泄，易受感冒，食欲不振，舌质色淡，苔白腻，有时微黄。脉象细弱。

尿常规检查：蛋白（－＋－＋＋|－）　透明管型（－＋|＋－|－）颗粒管型（－＋－＋－）　血浆蛋白 7.1　球蛋白 5.714　非蛋白氮 215

病机分析：脉弱面黄，气短神萎，舌淡便溏，抵抗力弱，易受感冒。显然为肾中真阳不足，不能作强，以致卫气不固，不能抗御外邪，易致寒邪侵入，肾阳一衰，不能温运脾土，火气不足，蒸发气化无力，水湿积蓄于下，肾阳无力司化水气，水湿流衍，蔓延肌肤，致形体肿胀，脾失健运，运输无力，土不生金，肺气失壮，制节通调失职，遂使三焦决渎不利，水液横溢，洪水泛滥，故导致周身肿胀。症势未成之时，尚能时起时伏，症势已成，则病情日剧，即全无减轻之时。今虽肿势不重，但脏气损坏颇甚，从尿检查中出现的物质以及脉象体征等等现象来看，其病情已不为轻。

治法：大补肾气，充沛真阳之气；温运脾土，以制水邪之法。

处方：怀生地 17g　巴戟肉 10g　菟丝饼 20g　山萸肉 13g蒸首乌 17g　制苍术 10g　淮山药 17g　大腹皮 10g　怀牛膝10g　薏苡仁 17g　麸枳壳 10g　炙甘草 7g　白豆蔻 7g

水煎温服，渣再煎服。

方解：温运肾阳以化水气，培健脾土以制水邪，宣发肺气以通水道，此是治疗肾炎水肿症的三大原则。方中巴戟、菟丝、首乌、萸肉以温运肾阳，以补充肾精，使寒水化气，不为阴寒凝结。苍术、枳壳、白豆蔻以温健脾胃使土气健旺，增进饮食，脾之运输自强，虽有水气自然转运，而作为人体中之有用物质，岂能再泛滥成灾呢。薏苡仁、山药味淡色白，清凉而益肺气，加以白豆蔻之辛温，共同增益肺气，使其恢复其制节之权，藉牛膝导引之力，使水道通调，水邪无流滞之患，肿胀自然消除。况有苍术之燥湿，大腹皮之开发水气，薏仁之利水，甘草之补土制水，皆是去水之要药。又用生地代替熟地，协同诸温肾药以补肾精，亦为必须之品。

依方每二日服一剂，服一个月症状大减，食欲增进，大便正常，体力有所增长，肿症已消，脉象较前有力，尿化验管型蛋白均减少，有时活动过度时，下肢还有浮肿象，腰痛比较突出，知其肾气尚虚之故，即再为疏方：

大熟地 17g　桑椹 13g　白术 13g　枸杞子 13g　薏苡仁 27g　菟丝子 13g　芡实 13g　海马 7g 为末冲　赤小豆 17g．白豆蔻 7g　丹参 13g　车前子 10g　鲜茅根 60g

煎服如上法。

方解：方药大补肾阳。填补肾精，助肾作强；海马、枸杞、菟丝子、桑椹俱是有力健将；车前子、芡实米即能利水通尿，还能补益肾精；赤小豆为谷类，既有行水利尿之力，又且健助脾胃；白豆蔻温胃有止泄之功用，丹参活血气有舒畅经络之效果；茅根既利水导尿，又有补助真阴之力。诸药组成方剂，自可速建奇功。

依方连服一个月，因药物缺短，又将方中加：黄芪 17g　续断 10g　白茯苓 13g　肉苁蓉 13g 至九月间，诸症悉除去，各种化验亦均正常，脉象已呈和缓之象，知其病已痊愈，停药观察一个月，全无变化，于本年 10 月中旬出院。

病者于次年三月间来院看望朋友，其身体早已健康复原，自称现在整日参加工作，身体较往时更壮实，虽工作繁忙异常，亦不感觉疲劳了。

(五)

周×× 男 58岁 济南

病史：病人1959年第一次患周身浮肿，腹胀，溲短等症状，经市中医院检查确诊为"慢性肾炎"，经住院治疗，服中药三个月症状消失后出院。参加工作不久，病又反复，身肿如故，第二次入济南市中心医院检查病如前，服中药治疗，住院三个月症状又逐渐消失，出院回家不久，病又反复，症势益重，服药治疗效果不显，于1961年3月来疗养院检查，结果仍"慢性肾炎"，服西药治疗，至5月末转来服中药。

检查：患者面色萎黄，浮肿，头晕甚，项强痛不能扭转（因链霉素中毒），肚腹肿大，下肢肿更甚，按之凹而不起。气息不调，声音嘶哑，呻吟不止，间有咳嗽，有时作呕吐，自觉胸脘憋闷，气短，食欲不振，睡眠不好。小溲赤涩，量极少，大便时燥时溏，微感发低烧，口干不欲饮，舌质色淡，苔白厚，脉象濡弱，右手尤小。腹部触诊略硬。

尿常规检查：蛋白（ - + + + - |- ） 透明管型（ - + + - |- ）颗粒管型（ - + + |- ） 红细胞（ - + + - |- ） 白细胞（ - + + |- ）脓细胞 （ - + + + - |- ） 酚红试验肾功能30%

病机分析：据脉症而论，脉濡弱，苔白厚，腹大气短，便溏尿少，食欲不振，有时咳嗽，是肺脾肾三脏皆虚，由于病初得即是水肿证，脾气不健，已是肯定，加以屡次反复，脾气愈虚，亦属明显。脾主运输水精，制伏水邪。脾土既虚，水无所制，日益泛滥，故症状一次重一次。上虚资金无力，肺气亦被影响，制节之权，通调职能亦受影响。肺为水之高原，高原失利，于是三焦决渎，亦因之不顺，故水道不利，溺少而涩。因水邪日聚于下，重阴凝结，侵迫肾阳，命门火因之而不振，渐至熄灭，膀胱水气失去命火的蒸发，潴留而不化，水气日聚，则肤肿日甚。观其尿检的物质，可视为肾气损坏极为严重。因水邪上冲犯肺，故作咳嗽，气短。脾受水侵，腹胀臌硬，食物不消，有时便溏。虽有时自省热感，此系阴甚格阳浮越之假象，非有热邪阳亢者可比。病情势如此，其愈后淹缠可知。

治法：以健理脾气，温运肾阳，兼以渗湿利水之法。

处方：淮山药50g　山萸肉17g　熟地黄50g　白茯苓17g　泽泻10g　焦白术10g　肉苁蓉13g　猪苓7g　车前子13g　川牛膝10g　巴戟肉13g　女贞子13g　白豆蔻7g　蒸首乌13g　菟丝子20g　黑桑椹13g　海马粉7g（冲入）　砂仁7g　黑附子4.5g

水煎温服，渣再煎服。

方解："益火之源，以消阴翳"，肾气丸为补助肾阳之妙方。肾脏司一身阴阳水火之锁钥。剀以真阳虚弱，以致水邪泛滥，方用肾气丸为主药，助益肾阳而补益肾精，使阳壮阴化，加以巴戟、菟丝、苁蓉、枸杞、桑椹大补肾精之品，以充沛肾中元阳精气，恢复肾脏作强之功能，使之司水有力。海马之温养命门真火，以壮先天动力，间接以温暖脾土之阳气，使脾土健运而水有所制。更用白术、白蔻、砂仁、木香以调理中气，使脾之健运灵活，消化有力，自能输精布微，敷布津液营养，居中焦而灌溉四方，水土皆平。因恐水邪一时不能尽退。故用车前、猪苓、牛膝等，导引水液立从小便排出，则肿胀自然作速消失。女贞子坚肾固精，为补益之良品，砂仁能引水液从三焦腠理屈曲而下行，何首乌补肾添精，大益血气，和菟丝子、桑椹真具有返老还童之功。大队补脾强肾之药，庶几使水平土复，真阳壮坚，诸症依次而消尽。

依方每二日服药一剂，连服一个阶段，水肿消失，气短胀满皆除，体力食欲均有所增进，惟消化力不强，尿检查仍不正常，脉较前略强，但仍属濡弱，知其病情深重，不能即刻就除，再依

60

方加以调中理气之药：

麸枳壳 10g　广陈皮 10g　大腹皮 10g

煎服如上法。

依方又服药一个阶段，食欲大振，每餐肉鱼鸡虾之类，感觉消化很好，每逢夏月，水果西瓜等物尽量食用，并无妨碍，身体感觉很好，体重日益增加，活动亦渐加强，每日游逛泰山，多至五里路，亦不感觉过累。检查尿常规，蛋白时有时无，肾功能亦增强至40%，知其病已大有好转。病者亦下定决心，坚持继续服药，绝不容其病再作反复，因之将药方加两倍剂量，并增添数味药，使制成丸剂，以便久服。原方又加入中药如：

粉丹皮 30g　玉竹 35g　沙参 35g　续断 30g　茅根 60g

海龙胶 60g（将药共研为细末，用炼蜜为丸，每丸重 10g，每早晚各服一丸，温开水送下）

依法制成丸剂，每天照服，服完一剂，情况较好，又依方制成一剂，继续照服，病人自感精神体力食欲睡眠均如常人。各项化验检查，业以均无异常。酚红试验肾功能，已 40% 以上。服完这剂丸药后，停药观察一段时间，至 1964 年病已彻底痊愈。因病者经过以前两次犯病的教训，又制了一剂丸药，漫长服之，在院又住了一段时间，病情全无反复的迹象，方才出院。

临床经验：肾炎症做尿的化验检查，在治疗上，甚为重要。有的病人服药不久，症状即行消失。以往多认为是病已痊愈，但不久病又发作时，多认为是病又复发了，咎怨多方，至死不明。今在临床所经验，有的病人症状消失半年多了，检查尿常规时还会出现各种代表肾脏损坏的物质（如蛋白，红白血球等），实际上是症状暂消，而病根实未全部除尽，不久病之复发，正如死灰复燃。因此绝不可见症状一消失，即认为是病已痊愈，一旦发作，而又认为是病又复发，这是完全错误的。过去因无现代科学仪器，对病的治愈与否，无从得出确实证据，往往持有这种错误观点，现在这个问题可以解决了。所以症状虽以消失，依然延长服药时间，及至各项检查都已返为正常，再继续观察一段时间，若全无病变的征候，然后方可肯定病愈与否，使不致有误。

（六）

王×× 女 43岁 济南

病史：病得自入1964年，初时感觉小便不利，继而尿频数，日数十次。尿道作痛，身发热，头晕，腰痛。经医院检查，诊断为"肾盂肾炎"，用注射青、链霉素等抗菌药物治疗，效果不明显。后转入济南市中心医院，服中药清热消炎之品（如双花、公英、生地、连翘、石膏等），效果不明显，于1965年5月1日来求诊。

检查：病人面色灰黄，精神萎怠，眼下呈青黯色，爪甲无血色，下肢肿不严重。声音低怯，体肢力微，呼吸气弱而短，间有咳嗽，小溲频数，量不多，有时尿道作痛，常有热感。头晕腰痛突出，食欲不振，易受感冒，面部呈浮肿。舌质色淡嫩，苔薄白，脉象濡弱，略有数象。形体懒意，动作吃力。

尿检查：蛋白（-+++-|-） 脓细胞（-++|-） 红血球（-|+-+|-） 白血球（-|++|-） 上皮细胞（-|+-+|-）

病机分析：据症脉论断，濡弱而数，是肾虚脾弱，浮阳外越之候。小溲频数而量少，是膀胱水气不化，肺失通调之候。眼下发青，是肾虚不能司水，水聚于下肾阳受压之征。腰为肾之府，腰痛则属于肾精不足，头脑为髓海，头晕则为髓不足而亦为肾精不足之征候。肾阳不固，卫气无力抵抗外邪，故易于受感冒。脾阳不振，运输失健，故消化力差，食欲也减。腹胀水肿，水邪聚于下焦，阴胜格阳，浮越于外，因而反有热感之象，此因在病初，尚有此热象，如若病程已久，则此种热象不但消失，反而会感觉害冷，治此症者绝不能以真热论治。命门相火，温养脾土，

62

命火不足，则脾阳不振，脾阳不振则运输无力，亦不能制伏水邪之气，故使水流之邪肆疟，侵于肌肤而作肿胀。脾土既虚，无力生肺金，则肺之制节之权及通调之职失司，故使水行不利，小便艰涩，洪水泛滥成灾，肢体发生肿胀，此亦为必然之势。治此症必须大健脾土，补助肾阳，宣行水气，脾土健运，肾阳壮旺，水气宣行，则病可除去，体可复康也。

治法：以健脾行水，温运肾阳，兼以固精之法。

处方：怀山药 50g　　山萸肉 13g　　白茯苓 13g　　泽泻 7g　车前子 13g　　大熟地 50g　　菟丝子 17g（酒蒸）　　粉丹皮 10g　白术 10g　　路党参 10g　　巴戟肉 10g（酒蒸）　　肉苁蓉 10g　　盐炒知、柏各 7g　　女贞子 10g　　白果肉 10g　　广陈皮 7g

水煎温服，渣再煎服。

方解：肾为先天寿命之根，命门为真水真火运动之枢纽。肾气丸一方，实具有既补肾阳，又补肾阴的奇妙作用。肾炎症主要病机在肾。用六味地黄丸，以补肾精，用巴戟、菟丝、苁蓉代替桂附以补助肾阳，使肾中水火二气得以调和，以恢复肾脏作强机能，使戡平水邪。因虚阳外越，发现热象，故不用桂附，免致引起浮躁。更用盐制知柏，使泄中有补，以调肾中水火。参术以培补脾胃之气，壮中健之力，助其运输，水精得化，输布畅然，水邪自退。白果既补脾气，又利腰肾，有渗湿敛肾之效用。陈皮健脾理气，自属补土制水之要药。女贞子补肾固精，更有坚骨之力。此方为治肾炎之总剂，用之必有功效。

依方连服十二剂，症状减去强半，尿常规检查亦有好转，惟腰痛尚突出，即依原方加补肾固精之药：

川杜仲 10g（炒）　　枸杞子 10g

煎服如上法。

按方每天服药一剂，连服二十剂，症状尽行消失，食欲、精神状态及二便均如常人。脉象较前有力，尿检查皆阴性。即将方药三剂合一，再加：

海马 10g　芡实米 30g　青皮 17g　沙参 30g　玉竹 30g（研为细末，炼蜜和成丸，每丸重 10 克，每早晚各服一丸，白开水送下）

病人服完一剂丸药后，自觉身强力壮，一切均复正常，遂以为病根已除。于国庆节日，即上班工作，整日不休，检查几次，亦未发现它变化，因此不再顾虑了。

1966 年 4 月 12 日，患者又来求诊，询其缘由，据称病好后，自以为无什么可顾虑的了，便放心工作，白日劳动，晚间劳动，晚间会议，常至深夜不休息，又加以饮食饥饱寒凉亦不注意，引起感冒，头晕发烧，身痛食减，小溲渐渐不利，经医院检查诊断为"旧病复发"。当时服土霉素，金霉素等药，不见效果，症状逐步加剧。

尿检查：脓细胞（－＋＋＋－|－）　白细胞（－＋＋－|－）红细胞（－＋＋|－）

并且恶心呕吐，舌苔薄白，呼吸略促，脉象虚弦，略带滑数之象。头晕甚，食欲不振，腰痛特甚。据此证论，是病已复发无疑。

其病复发的原因，盖因当时症状虽已消失，但脏器功能尚未恢复。一者因停药未再继服，二者因工作繁忙，昼夜不得休息，劳累过度，休养不够。肾为作强之官，因劳作过度，致肾失去作强之力，精力耗之过甚，故前病又复发作，其形势险恶，乃必然之势，即为之处方：

怀山药 27g　熟地 27g　白茯苓 10g　泽泻 7g　白术 13g车前子 10g　陈皮 7g　丹皮 10g　菟丝子 17g　牛膝 10g　盐知、柏各 3g　沙参 10g　女贞子 10g　白豆蔻 5g

水煎温服，渣再煎服。依方连服十二剂，症状大减，尿检查：脓细胞（－＋＋|－）　白细胞（－＋＋），林状上皮少许，脉

象弱缓，食欲亦增加，病人自感觉体力已复，因畏汤药难服，因此改汤药为丸剂，以便常服。

怀山药60g　熟地60g　白茯苓30g　泽泻27g　白术30g 陈皮17g　车前子50g（酒炒）　丹皮17g　菟丝子45g　川牛膝27g　盐知柏各10g　女贞子30g　续断27g　沙参30g　白豆蔻17g　山萸肉30g　肉苁蓉30g　玉竹30g　首乌30g　枸杞子30g（共为细末，炼蜜为丸，如梧桐子大，每服10克，每早晚各服一丸，白开水送下）

服完一剂，诸症悉除，身体已强健，为巩固疗效，又制一剂，继续常服。几次做各项检查，均无异常变化。先开始做较轻微的工作，继而整日工作，至今已二年有余，体健如常，是知病已彻底痊愈了。

（七）

王××　男　33岁　肥城

病史：病始自1964年夏季，初起时先由小便频数开始，因病不要紧，当时未认真治疗，迁延至1965年3月，于夜间突然发病，两腿酸胀抽痛，继而又腹泻，恶心，胁下痛，失眠，食欲不振等症。经省医院检查确诊为"急性无黄疸型肝炎"。继又在泰安人民医院，检查为"肝郁脾虚"证。住院服中药治疗，病情时好时坏，终未能愈，于1965年7月来疗养院，经检查为"慢性肝炎"，"慢性肾盂肾炎"，"慢性结肠炎"。经服西药治疗，效果不显，后转来中医治疗。

检查：病人面色萎黄，舌质深红，苔属白滑润，下肢浮肿，肝区疼痛，腹胀，四肢肌肉胀痛，疲乏无力，小溲频数，尿量不多。少腹浮肿，经常有腹痛，右胯到膝腘痛。头晕胀，腹有时作胀，五心有热感，失眠，自感气短。脉象细弦而弱，两手皆如此，并经常腰痛。

病机分析：据脉症论断，是肝郁肾虚，脾失健运之候。《内经》云："膀胱为州都之官，津液藏焉，气化则能出矣"。小便之利与不利，尿量之或多或少，主要关键与膀胱有密切关系。膀胱之气化正常与否又与肾中之真阳盛衰有关。肾阳强壮，则膀胱之水蒸发化气，拀护周身是为卫气，洒陈周遍，复由三焦决渎之机能顺流而下，再由膀胱排出体外，是为小便。如此新陈代谢，不失常度为无病。但二便之排泄，又赖肝气为之疏泄，则能通畅顺利。若肾阳不足，无力蒸化膀胱水气，则水气凝结，潴聚于下，侵于肌腠，则成水肿。肝气如或不舒，抑郁而横逆，则失于疏泄，二便亦可因之而不利。况肝木中藏相火，郁则火发，上则有肋胁疼痛，下则有小便短赤而疼。肝郁则木逆，逆则伐中，故脾胃受制，脾失健运，不能输布水精，潴水以成肿，胃气失于和降，故食欲不振，时作呕恶，脾主四肢，脾阳不运，故四肢沉重而作痛。腰为肾区，肾阳虚弱，故腰痛体酸，肢体无力。脑为髓海，全赖肾精之充养，今肾气不足，充养失调，故头晕脑胀，膝胯亦觉酸痛。脾胃之气不运化，故有腹胀且疼，消化不良，以及五心有烦热之感。脉搏资始于肾，资生于胃，今肾胃之气不强壮，故脉动无力，呈细而弱之象，其带弦象者，正是由于肝气抑郁而不舒之征也。

治法：温肾健脾，舒和肝气。

处方：熟地黄 17g　淮山药 17g　白茯苓 13g　泽泻 7g　白术 10g　菟丝子 13g　车前子 10g（酒炒）　川牛膝 10g　枸杞子 10g　巴戟天 10g（酒蒸）　宣木瓜 10g　蒸首乌 13g　女贞子 10g　杜仲 10g（炒）　肉苁蓉 10g（酒洗）　白芍药 10g

水煎温服，渣再煎服。

方解：因病主在肾，变动在肝，关键在脾。故治法亦次而遣药。用地黄、山药、泽泻、茯苓、菟丝子、巴戟、枸杞以温运肾阳补助精气，以壮水之枢纽。用茯苓、白术、山药以培补中土，补脾胃而复健运，以制伏水邪。用芍药、木瓜、女贞、牛膝以理肝气，舒肝郁，和肝血，柔润肝筋，助之以杜仲、首乌更有补肾益精益血和肝的功效。车前子引水下行，通利小溲解除涩滞。肉苁蓉温运肾阳，更有强腰壮肾，填补精髓之作用。众药组成方剂，先看效果如何。依方每日服一剂，连服八剂，小溲已基本正常，大便泄已止，腰痛减轻，脉象略有沉缓之象，此是肝肾有戢敛转和之候，脾气亦有好转之征兆。即依原方再加以理气清补之品：东沙参13g　肥玉竹13g　陈皮10g。

煎服如上法。

又依方连服十四剂，症已减去强半，尿检查已基本正常。因患者难于服汤药，遂停药观察。二十天后，症情又似复加，大便溏，腿膝痛，手发胀，小溲似又不顺，脉象呈小弦。依此症脉论断，是病未除而停药，渐有复燃之象，应即刻续服药，更须于日常生活起居饮食等方面特加注意，方冀其病之根除，又依原始方中加入：

山萸肉13g　丹参13g　沙参13g

煎服如上法。

依方连服五剂，手胀便溏俱好转，检查尿常规，肾炎症脉象已排除。惟胆固醇略高，肝脾区有时作痛。脉象小缓，是肝气有变化之故，即又予疏方：

淮山药17g　鸡血藤13g　菟丝子13g　川牛膝10g　何首乌10g　杜仲10g（炒）　宣木瓜10g　元红花7g　陈皮7g　丹参17g　白术10g　川续断10g　秦艽10g　鹿角霜10（研）

煎服如上法。

方解：方义与前方略异，因肾病已去，肝病突出，故用牛膝、木瓜、丹参、秦艽、鸡血藤理肝和血，疏通经络，理其郁结，使筋脉灵活，肝脾之气调和。红花能化瘀止痛；丹参能活血补血；白术能健脾渗湿，配陈皮理气和中，增进食欲；秦艽祛风湿痹痛；杜仲益肾治腰膝疼；续断助杜仲、牛膝更有强其补肾坚筋骨之力。鹿角霜禀元阳之真气，强骨密精补髓，更能增加骨力之功用。山药补肾益精，合首乌更有补阴之奇大效力，初服似效用不显，久久服之自见其功。

按方连服五剂，手胀便溏症状除去，腰膝痛亦轻，再往省医院检查，断为"肾炎症已排除，腿痛系纤维肌炎"，又"坐骨神经炎"等症。脉象缓弦，身上常有汗出。舌质深红，少苔。依脉症论，肝气尚未调和，气血仍未复健，依方再加活血止痛，补肾填精之品：

菟丝子 13g　　巴戟肉 10g　　全蝎 3g　　当归 13g

煎服如上法。

又依方服五剂，腿痛减轻，腰痛尚著，行走稍远便手指肿胀。脉象缓弱，呈气虚之候，即再为处方：

淮山药 17g　　山萸肉 10g　　鸡血藤 13g　　川牛膝 10g　　何首乌 13g　　宣木瓜 10g　　贡白术 10g　　元红花 7g　　枸杞子 10g　　巴戟肉 10g　　菟丝子 17g　　炒杜仲 10g　　续断 10g　　秦艽 10g　　肉苁蓉 10g　　车前子 10g　　丹参 13g

水煎温服，渣再煎服。

依方又连服十二剂，诸症悉除，食欲正常，精神爽快，原来患者素有梦遗失精症，此次遗精症已不再发现。故诸症俱痊愈。诊其脉象缓和，为了巩固疗效，以防病再反复，皆将药方加重剂三倍，制成丸剂，继续服用，又观察一段时间，作各项检查，俱已恢复正常，遂出院。

五、气功失调产生病变及治疗的体会

气功疗法，是祖国医学宝贵遗产之一，是我国劳动人民长期与疾病作斗争的经验积累。它不但能治疗疾病，而且能健身延

68

年。古代医家、拳术家和释、道等各家都有不同的遗传。如汉代名医华佗以"流水不腐，户枢不蠹"之理，创作"五禽戏"。明代张三丰以内功胜于外功，演作太极拳术。释家、道家亦各有面壁内观及吐纳等法，皆为历代相传养生之法。惜乎，在旧社会被弄成幽僻神秘，以致其功用蒙蔽不彰，因此人多不知。

自解放后，在党的中医政策光辉照耀下，气功疗法复得昌明，更得到进一步的发展。以此用于临床治疗，对很多慢性疾病，取得了良好的效果，广泛的引起人们的重视。使气功疗法这一祛病延年的祖国医学宝贵遗产不致淹没，并于今又开始发挥它的巨大作用，实为一大幸事。惟持练此功者，首先要有志有恒，清静耐守，若躁烈而进，急于求成，或繁念丛生，乱事扰攘，不能抑制，均能使气功生变，引起灾患，况且一旦病变产生，不易治愈，甚至有成终身痼疾者，亦常见到。

予幼承家传医学，兼自爱好，对气功深为重视，并少有领会。几十年来，未尝间断，感到有较好的益处。同时对气功失调产生的疾病，亦悉心探讨其病机及治法，惜医学方书对此未见有具体的记载，治方更无从找到。因而对野史小说之类，亦常为之留意。尝读《西游记》，注家多谓此书系修道之书，唐僧师徒五众，系五行七情之寓言。又每逢悟空被唐僧撵走，唐僧又被妖精摄去之时，八戒即大叫"散火"。散火二字，含有真正口诀云云。初未特别注意，后为探讨气功失调产生病变的病机及治法。详细探索，因思唐僧由东土而来，医书以土属脾，脾藏意。悟空是猿，心猿属火，火属心，心藏神。八戒称为木母，木之母是水，水主肾，肾藏情欲，水能害火，故唐僧撵走悟空，多由八戒发坏，当此之时，情欲无所拘束，故任意狂呼"散火"、"散火"，真是妙义入神。

盖凡练气功者，最重要的是"心静"，"意正"，即所谓之"淡泊忌情"，方能真气内守。所谓"真气"者，即本身元精元阳之所化，随默运之功，运转于周身。气功所练的"真阳之炁"，就是这一点，亦称为"真火"。若能使此"真阳之气"长存身中，聚而不散，就可以祛病延年。《素问·上古天真论》云："恬淡虚无，真气从之，精神内守，病安从来。"又曰："阳气者，若天与日，失其所则折寿而不彰。"其宝贵价值由此可知。倘持练气功者，失于谨慎，心失其静，意失其正，造成神飞意散之局面时，其真阳必致散乱，神志亦必随之失明。但真阳之火，非同一般，一经散乱，势同闪电，燎原焚身，疾若雷霆。书所谓"邪火烧身"者，即指此而言。故其发病现象，呈现一团火阳飞越之象，此种病机纯是由于气化而成。虽属火病，但与一般热性病机制不同，即非外感阳盛之火，又非阴虚源越之火，更非燥实郁结之火，故用一般治热之法，皆不能取效。《内经》曰"治病必求于本"，是为不易法则。若追本病之起由，始因心失其静，心不静招致情欲所敝，进而意志散乱，逼迫神飞，引出"散火"的局面来。欲扭转其局面，首先要以定意为主，《内经》治厥阴木火之病曰："调其中气，使之和平。"盖中气即脾胃之气，意藏于脾，意志一定，则神有所归，自然宁静。土居中央，运化四旁，是治中央，正所以治其本也。再以人身情志来说，意的关系亦是极为重要的，《灵枢·本神篇》云："志意者，所以御精神，收魂魄，适寒温，和喜怒者也。"又云"志意和则精神专直，魂魄不散，晦怒不起，五脏不受邪矣。"以此足以证"志意"的重要，治疗此病，首先以定意为主，再辅以安神益志，益气养阴之药，交通水火，涵养津液，临床以此法治疗，收到良好的效果。

　　因气功失调，产生病变，既是症情缠绵，而又治疗不易。于千虑一得之中，悟出此一治法，通过实践，依此治疗方法取得了实效。本着用之有效，即是科学的道理，为了治病救人起见，仅志之俾治斯病时之参考。

气功失调医案

施×× 男 56岁 济南

病史：自三年前发现肝脾肿大，头晕目眩，胁肋疼痛，肢体酸困，食欲不振，睡眠不好，经省立医院检查为"慢性肝炎"。当即服药治疗，中西药俱用过，效果不显。于1961年冬季来疗养院，住院一年，病情较稳定。因院中开展气功疗法，每天让休养员坐练两次。此患者习练很感兴趣，半年的时间，自觉收益很大，于是更加用功，于冬月病情突然发生变化，性情异常，春节过后，病势益剧，求予诊治。

检查：患者体格丰伟，面色赤紫如酒醉，眉间亮如重枣，目色赤黄，神虽奋，视力呆直，躁扰不宁，起坐不定，舌质赤艳，苔黄厚，唇干，声音粗壮，呼吸略促，时引长一息，间有咳声，闻声音则惊惕欲奔。自述得病时情形为：去秋即感胸脘常不舒畅，若仰首挺胸引长数息，略感觉好些，以后行此法渐觉无效。睡眠也不是很好。在冬天的一个夜间，正在作气功，当虚极静笃之际，忽然外边有砸门声，其声音甚急，卒受惊恐，从此便心中常惕惕不安，恐惶惊惧，继而渐见抽搐症状，愈发作愈频繁，渐至彻夜不眠，心悸怔忡不停，略一动作，即觉心中烦乱，不能支持。春节出外游览，冀其病或有好转，谁料一闻喧闹之声，惊惕欲死，至此病情更加剧，病发作重时，四肢发凉，虽每夜服安眠药物，亦不能睡眠，合眠即多梦凶恶，魂魄飘荡，变幻百出，耳鸣头晕，胸中气闷，大便赤黄，食欲大减，坐卧不安，游走不停，形容似有很痛苦之处。脉象左手三部滑实而长，右手尺寸滑长，关部独虚缓。

病机分析：惊瘲、恐惧、眩晕、失眠、怔忡不宁、惕惕然神乱不安，此系肝胆之火扰动心阳，冲激神明失静之候。颜面赤紫，气粗目红，系君相二火，翕然上炎，血液浮泛上冲之征。舌

71

质赤艳，苔黄厚，唇干，口燥，是心肝浮阳挟胃阳上熏，津液耗涸之表现。小溲赤黄，大便干燥，亦系心热下移于大小肠，膀胱之证。脉滑实而长，正是阳气亢盛，一团火阳之气蒸腾之象。右关独见缓弱者，是脾土不健之象，正为中土虚弱，意志散乱之表现。病之本源正由于意散神飞产生病变，此种病变完全出于气化神志的变动。当气功坐到虚极静笃之时，本是身心皆空，湛然无物，突受惊恐，致使运转之气化，顿然停跌，但此气虽暂停，而并未息止，人身最易于激动者，无过于肝火，一触即发，停运之气旁激，首先引动肝阳浮动，动而即是火，肝阳冲动心阳，母引其子，同时俱发。再者，当患者在静中受惊之后，必然有些忿怒，忿怒之气动肝，亦可见之其首动者，必是肝火，在症状中亦已出现此经症状。二火俱发之后，蔓延很快，忽倏间遍及周身，故出现以上种种症状。

本症所现各症状，虽是呈现一团火阳之象，但细审其机制病因，殊与一般热性病机不同。此症即非外感阳盛有余之热，治法自不须用《内经》所谓："体若燔炭，汗出而散"之法；亦不是由阴虚不能固阳之证，也不可用"壮水之主，以制阳光"之法；尤非劳倦内伤之热，因之也不可用"甘温除大热"之补中益气之法。此证也可以说是散汗不能解、攻下不能除，升补和解均不相宜之证。故再三探讨，采用和中降逆，养心安神之法，虚声恫吓，使浮阳收敛，涵养沉潜，使真气归原，自然使一场轩然大波，化为乌有。

处方：石菖蒲 10g　朱茯神 10g　熟枣仁 17g　远志肉 10g　柏子仁 10g　白芍药 10g　肉知母 10g　麦门冬 10g　白僵蚕 7g　广陈皮 10g　清半夏 7g　青龙齿 17g（研）　枳实 10g　淡竹茹 7g　川黄连 7g　活磁石 10g（研）　甘草 7g

水煎温服，渣再煎服。

方解：方用菖、茯、枣、柏、麦以安神定志，涵养心阴，接纳悟空早返其宅。悟空一返，奋起千钧棒，自然能澄清万里埃。然而悟空得返与否，又皆在唐僧之悔改如何。所以方中寓于二陈汤，用二陈之药安定中土之气，涤去痰涎以免障碍悟空回返之道路。中宫定（脾土意志）道路清，悟空返，是本方治疗之目的。欲唐僧悔改，亦须使八戒不再蛊惑挑拨。故用活磁石之吸引，青龙齿之镇潜，将八戒引入水帘洞（肾脏）中，向悟空道歉，然后则悟空一跃而返，使妖魔自伏。伏魔虽有道，但一场风波引起的遍地烟尘，必须逐一清白，然后玉宇方可澄清。故用芍药凉肝以息风火之邪，知母以消肾中浮炎，僵蚕以去火中风势之邪，枳实、竹茹以安奠中宫之伏邪余灾；黄连味纯苦，既泄心火，又补心本，培健脾土，固坚肠胃其功更大。甘草味甘，既有和中之功，又具有去热培土消毒之力。以上诸药组合方剂，首在养心安神，化痰开窍，以温静其心，又复理气和中，健运中土，安定脾意，进一步潜纳肾阳，收敛精气，镇戢魂魄，以使浮散之阳气得以收敛，则内景清静，邪火不生，气化正常，其症自然于无形之中消失。此法虽采自不经之说，实有造化之功用，勿以为妄诞无稽作论，而忽视其治疗实效，其本来意义待以辨明。

依方每天一剂，连服三日，患者自感药下腹中后，如气串周身，俄而沉降于下，胸中渐觉开朗，惊惕症状减轻，渐能睡眠片时，其他无什么变化。即依原方减去磁石，再加：

川贝母 10g　东沙参 10g　陈胆星 10g　广木香 3g　柴胡3g　枣仁 10g。

煎服如上法。

方解：用药病减，是方对症。药降于下，胸开于上，磁石吸引之力已成功，勿须再用，故减去。豁利肝胆，调理气机，犹在必需。故用贝母、胆星以润肺滑痰，沙参宣利肺气，以充沛气机，使气机宣畅，清肃有权，烟尘可扫。用柴胡舒和肝气，使春风条畅，不横加拂逆；木香调理于中，使气机不滞，饮食顺适。

加重枣仁以柔肝生血，更使睡眠安静，则病去益速矣。

依方连服四剂，火气现象减轻，面上赤色减退，舌苔渐薄，食欲较前好转，脉稍缓和，烦乱差些，此系意志渐定，火气已有收敛之候，依原方再为调整：

东沙参10g　肥玉竹10g　熟枣仁17g　远志肉10g　柏子仁10g　白茯苓10g　石菖蒲7g　肉知母7g　白芍药10g　川贝母10g　广陈皮7g　五味子3g　甘草梢7g

水煎如上法。

方解：方义柔润，有凉雨洒尘之妙用。譬如闷燥之火，狂风暴起，飞尘扬砂，弄得天昏地闷，万物如焚，刻不聊生，忽而空中油然作云，沛然一阵细雨落下，人人感到清泌心脾，痛快舒畅。此病在火阳飞燥之后，内外郁闷，表里蒸烧，如旱苗思雨之际，得此参、竹、知、贝、味、芍凉润之品，清而润之，凉而济之，柔滑以滋之，则五内颇觉清凉，苓、枣、远、柏养心安神，五味又滋其肾液；菖蒲芳香通调其心窍，甘草调和于中，灾难逐渐而告退矣。

依方连服四剂，症状已去强半，面色及二便均正常，舌苔前部已退，睡眠达3、4小时，脉象左手微缓，关弦，右手寸关缓弦，两尺俱小。

据此脉证论断，是火邪已近平息，其脉弦者为多，因其原来本病是"慢性肝炎"，今火阳之邪已退，故显出其本病脉象，此亦是正常规律，即依上方加以和肝降气、凉血安神之品：

血丹参13g　降真香7g　元参10g　朱砂1.5g（研末冲入）

煎服如上法。

药尚未服下，患者又受惊恐，病情加重，心中发烧，迅速将药服下，连用三剂，诸症状悉退，食欲较好，脉缓弦，惟自今日起足跟作痛，视力略有模糊感，注视稍久，即感涩痛，据此而论，是肝郁肾虚之候，应即予以辨症施治。

山萸肉 13g　　杭菊花 10g　　东沙参 13g　　肥玉竹 10g　　沙苑蒺藜 10g　　血丹参 10g　　熟枣仁 13g　　五味子 3g　　白茯苓 10g　白芍药 10g　　枸杞子 10g　　青皮 7g　　远志肉 10g　　炙甘草 7g

水煎温服，渣再煎服。

方解：足跟属肾经，筋脉属肝经，水涵肝木，则筋脉偕和，行动轻健，筋强骨坚。今足跟疼痛，视力模糊，明明现出肝肾失健之候。方中用萸肉、枸杞、沙苑、五味以滋补肾精而助长骨力，肾水足则肝得其生养，筋脉亦得资助。用青皮、丹参、芍药、枣仁以舒理肝气肝血，使肝木条达，筋血调和，运动自然灵便，疼痛可解，用枣仁、远志、茯苓、五味以养心安神；用沙参、玉竹、枸杞、茯苓、甘草、白芍之类以清补中气，俾中气调畅健运，而达于四肢，四肢畅达则疼痛无力者可迎刃而解。更用菊花清理上焦浮阳窜扰，头晕目眩目痛涩视力差等，其病亦可以彻底解除。

依方连服六剂，足跟已不痛，目视亦清楚，无涩痛之感觉了。惟游走久时还有头晕胁痛感。又服三剂，晕痛亦好了。患者自以为病已好了，体力亦强健了，又恢复坐练气功，谁料莆坐了两天，又发现惊惕、失眠、头晕、神乱、面红、气闷等症，诊其脉象，左手沉滑而长，右手缓弦。

据此而论，系病去未久，气化尚未坚固，遽而恢复坐功，旧病复发，轻车熟路，故现症又同于初症而病情见之速，再予疏方治疗：

朱茯神 10g　　炒枣仁 17g　　远志肉 10g　　沙参 10g　　玉竹 10g　　石菖蒲 10g　　肉知母 7g　　白芍药 10g　　川贝 10g　　陈皮 10g　　五味子 3g　　江枳壳 10g　　血丹参 10g　　元参 10g　　灯芯 1.5g　　甘草梢 7g　　朱砂 1.5g（研末冲入）

方解：方义和前法大致相同，惟安神养心药稍多。因旧病复发，多与精神思维有关，况气功的持练，全在神志的调度，若精神思维稍有偏向，易致旧病复发，故方中多用开窍化痰，养心安神之药，更加入朱砂、灯芯等，使心神稳定，不轻易动摇。陈皮、枳壳、茯苓、甘草以健定中宫，使意志镇静不乱，气机调和，运行顺利，则病可除。

依方连服三剂，症状大部消失，惟后脑有晕感，间有耳鸣，肝区有微痛，舌根有白苔，脉象沉弦无力，右寸有滑象，两尺弱。以症脉辨论，弦为肝气本症，沉弦故肝区作痛，尺弱为肾虚，耳鸣、脑晕亦为肾虚之症，仍应补肾益肝为治：

山萸肉 13g　菟丝子 17g　女贞子 13g　淮山药 17g　炒枣仁 17g　白茯苓 13g　血丹参 10g　广陈皮 7g　广郁金 7g　广木香 5g　白芍药 10g　石菖蒲 7g　珍珠母 27g　生白术 10g　生地黄 10g　东沙参 10g　炙甘草 7g

方解：方义以补肾理肝为主。山药、萸肉、女贞、菟丝、地黄、茯苓大补肾精，精血丰盈，则脑髓冲盛，脑晕、耳鸣自然可止。用丹参、白芍、郁金、珍珠母以舒肝和肝，使肝郁疏解，肝血和，肝气舒，肝风不生，则肝区痛（即所谓肝炎症）亦可随之而消失。用白术、木香、甘草、陈皮健脾和胃。《内经》谓"调其中气，使其和平"。即治厥阴肝经之原则。菖蒲解郁、开通心气；沙参滋润、清宣肺气。枣仁和肝生血养心，珍珠母敛肝降逆，与枣仁配合，更有安神镇静之功。

依方连服六剂，除后脑略有沉坠感外，其他诸症俱消失。脉象沉缓略有弦意。是病已近愈之象。时有某医院副院长懂按摩术，来院中疗养，患者乃求其按摩，只按了两次，患者感觉气力减弱，又引起足跟疼痛，左胁下亦作痛，睡眠也不好，诊其脉有搏指之象，知其因按摩引动肝气之候，亟予疏方，继续治疗，以免症情扩大。

山萸肉 13g　白茯苓 10g　东沙参 10g　玉竹 10g　白蒺藜 10g　杭菊花 10g　炒枣仁 17g　白芍药 10g　五味子 5g　青皮

10g　远志肉 10g　蒸首乌 10g　川贝母 10g　生地 10g　麦冬
10g　血丹参 10g　夏枯草 10g　炙甘草 7g

煎服如上法。

方解：脉弦搏指是肝阳亢逆，即将生风之候。肝阳之狂躁，
是肾水涵养不足之故。方中用菊花、蒺藜、夏枯草以清扫肝阳之
化风。用山萸肉、地黄、首乌、五味子、沙参、玉竹、茯苓以滋
补肾阴，使阴精充沛和转肝木之气。用麦冬、贝母、地黄、沙参
以润养肺金之气，使金光照耀，风木之邪自伏。用白芍、青皮、
丹参、夏枯草以舒畅肝气，平息风木之邪，戢敛旧病反复之风
波，肝炎之病，亦可因之而消失。

依方连服四剂，诸症悉平，食睡，体力亦复正常，脉象微
缓，病已基本治愈，为了巩固疗效，依方制小其剂，服以调养：

东沙参 13g　肥玉竹 10g　炒枣仁 13g　远志肉 7g　白茯
苓 10g　川贝母 7g　石菖蒲 7g　肉知母 7g　白芍药 10g　广陈
皮 7g　五味子 3g　麦门冬 10g　甘草梢 7g

煎服如上法。

继续又服药六剂，精神愈强，无再发症状，各种化验检查，
肝肾，心功能均正常，即停止服药，观察一月，无什么变化，因
而嘱其在半年内勿坐气功，以免动气复病，遂出院。

六、风痰如痫证（癔症）

姜×× 女 36岁

病史：得病时当变乱之年，日寇侵略，全家避难，居于他
乡。因女儿年已十四岁，聪明俊慧，在中学读书时诸科领先，钟
爱异常，谁料卒中急病，数日而亡。患者过度悲痛，寝食俱废，
一连多日，精神气血俱伤，并且此病例初得病时，每于悲痛极处
即昏然失去知觉，气息一如断绝，少时复苏，愈发愈频，每日数

次发作，渐至精神昏瞀，言语失措，有时自言自语，悲不自胜，如有神附之状，身体逐步衰弱，全家惶恐，曾求医服药，亦不见好转，于秋月求予诊治。

检查：面色浮红，动作扰乱，时哭时叹，闭目乱言。舌质赤艳，苔薄白，身发热不太甚，烦渴而饮不多，时时有惊惕之状，时有汗出，病发作时四肢发凉。言语无伦次，常自言自语，声音凄怆，时作太息，呼吸气稍弱。自述胸间常发闷，有时烦躁不安，两膝及背部有酸痛感，睡眠不好，如在云雾中，俄而即惊醒。大便略干，小溲略黄，食欲大减。病将行发作时，两耳先有响声，头发晕即而便无知觉了。脉象左右俱微弱欲无。

病机分析：《内经》："悲则气消，恐则气下。"病者既在其女暴病之时，卒受惊恐，又在其女死亡之后悲伤过度，其气消而又下，已很为明显。胸中大气为后天之主持，日应不变，昼夜经营全赖此气以斡旋。今患者既过悲而消其气，又惊恐而下其气，消而复下使胸中大气伤耗过甚，大气一伤，膈上失去撑持之力，故呼吸气微，心神失于气助，则发生迷惑，故言语失措，气机有时接续不上，气息中断，故昏然失去知觉。因先天元气尚能上来接济，是以少时呼吸恢复而人亦苏醒。气既消下，饮食又少纳，胃气亦必日见虚弱，中气一弱则精微少化，脾阳因之不振，湿重即可生痰，痰涎日盛即可蒙蔽心神之明，令语言错妄，故产生自言自语，时作惊惕。中气不足，五脏之气失于维持，故感觉烦躁不宁，同时引起肝气妄动，浮阳上扰，肝阳动则风生，故面色浮红，发病时四肢厥冷，膝背亦有疼痛感。气虚外卫不固，腠理不密，故时有汗出；气虚不充则言语微弱，脉搏亦呈现微弱欲无之象，此是显而易见的。综合以上证候，皆由悲恐以致气消而下陷发生的，名之曰"大气下陷"亦甚适合，兹以"风痰如痫症"命名者，实因病机的表现已呈露出风痰之证候，其发作的形状，又如同痫症之阵发。以风痰痫命名，是将病机症状全面包括，若

78

只以气陷名之，似太简单，应当说明。

治法：以补气养血，安神益志，祛风化痰，稍佐以清热之品。

处方：石菖蒲17g　朱茯神17g　熟枣仁10g　远志肉13g　人参7g　贡白术13g　炙甘草7g　全当归13g　脑川芎10g　大熟地13g　双钩藤10g　僵蚕7g　静全蝎3g　川羌活10g　广陈皮10g　均青皮10g　六神曲10g　广木香10g　江枳壳10g　花槟榔10g　川贝母10g　川牛膝10g　元红花7g　口防风10g　朱砂7g（研末）　金箔二十张（此二味药分三次冲服）黄连7g

水煎温服，渣再煎服。

方解：方以四君大补胸中宗气，以提聚消下之气使之上升其位，而固其本。以四物去芍药以补其血，以充配其气，使气血双健而心主神明自有凭依。以菖、茯、枣、远安定心神，并开通其心窍，以匡正其精神昏乱，同时扫清痰涎之障碍；又佐以蚕、蝎、钩、羌截断风痰并作之来源。欲神志之清正，必须先调其气，尤其要稳定中宫，故用青陈皮、木香、槟榔等调中和胃之品，使中气舒畅，饮食增进。经云："食入于阴，气长于阳。"阴阳调和，而精神自健，言语失措，躁扰不安等症自除。因恐心动阳升，浮炎上越，特用黄连之苦燥以镇纳心火，以免其妄动，烦躁之症亦可消失。方书云："痰为风之母，血为气之配，治风先化痰，痰消风自安。"故用补气养血，祛风化痰诸药而又加入金箔、朱砂之重镇者，使既稳定心神不使妄动，又可制约肝风以防其趁火打劫而成风痫狂妄之病。又恐患者悲哀恐惧，或有血郁于心，经络涩阻之潜疾，故又用红花、牛膝之活血化瘀，通达之品，以调理血分，使无阻滞，则其病可彻底根除，不留遗患，以竟全功。

依方服药二剂，病去强半，精神亦清醒，诊其脉象已较前有力，食欲气力亦有增加，即依原方减：牛膝、神曲、熟地、红花，其他药味如上。

按方又服药二剂，诸症悉除，脉已复常，遂停药以饮食调养，很快恢复健康了。

说明：一个人的身体日应万变，调节饮食，出纳呼吸，贯肺透膈，撑持躯壳不停的活动者，全赖胸中大气的力量。主持先天强弱，关键精力之盛衰而为人生之根本，操百年寿命之权力者，统由先天丹田之元气。元气是什么呢？即生人之始，父之一点先天阳精，泄与母之胞胎之中，氤氲造化，结成胚胎。迨十月满足，脱离母腹，降而成人。这一点由父母赋予的真阳之精气，即贮藏于丹田少腹之中，寂然不动，就是先天寿命之根本。自降生以来，一切日常应变，虽尽交由后天胸中之宗气（大气）以代之，而先天之元气仍于暗中相为接济。宗气是什么呢？即婴儿即出母腹，哇然一声，肺脏出纳呼吸，此气常存胸中，藉饮食谷气日渐成长，充塞胸膈，贯串呼吸，一切动作应变，皆由此气以推行。这就是后天宗气，亦可名之曰大气。但此气全赖饮食谷气以资养，故有时此气受伤，极形微惫之际而不至灭绝者，全赖先天元气接济之力，是以其还有复苏可能。若宗气既伤，元气亦丧者，其人即必立死再无可救。秦越人《难经》云："脉平寸口而死者，何谓也……生气独绝于内也。"此即说明元气于人寿命至关重要。故越人又解释曰："然诸十二经脉者，皆系于生气之源，所谓生气之源者，谓十二经之根本也。谓肾间动气也。此五脏六腑之本，十二经之本，呼吸之门，三焦之源，一名守邪之神，故气者，人之根本也。根绝则茎叶枯矣。"本案患者既因悲恸过度以消散其气，又复数日不进饮食，胃中空虚，此是绝生气之原也，后天资养不足，胸中大气虚而下陷因而发生混暝不知人事。其少时还能复生者，正是由于元气未绝尚能接济之故。但胸中之气既已衰微，不能照常撑持，故虽生而可复发昏暝，如此反

80

复发作，则气血必然日受消磨，愈消磨而身体亦必愈虚弱，所以精神不振，言语失措，虚汗时出，气虚不能畅运四肢，而发生厥冷，失眠惊惕，膝背酸痛等症，皆由气虚所致。故治法以补气养血为主。补气血必先调理气血，先调而后补，方能无偏差之弊。复用养心安神，镇静意志，更佐祛风化痰清热活络之药，故功效著而成功速，短期之间而病即痊愈。

七、狂证（精神分裂症）

（一）热痰狂妄证

孙×× 女 20岁

病史：病人于秋月农忙之际，因事被母责骂，抑郁在心，闷睡床上一昼夜不进饮食，随至不起。后渐觉胸中热烧，神思不爽，言语有时失措，日渐加重，时而自言自语，时而呻吟哭泣，走坐不安，不受约束，后经医院检查确诊为"精神分裂症"。服药祈巫多方治疗，不见有好转，天天啼哭笑骂，吵闹不休，家人甚为忧愁，于冬月求予治疗。

检查：面色赤艳如锦，两目时闭时开，白睛发红，见人羞涩，行走不正，进退趔趄如演剧，时泣时笑，时唱歌曲，时而又自称为山中仙人，不时要水喝，食量欲未病时增加，一日四、五餐，仍索美食不已，舌苔微黄，身发热。言语轻扬，声音清脆，歌唱之曲美耳，并多非平素所习惯者，呼吸稍促，有时掩面泣不出声音。笑时出声。自己并不言所苦，惟知渴饮要吃饭菜，并索求美口食物，尝于夜间要吃，大便干，小溲色黄，脉象左右手皆呈洪滑之象，久之略带数意。

病机分析：仲师有云"血瘀者，其人狂"。此由郁怒在心，而又动肝气，肝中寄存相火，木郁则火发，肝木为心火之母，肝心皆为血脏，肝火传心，君火亦暴发，心主神明，神明被火扰乱，失去常度，故举止狂妄，言语无伦次。喜笑出于心，心为火扰，故出声喜笑，不能自已。心主血，其华在面，故面灿如锦。肝郁则血瘀，血瘀热蕴，神明昏蔽，故发出谵言狂语，有时怒骂。肝胆相为表里，肝热移之于胆，胆热则消食善饥，故一日五餐尚不解饥。肺主泣，热延于肺，故时而哭泣。肝开窍于目，肝火延及其经窍，其目时开时闭者，正是肝火时起时伏之证候。歌唱之声出于脾，热延于脾，故时而歌唱且悠扬美耳。脾主为胃行其津液，今为火热之邪熬煎，津液不能化为精微，反变为痰涎而蒙蔽神明之道路，愈使人狂妄失常，不避羞耻，表现出种种丑态，俗云"痰迷心窍"者，即谓此也。此种疾病亦为常见之病，但如果得不到恰当的治疗，亦有终身不愈者。兹以本症之症状而论，脉象洪滑且数，又发现诸脏腑火热之证，故命之为"热痰狂妄证"，同时也提示了治疗之法。

治法：以开窍化痰，安神定志，清热解郁，佐以活血之法。并行针灸以协助治疗。

处方：石菖蒲30g　朱茯神17g　熟枣仁17g　远志肉10g　川大黄30g　川黄连10g　条黄芩10g　山栀子10g　辽黄柏10g　全当归13g　红桃仁13g　羚羊角3g（磨细末冲服）　粉丹皮17g　广木香13g　广陈皮17g　江枳实17g　降真香20g（研）　川贝母10g　玄明粉30g（冲入）　花槟榔13g

水煎温服，渣再煎服。

朱砂7g　琥珀7g　牛黄0.7g　金箔卅张　共研极细末，分三次用药汤冲服。

方解：方以菖、茯、枣、远以养心安神定志，又能开窍化痰，镇静安眠。神之不安，志之不定，原由火之扰乱，用芩、连、栀、柏以清泄诸火，犹恐火不遽清，特用清热药中之神品羚羊角镇肝息风，凉心降逆，不但能清及脑髓之热，更能清心润肺，救阴而不伤阳。治热之法：扬汤止沸，不如釜底抽薪，故用硝、黄、枳、槟将诸火热之邪，一扫而光，尽行排除出体外，虽有郁气瘀血，佐同桃、归、丹皮等活血之品，亦可驱除干净。瘀血去而发狂之源根除。活血必先理气，又用降香、陈皮、枳实等调理其气，气行血自行，血行瘀自开，火去痰自消，痰清迷自解。如此方药组织似已尽善，但犹恐功效不速，故又用朱、珀、金、黄珍宝之品，平冲降逆，安神定志，镇静魂魄，开通神窍，并配合贝母既能清热化痰，又镇压风火之邪不敢妄动，共协助诸药奏功于顷刻之间，又何愁病患之不除。

针刺穴位：人中、承浆、地仓、颊车、攒竹、合谷、劳宫、少商、商阳、中冲、少冲、少泽、曲池、下三里　以上各穴俱用刺泻，不常留针，于服药前先行治疗。

按方服药二剂，大便泻数次，泻下为红色粘滑物，挑之不断，如同胶冻。患者精神顿觉清爽，狂妄之态尽除，身热面红俱退，言语如常，诊其脉不似前之洪滑，渐而缓和，知其病邪已大减，不须再用重剂攻泻，遂依原方剂量减半，又服一剂，大便已如常粪，而诸症悉除去，脉亦和平，遂停药略事营养，不久即恢复正常。

说明：《易》云："变化不测谓之神。"医经言人身五脏各有情志以司之，是为五藏之神，其统制之权，全在于心主，故称心为君主之官。当无病之时，脏气调和，主权光明，诸神平顺，各安职守，一切行动循规蹈矩，自无紊乱，其神志似无突出的显示。一旦患病，脏神被邪气所扰，亦必起而抵抗，此时发生的症状往往将本脏神志很明显的暴露出来，演出种种奇形怪状，所谓"病于中者形于外"。医家四诊辨证，即由此而得出病机，以之设治而收效。譬如心主言，而志喜笑，若产生病变往往多言喜笑；肝主呼而志怒，病邪犯肝，产生病变，多现呼叫怒骂；脾主思而志歌唱，病邪犯脾，产生病变，多现歌唱声曲；肺主泣而志悲，病邪犯肺，病变多哭泣；肾主恐而志智，又主呻吟，故病邪犯肾，病变多呻吟之声。又如，心藏神，肝藏魂，肺藏魄，脾藏意与志，肾藏智等，皆五脏之神志，平常人不甚显著，一经产生病变，其表现症状无不绝省，即便平时所不能者，病变之后，表演各种状态亦一反常态，实有令人不可理解者，正所谓变化不测之证明。临床经验，此种表现在热性病中最为多见。曾治疗一病人为少年妇女，素性很闲雅幽静，体弱寡言，后因郁怒发生狂妄，竟能身体矫捷异常，本人亲眼看到其一跃而登上高地面足有一丈高的屋梁上，并且在梁上一只腿独立，演唱各种小曲，美耳动听，曲调井然。俄而又作燕子鸣，声音细袅，背闻之真不分人鸟。唱演多时后，由梁上一跃而下，竟毫无损伤。病即愈询之则一无所能。又曾治疗一男性狂妄病人，时年二十余岁，在军队当兵，由恼怒得病，发狂打骂，不问亲疏，其家人用麻绳将其捆绑车上推来求诊，以健壮四人握捺其肩臂以防其挣扎，当用针刺其人中穴时，病人将双腿一蹬，双手一拉，如手指粗的麻绳尽断，四健壮俱被摔倒于地，一口气飞奔六十余里，竟不停足，其力量之凶猛真令人吃惊。及至其病愈之后，虽扛百斤之担却不能，如此之现象，在症已数见不鲜，此症候往往使愚人迷神迷鬼。人身精神气血之变化，真有令人不可思议者。虽然精神气血为病，变化多端，正因其有此变化多端，医家方因之多端之中寻找出致病之机制，如擒虎者跟踪而寻其穴，采参者看苗而掘其根。故四诊分望、闻、问、切，然后又复以八纲辨其证之所属。如本案之症，望之面色锦红，多喜笑言歌，知其心家有热；有时悲泣，肺家亦有热邪所延及；眼目时开时闭，知其肝家亦有郁热；多食仍饥，知其胆家亦有热炎之象；口渴索饮，歌唱时发，知其脾胃俱有热象；胡言乱语，走坐不定，知其热邪于中，熬液成痰，藉肝郁火发，风痰迷蒙心神之变；问其大便干燥，小溲黄涩，知其内热蓄积已实。如此已知病情之大概，再加以切脉，其脉象又为洪

84

滑且数，其热痰狂妄病候已很明显摆在面前，如此按证用药，选药组方，如合符节，投之无不应验，症势虽然险恶复杂，服药数剂，即能彻底痊愈，全在辨证配方之力。

（二）怒郁发狂症

赵×× 男 16岁 临沂县 中学生

病史：在学校读书时，回家问父亲要钱买东西，被父亲责骂，痛哭一场，赌气奔逃野外，在野外露卧一宿。次日家人将其找回来，即发现其精神失常，言语颠倒，时哭时闹，渐至不避亲疏，见人则打骂，奔跑不顾一切。患者外祖乃当地名医，素与予友善，因与之处方服药治疗无效，乃邀请予治疗，时在仲秋之月。

检查：颜面颇红，口角鼻旁呈暗青色，眼角赤红，两目圆睁呆直，唇色紫艳，以箸撬开其口见舌质紫，苔黄燥。哭号叫骂，一刻不停，关闭在空房之内，浑身泥浊。声音亢厉，哭叫语言不清晰，呼吸气粗，据家人称其大便已数日未行，小溲色黄，终日哭叫，饮食睡眠极困难。然颇能饮水，喜食生冷之物，得空即狂奔不顾身体。诊其脉左右皆沉滞，几乎寻不到。

病机分析：《内经》云："重阳则狂。"仲师亦云："血瘀者，其人狂。"症见登高叫骂，狂奔不止，面红，目赤，苔黄唇紫，鼻角青，大便干，小溲黄，呈现肝阳亢盛，风火交加，热痰内扰及有蓄血之候。因其阳气亢盛，故证现一派浮越动扰狂妄之象。《内经》称"肝者将军之官，谋虑出焉"。因肝脏性情过急，喜条达舒畅，最忌抑郁遏怒，一郁怒则肝气横逆，木火暴发，肝主呼，故叫骂愤怒，表现出大将军威风。本案病者，被其父责骂，郁怒在心，奔于野外露卧，气恼风寒一齐杂至，致使肝气横逆，火气暗发，煎熬津液，化为痰涎，蒙蔽心主神明，精神昏乱。故胡言乱语，肝邪延侮肺气，故哭泣而号啼；目为肝之外窍，肝阳

85

亢盛故二目圆睁；鼻旁发青，是肝风内动之候。苔黄唇紫，是热血内瘀之征。肝郁则血蓄，血蓄者其人狂，故呈唇色紫，苔色黄，大便干燥，热气耗伤津液，大肠枯涸之候。其脉沉滞不起，盖因肝气暴迫，风痰血热，壅塞脉道，阻遏其搏动之力，若将郁气通开，其脉自然发出，勿以为脉绝症危，使治疗错误。

治法：以开窍化痰，安神定志，清热化郁，佐以祛风镇静之品，并以大剂攻泄使其速效，同时并行针灸。

处方：石菖蒲50g　朱茯神17g　炒枣仁17g（研）　远志肉10g　川大黄30g（后入）　净芒硝30g（后入）　江枳实13g　川厚朴13g　广木香13g　广陈皮13g　降真香13g（研）均青皮10g　花槟榔13g　当归尾13g　小桃仁13g　白僵蚕7g净全蝎3g　川黄连10g

水煎温服，渣再煎服。

朱砂6g　琥珀7g　金箔廿张　研极细末分三次用药汤冲服

针刺穴位：人中　承浆　少商　商阳　合谷　劳宫　中冲少冲　少泽　风府　神门　上星

以上各穴俱用刺泻，不须留针，微微出血。

先使数人将病人抱住，用针向各穴急刺后，病人略见安静些，乘势将药汤和药粉灌下，黄昏时服药，至夜半，病人大便泻数次，俱是赤色脓性粘滞如胶漆物，量较多，泻后病人即安睡，一觉至天亮，醒后精神顿然清爽，言语举动一如常人。一夜之间，迥若二者。询其以前狂妄情景，恍惚若梦，记不清楚。诊其脉象，皆洪滑满部，但沉取无力，与以前沉微欲无者大异。继又将药渣煎服，大便又泻两次红色粘滞之物，量较少，其面目鼻唇之色均复正常。惟体力显弱，半日后再诊其脉，均呈微缓无力之象，此种现象，因气血郁遏，阻塞脉道，蓄而不得发泄，通过药力透达，肠道开通，郁滞随之一齐排下，如洪流决堤，巨浪洪涛，排山倒海之势鼓动其脉道，故显出洪滑之象，但此等现象为时必不长久，故半日之后，即变为微缓者，是邪气已退，正气将回之候，此是大吉之兆。即将原方小其药量再服：

石菖蒲17g　朱茯神13g　炒枣仁10g（研）　远志肉10g
广木香7g　广陈皮10g　江枳实10g　小桃仁5g　川贝母10g
柏子仁10g　当归尾13g　粉丹皮10g　川黄连3g　朱砂3g
琥珀3g（后二味研末冲服）

水煎服如上法。

方解：方以大承气汤攻其实滞瘀热，荡之下行，以杀病邪之势，合同桃、归、香、降兼除瘀血之蓄，以去发狂之根。用菖、茯、枣、远以养心安神，使心主神明而安其室，更用朱砂、琥珀、金箔以镇之，则神安魂静，可以安眠不惊。又用蚕、蝎镇肝祛风，解除风痰之为患，黄连清除心火，以免其扰乱神明。凡治郁者必先调气，气调而郁自解，故用青、陈、香、槟及枳、朴，使气机通调，上下舒畅，而郁滞积秽尽扫除清净，诸病自然消失。况又助之针刺，以泻其重阳之气，药力进攻更为有力，其效果亦必更捷。

依方再服第二剂时，大便已不复下，诸症悉除去，食欲大振，惟体力尚未大健，脉象亦缓和，病已痊愈，停止服药。嘱其用饮食调养数日，即可进学校读书。

后语

医书云："肝者干也，善干他脏。"盖五脏之气，惟肝气最急，一有违逆，则立即暴发，干犯他脏。故《内经》称之为"将军之官"。所以人之由于肝气而作他病者也独多。日医著有"万病皆郁论"一书，亦偏重于肝气。如本病主要原因，是由郁怒在心，冲动肝气，"怒则伤肝"，肝伤则气逆，气逆则相火暗发，旁干他脏，冲动心中君火，二火蔓延燃炽，扰乱正常气化，煎熬津液化为痰涎，蒙蔽心主神明，故精神失常，《内经》云：

"主不明则十二官危。"故发现狂妄谵语，奔走叫骂，不顾身体，不避亲疏，日夜躁扰不休，所谓"丧心病狂者"即指此。又且肝为藏血之脏，为血海之主，肝气抑郁，往往使血由气郁而瘀，蓄于血海，故仲师云"血瘀者发狂"，《伤寒千金赋》亦云"发狂乃血蓄于肝内"。据临床经验，治疗此等病症，于开窍化痰中加上活血化瘀之药，效果更好。

《内经》云："脉者，血之府也。壅遏营气，令无所避。"盖血为营行于脉中，是脉道之中为血液往来循环的道路，若受外来影响，使脉道涩滞则循环被阻而脉搏亦失去流利之象。倘或有大气、大恐、大郁、大痛等严重的压迫，则脉被迫力所遏制，往往脉搏停而不动。伤寒病中汗逼脉伏不见，即是例证，此症之脉极微渺茫，即因其病由恼怒郁遏之极，使脉道为郁怒之气所压迫，而失去流畅致波动不起之故。此与气血衰败而致使脉细微欲绝者有天渊之别。故凡气郁之病，其脉象多沉涩不畅，亦可证明。故一旦药力将其郁遏之气荡开之后，其脉搏如洪涛决堤，滚滚巨浪鼓涌而下，缘压力甚者其反抗之力亦甚也，此必然之势。为时不久其脉象平息如常，虽再经服药缓泻，其脉搏亦不再现洪大，盖因内中郁滞尽除，脉道滞尽除，脉道已流畅，气血运行已呈和平现象之故。此虽病理亦为物理之常。此种经验，不可不知，倘若临症时发现此种情况，应镇静处理，切莫误认为脉绝症危，惶恐致误。

无论气郁、血郁、火郁、痰郁等，凡属郁证，症状已至发狂不顾身体，其郁情重可想而知。唐伯虎云："秽重者，利用扫。"此时只要将病机审清，虚实辨明，就可以放胆大剂量投以猛攻，直如虎穴，一鼓荡平，似火燎蜂房，汤泼蚁穴，不使其稍有残留，如此，病邪既除，便可很快恢复健康。如果审证恍惚，虚实未辨，犹豫不决，用小方轻药试探，迁延时日，不但不能去病，反使病邪日胜，正气日衰，酿成痼疾沉疴，终致不可救药者，亦为常见。予每遇此等重郁之症，只要其身体不特别赢弱，俱是用大剂猛攻，皆取得桴鼓之效，故敢做此肯定断言。

八、高血压病

现代医学认为高血压病是由于高级神经活动紊乱所引起，以动脉血压升高为主要表现。根据其临床症状，主要属于祖国医学"头痛"、"眩晕"和"肝阳"等病症范围，并于"心悸"、"中风"有一定联系。

其病因病理，以体质的阴阳偏盛偏衰，为本病发病的内因。长期过度的精神紧张或强烈的精神刺激，如忧思恼怒等，则为发病的常见因素。由于这些原因导致肝肾阴阳失去相对平衡，或肝阳亢而伤阴，或肾阴虚而阳亢，表现为标实，本虚的病理变化。

素体阳盛，再加精神因素，使心肝气郁而致阳亢，进一步化火动风，出现风阳上扰的症候：如火炼津液成痰，则出现痰火内炽的病症。阳亢日久，阴液耗伤，或年老素体肝肾阴虚者，每易引起虚阳上亢，甚则阴伤及阳，而致阴阳两虚。一般病在早期偏于阳亢为多，中期多属阴虚阳亢，后期则又多为阴阳两虚，或以阳虚为主。

如病延日久，或病情急剧发展，以致风阳挟痰，横窜经络，甚或上冲于脑，蒙蔽清窍，则发生半身不遂或突然昏迷等脑血管意外的危症；也可因心肾俱虚而致气血瘀滞，水湿内停，并发充血性心力衰竭。

祖国医学认为此病属上实下虚，水不涵木，木旺化风，痰火有余之象。故表现头昏胀痛，腰酸痿软，面红颈粗，目花，失聪等症。

其病多见于膏粱厚味，肥胖之人，内生湿痰，痰能生热，热极生风，或思虑忧愁，七情所伤，大怒伤肝，肝火上冲，气血并走于上，干犯脑部。或房劳过度伤于肾，瘦弱之人气血双亏，肾水不足则不能涵木，木少滋养，亦能致此。其症状分析：

阴虚阳旺者：年老肾虚，头重脚轻，头昏胀痛，肢困乏力，夜间尿少。脉沉而弦，苔淡黄或光滑无苔。

痰火者：体质肥胖，平素痰多，咳嗽咯痰，颈粗且短，面色红光，情绪易动，口淡无味，喜冷饮，胸脘闷满，脉沉滑，苔黄而厚腻。

肝阳化风者：头晕抽痛，肢麻舌强，手足抽搐，鼻干牙痛，耳鸣失聪，皮肤上如虫爬感。脉弦紧，苔薄白。

肝胆风火者：烦躁不宁，口苦咽干，口粘无味，面赤颧红，惊悸搐搦，胸膈闷塞，头眩抽痛，便结溲黄，牙痛鼻燥，苔淡黄微腻，脉弦紧。

本病治法：必须首先辨清证候虚实。实证多为风阳痰火，治以平肝息风，清火化痰。虚证则当分别阴阳，肝肾阴虚者，予以滋养肝肾；兼心阴虚者则配以养心；阴虚及阳者，又当兼以助阳。临床往往虚实并见，必须酌情兼顾处理。本病在临床上时常见到，兹将治疗屡效方案录下，以免佚失。

（一）高血压半身不遂

高×× 女 73岁 长清县

病史：素有高血压病史。于1973年夏天偶感气恼致动肝气，晚间突然发现头晕眼花，左半身麻木，手不能取物，足不能行走，强起行动即倾倒，已形成半身痿废。当时入医院检查血压为220/120毫米汞柱，确诊为"高血压脑血管栓塞性半身不遂"，服用中西药物及针灸等治疗十余日效果不显，头晕益加剧，乃求予诊治。

检查：患者面色颧红，精神清晰，言语略涩滞，舌苔白，头晕眩，左半身麻痹，手足均不灵，左手拇指及食指已废，臂不能

90

举起，口鼻略斜，心里发慌，左半肢微有疼感，睡眠食欲均不好，脉象左右均弦滑，沉取有力。大便略干。

病机分析：肝为藏血之脏，性过急，《内经》称之为将军之官，其行筋脉，主周身气力运动，肝性喜条达舒畅，最恶恼怒抑郁。高血压病属肝阳上亢所致。阳气亢盛，则使血气亦随之上充，经脉因之暴涨，故以血压计试之，则见水银汞柱上升。病者既有高血压史，今加之以怒郁冲激，遂使肝气横逆，肝郁则木火怒发，风邪亦随之而动，风火相煽，直上巅顶，故症见眩晕昏花而倒仆。《内经》云："诸风掉眩，皆属于肝。"又在《厥证论》云："血之与气并走于上，是为大厥，厥则暴死，气返而生，气不返则死。"皆说明肝阳暴发，冲激血液，上攻于脑，使人发生暴变，致使半身成废，甚或致于死亡。今患者因脑受血气之冲激，影响中枢神经运动，故使左半身麻痹失用，并影响面部，口眼㖞斜，言语不利，此所谓"风性善行而数变"。肝风内动所致病证，无所不到。况在检查中还发现其前用中药方剂中有黄芪一两，该药性能升阳提气，助长火势，以肝阳上亢之病症，再加之以此药之升提，其人不致血管破裂而死，已是幸事。故用药后头晕痛加剧当是必然之现象。病人面色红，正是肝阳上浮之候。脉弦滑有力，是肝阳亢，血上充，高血压之证脉。失眠少睡是肝气逆浮阳动，魂不静之所致。

治法：以镇肝息风，育阴潜阳，并以活血通络之法。

处方：生代赭石17g　怀牛膝17g　生龙骨27g（研）　生牡蛎27g（研）　生石决明27g（研）　桑寄生17g　红桃仁13g　元红花7g　宣木瓜13g　地龙干10g　鸡血藤13g　双钩藤27g　血丹参27g　茜草根10g　赤芍药10g　炙槐角13g　丝瓜络10g　夏枯草17g　威灵仙10g　天门冬10g　枯黄芩10g

水煎温服，渣再煎服。

依方服药三剂，病见好转，头晕减去，手能举起至头顶，腿亦能迈步，心已不慌，脉较前见缓和，又依原方加祛风通络之品：

全蝎5g　鲜桑枝30g　秦艽13g

煎服如上法。

按方又连服六剂，症状已大减，除左手大拇指及食指握取力还不大外，其他诸证俱消失，已能扶杖行走来我处就诊。检查血压为160/100毫米汞柱。脉象益见缓和，接近正常，即将原方减去赭石、龙骨、牡蛎，加当归10g，再服三剂，以巩固疗效。

方解：本方依张寿甫的镇肝息风汤加减而成。赭石体重性和能镇肝气和肝血，龙骨、牡蛎能吸阴潜阳，敛戢肝阳之亢，防止风邪之暴发，与同石决明之和肝气潜阳者，将肝气致发风火之邪，镇之、降之、滋之、敛之以尽杀其暴发之势。怀牛膝引血下行，以除冲脑之患。桃、红、丹、茜、赤芍等大批活血化瘀之药，使血液流行，无栓塞涩滞之忧，佐以瓜络，灵仙引导偏行经络，使经脉通畅，循规蹈矩，不失常度，则半身不遂者，因其血活筋调自然灵活无阻碍。用钩、鸡二藤，木瓜、赤芍配合丹参、寄生，以防止风邪在血中停留，造成关节疼痛的慢性病。再用地龙之善窜隧道者，通行经络，使脉管扩张，不但使血压速降，并能防止血管硬化，以免影响心脏致成危病。天冬滋阴、黄芩清热，清除肝阳浮越之火，缓解血液上冲之势。夏枯草入夏即枯，能清头风祛风热，为清降血压之妙药；槐角能清热降压，治头晕眼花，更有补肾之功，单一味常服，即能治除高血压重症。继加全蝎、秦艽、桑枝者，以祛风通络止痛为用，以祛除经络之疼痛，防止半身麻痹日久而成慢性关节炎，且桑枝一味既能镇痛活血而利关节，又能消炎除热降低血压。迨血压既降，眩晕已除之后，镇降之药无须再用，故减去赭石、决明、龙、牡等，而换加当归以和血补血之品，滋养血脉之伤耗，以免愈后有后遗症。

92

周××　男　75岁　长清县　工人

素有高血压病史，于1972年秋天突然发病倒仆，口眼㖞斜，言语不清，左半身不遂，入医院检查确诊为"高血压脑血管栓塞症"，当求予诊治。

检查所见：面色红精神呆滞，口眼向左斜，舌厚苔白，不能言语，左手足不能动作，卧床不能动转。脉弦滑有力。大便干，头晕痛，血压为220/130毫米汞柱。

诊断为肝阳上亢，气血并上所致内中风证。

治方：依上案之方服五剂而病愈。次年又复发病，仍用原方服数剂而愈。

石××　男　83岁　长清县人

素有高血压病史，今年突然发病仆倒，左半身成废，语言謇涩，口眼歪斜，血压为220/130毫米汞柱。脉弦滑而硬，二便不调，舌胖苔白滑。

治方：用上方服药七剂而症状消失。

王××　男　63岁　长清县

素有高血压病史，1973年春突然得病，头晕痛，口眼不正，语言不清，右半身不能活动，口内流涎，舌肿胀，脉沉滑有力，血压为180/120毫米汞柱。依脉证断为肝阳上亢火动风发，内中风证。

治以上案方药服三剂，即能行走，继服三剂已恢复正常，血压为160/95毫米汞柱。即停药。

（二）高血压半身麻木

尚××　女　56岁　长清县　中学教员

病史：1972年冬天，因有事而忧郁气恼，久不解，突然得病，右半身失用，疼痛不止，伴有口眼歪斜，腮颊麻木，言语不清，右臂及指挛不能屈伸，夜不能寐，二便失禁，血压为200/

100 毫米汞柱，当时入医院检查确诊"高血压脑血管栓塞"，未做治疗即转送济南工人医院。在院一宿，亦未做细致处理，次日复转回县院，住院三天，经过服药及注射针灸等疗法，未见效果，症势沉重。七天已过。来求予诊治。

检查：面色微红，口眼失正，喃喃语言不清，口流痰涎，呻吟床褥，不能动转，右边手足均失用，右臂指不能伸，头晕，腮麻木，舌苔白，脉弦滑有力，二便失调，有时遗溺，食欲很差。

病机分析：忧愁郁怒，致动肝气，肝阳上越，木火内发引起风邪煽动，气血并上冲脑，故有头晕痛发现，气血冲击经络，脑神经受刺激，引起半身经络失调，使筋脉变化，故半身活动受阻而成废。气血瘀滞，阻塞经络，循环失调，故发生疼痛。少阴之脉上系于舌本，为上并气血拥挤，活动失灵。故舌胀言语不利。肝气急躁，一有不调，则将军之性暴发，故得病而卒倒。《内经·厥论》云："血之于气并走于上，是为大厥，厥则暴死，气反则生，气不反则死。"已将病机病状详尽的指明。腮颊麻木，二便失禁是本病的重症。口眼歪斜，是内风已动之候。手臂指不能屈伸，是筋脉失养，发生硬挛之征。本病若早期治疗，恢复较快，若迁延稍久，即不易恢复。脉象弦滑有力，血压超过 200 毫米汞柱，病邪正在上升，恐不易就愈。

治法：以镇肝息风，开窍化痰，舒筋活络，育阴潜阳之法。

处方：生赭石 17g（研）　生白芍 27g　生龙骨 27g（研）生牡蛎 27g（研）　生地黄 17g　怀牛膝 17g　川楝子 10g　桃仁 10g　元红花 10g　双钩藤 20g　陈胆星 10g　丝瓜络 13g　柏子仁 10g　地龙干 13g　血丹参 27g　麦门冬 10g　天门冬 10g　枯黄芩 10g　茜草根 10g　锦纹军 7g　甘草 7g

水煎温服，渣再温服。

按方连服五剂，口眼已复正，言语清楚，半身麻痹已大减，能起来扶杖行走，惟右手臂及大拇指、食指屈伸尚不灵活。血压

94

为 140/90 毫米汞柱，大便已调和，脉象较前缓和，食欲亦近正常。因有事耽搁，20 天未服药，症状未能彻底，并且右上下肢疼痛较甚，夜间呻吟，右腮仍发麻木，再来诊查，其脉象呈微缓而弦，舌苔薄白，即依原方加减：

上方减龙牡、二冬、锦纹军、黄芩、川楝。

再加：乳香 7g　没药 7g　全蝎 3g　伸筋草 17g　秦艽 13g　木瓜 13g　赤芍 10g　桑枝 30g　鸡血藤 13g

煎服如上法。

按方继续服七剂，疼痛消失，惟手指屈伸还不很柔活，其他症状俱消失，已能行较远路程及做些家务杂活，精神食欲均正常，血压也已正常，至今无波动。

方解：本方以镇肝息风汤加减而成。用镇肝息风诸药以平定肝邪，使肝阳不能过亢，并能压风火之势，使血液不再沸腾，风息火消，血气宁静，高血压自然降下。加以钩藤、胆星祛风化痰之品，除去风根；桃仁、红花、赤芍、茜根等以活血通络，使勿阻塞，既可降低血压，又可舒筋活络，使半身不遂者，恢复灵活。地龙、丹参通活脉管，镇痛逐瘀，以免动脉硬化，得丝瓜络为引导，遍历十二经络，无处不达。二冬、芩、地清热凉血，清除炽热以养阴抑阳，柏子仁安定肝魂，使心神稳定，易于安眠。用锦纹军者，既能凉血清热，扫除积郁，加速降压的力量，又实为灶底抽薪之治火妙法。如此配剂，所以使暴得诸症很快解除。后因服药耽搁，未能尽扫残邪，故上下肢疼痛复加，这是经络尚有阻滞未得流通，所谓"痛则不通"。为此依原方去龙、牡等重坠之品，加乳、没、蝎、鸡血藤、秦艽、桑枝、伸筋草等舒筋活络、活血化瘀之药，以畅通其经脉，经脉通调，其痛亦随之而止。由于辨证施治，进退及时，所以本证虽迁延较久，仍能在短期间内得到痊愈。

（三）高血压痿躄症

孟×× 女 53岁 长清县

病史：素有头晕病史。于1966年9月初，突然眩晕倒仆，口眼㖞斜，右半身痿废不能活动，精神不清楚。当时来县院，经检查确诊为"脑溢血后遗症，高血压"。住院治疗半月未见好转，至下旬求予会诊。

检查：面色萎黄，稍呈浮肿象。精神呆滞，时时自笑，舌质肥胖，言语不利，舌苔白腻秽浊，中心黄褐色。右半身不能活动，身体肥胖，呼吸不舒畅，喉间有痰嘶音，有时言语无措。自不感有什么痛苦。大便略干，有时溏，小溲浑浊，头痛晕眩，血压为260/140毫米汞柱，饮食需人喂，大小便亦需人搀扶。能坐在床上，睡眠尚可，颈项强硬，不能饮水。脉象弦滑有力，略迟。

病机分析：依据脉症论断，所现诸症多呈湿胜之象。如舌质肥胖，苔白满布，滑腻黏润，面色浮肿，项强身重，半身瘫痪，头晕痛，脉弦滑，精神呆滞等，无一非湿胜之症。此等湿之来源，患者体质肥胖，已属湿胜之本质，如再感受外来之湿气，两相感占，日积于内，久而湿邪过盛，化为痰涎，充斥经络，影响气化，清浊不分，阴阳混淆。浊气不降，上冒神明，则头脑昏昏如布裹，七窍为不灵，清气不升，沉郁于经络之内，充斥血脉，使脉道膨胀，拥挤血液上冲，故使血压增高。清浊既混，经络既塞，血液循环不依常度，筋力失其所养，失其正常功用。《内经》所谓"湿热不攘，大筋软短，小筋弛长，软短为拘，弛长为痿"。（湿邪蒙蔽上窍）故使半身痿废不能起立。湿邪愈积而愈胜，遂致蔓延于脏腑，蒙蔽心神，神失正常，故时时自笑。犯肺则气机失利，而呼吸不畅；犯肝则晕眩昏暗而呆滞；犯脾则健运不强，故舌强而身浮肿；犯肾则小溲失利而浑浊，骨弱不能

96

立，而成痿躄。以上诸症皆具，故断为湿气过胜。《内经》云："因于湿，首如裹。"又云："诸痉强直，皆属于湿"。细详经义，无不与本症符合。由此看来，高血压之病因病机是多种多样的，若只在肝阳上亢，肾阴虚亏，心阳上浮等印定治法，不能尽其全面，尤其所说脑溢血出，在脉证上未有显征，祖国医学治疗法则是辨证论治，自不能既定肝阳上亢，或脑血溢出的框框，而固守刻舟求剑的办法。

治法：以渗湿为主，湿能生痰，以化痰为辅；痰能闭窍，以开窍为佐；窍闭则经络不利，以通经络为使。渗湿必先利尿，使邪有出路，故以利尿之品为向导。同时兼行针灸。

处方：威灵仙 10g　　泽泻 10g　　生龙骨 20g（研）　　生牡蛎 20g（研）　　川牛膝 17g　　车前子 13g（布包）　　云苓 30g　　制苍术 13g　　白僵蚕 10g　　双钩藤 10g　　海浮石 17g　　白术 13g　　桑寄生 10g　　化橘红 10g　　明天麻 10g　　石决明 30g　　木瓜 10g

水煎温服，渣再煎服。

方解：以云苓、车前子利水湿之气，导之从小便而下行，湿气下行则上焦气机得以运转，浊气自然下降，血压亦随之下降，用龙、牡、决明、寄生、牛膝等重镇潜降之药，其血压必降下迅速。再用钩藤、天麻、僵蚕、寄生等祛风降压，清除头目之品，扫除脑部之邪气，则头晕目眩之病可除。二术、橘红配以海浮石，大能渗湿燥脾祛痰，更助之云苓淡渗利水之品，则可将湿痰之根杜绝，脾土一壮，则运健，而湿气更无立足之地，佐以灵仙之窜透经络，诸窍得通，机关得利，筋脉减轻湿邪之困围，逐步得以舒展，痿瘫自然健立。牛膝、木瓜、寄生、灵仙、苍术等药配合，共为舒筋活络，治疗湿痹之妙品，诸药合成除湿化痰，通经活络，降压起痿之剂，再辅助以针灸治疗，自不难痊愈。

复诊：按方服药三剂，血压降至 200/120 毫米汞柱，精神较前清晰，小便增多，大便溏泻数次，舌苔稍退，肢体似较前轻便，脉象较前缓和，食欲有起色，知湿气渐减，病情好转，遂依原方加：

丝瓜络 13g　　薏苡仁 17g

煎服如上法。

按方又服二剂，病势更减轻，血压 190/110 毫米汞柱，舌苔尖部已退去，现出红色，亦不似前之粘腻，头晕痛大减，面肿消强半，病肢，手已能举六斤重筐篮，已能行走至门外；精神逐步清爽，有时还好笑，小溲量仍多，脉象略滑稍迟，因仍有好笑症状，当系湿痰影响心神之征，依方加：

石菖蒲 13g　　地龙干 10g　　珍珠母 30g

煎服如上法。

按方又服三剂，症状逐步减去，已能从病房走出走廊以外，精神已恢复，食欲大增，面肿尽消，惟血压又有回升 220/130 毫米汞柱，舌质稍胖，苔白滑，二便近常，脉缓滑，此当系活动过度，劳累所致，再改用降压之方：

血丹参 13g　　桑寄生 10g　　赤芍药 10g　　清半夏 10g　　广陈皮 10g　　瓜蒌仁 10g　　双钩藤 10g　　干地龙 10g　　夏枯球 13g　　炙槐角 10g　　生牡蛎 20g　　何首乌 13g　　川牛膝 10g　　生杜仲 10g　　菟丝子 10g　　青木香 10g　　石菖蒲 17g　　净橘红 10g

水煎温服，渣再煎服。

方解：本方用舒肝益肾，祛风通络，活血行滞之药，以舒通经络，引导上冲之血下行。但行血须先理血，气为血帅，气行则血行，故用行气、降气、理气之品，流通气血，配以镇潜降压诸药，使血压迅速下降，同时又用疏解肝风，开通心窍，清理痰涎之药齐头并进，使邪无留足之地，自能令顽固难驯之高血压症，愈而不复发。

效果：按方连服三剂，症状基本消失，步履已近强健，精神食欲均近正常，脉象缓而稍滑，舌苔大部退去，血压已接近正

98

常。于同年 10 月下旬出院，并带中药数剂回家调服息养，继而上方减瓜蒌仁、槐角、首乌、菟丝子，加苍术 13g　薏苡仁 50g 威灵仙 10g　白茯苓 10g 水煎如上法。数月后患者有事来医院，告知病症早已痊愈，身体已恢复健康了。

（四）高血压半身麻痹症

葛×× 男　46 岁　县委干部

病史：素有高血压病史。于秋天突然发生右半身麻痹，活动不便。同时伴有头晕、恶心、呕吐等症。当时入县医院检查确诊为"高血压"，"高血压脑症"，"脑血管痉挛"，住院治疗，数日后邀予会诊。

检查：面色深红且绀，唇色紫，舌苔白滑。右半身麻木，动转困难，脉象沉实有力。头晕呕恶，心中闷，微有痛感。血压 170/110 毫米汞柱，大便不规，小便色黄，睡眠不好。

病机分析：据脉证论断，头晕脉实，呕恶，右半身麻痹，系肝气过胜，肝阳上冲，刺激脑府，致伤精明之府，失去平衡，影响右半身脉络，血行受阻，发生麻痹。因厥阳扰动神明之府，故有晕眩痛呕等症。《内经》所谓："血之与气并走于上，是为大厥，厥则暴死，气返则生，气不返则死。"又煎厥，薄厥等，其病情形状，皆于此有似。惟其经络必有失调之处，故麻痹不能排除。脉实有力是斜势未见衰退，若再继续冲激，难保其出现危症，宜急治疗，以免不测。

治法：以柔肝活血，滋阴潜阳，兼舒筋活络之剂。

处方：生龙骨 27g（研）　生牡蛎 27g（研）　怀牛膝 13g 夏枯草 27g　双钩藤 13g　白僵蚕 10g　干地龙 10g　桑寄生 13g　生地黄 13g　鸡血藤 13g　栝楼仁 13g　宣木瓜 10g　茜草根 13g　丝瓜络 13g　赤芍药 13g　广橘络 7g

水煎温服，渣再煎服。

方解：本方用生龙牡平肝降逆，育阴以潜阳，怀牛膝引脑管之血以下行。钩藤、夏枯草、僵蚕平熄肝风以削其助火上冲之势，清头目以去眩晕。橘络、丝瓜络伴随地龙，遍走周身经络血管，使循环畅通，血液建瓴而下，高血压可降，并清除痰涎，以遏制风痰为患之根。木瓜、赤芍、鸡血藤、桑寄生共成舒筋活络，使麻痹症状从而得以消失。生地滋阴凉血，以润肝木之燥，对面红唇紫之热证，亦是需要之药。本方不但可治半身麻痹，一般高血压症亦俱有殊效。

按方连服八剂，头晕呕恶俱止，半身麻痹已减强半，血压130/80毫米汞柱，脉象弦缓已不硬。病手已能握笔写字，惟有时血压还有波动，但此种情况与情志变化亦有重要的关系，因再为疏方控制血压上升。

处方：生龙骨27g（研）　生牡蛎27g（研）　生白芍13g 生地黄13g　生菟丝子13g　生赭石17g　桑寄生10g　怀牛膝13g　双钩藤13g　麦门冬10g　天花粉10g　夏枯草17g　生石决明17g（研）　栝楼仁13g（研）　干地龙7g　茺蔚子13g 水煎服如上法。

方解：本方大义如上方，又加赭石、决明等重镇之品，以安定肝气，使之不易轻自波动，是以阳平阴秘，浮阳不致妄动，则血压亦不致波动。再用茺蔚子、菟丝子二子补肾，使肾水足以涵养肝木，木气不燥，则血压自然安静，忽高忽降之患则可以免除。

按方连续服十二剂，诸症俱消失，血压为110/80毫米汞柱，脉象微缓，一切正常，观察多日，已无变动，于冬末出院。

（五）高血压并发温病

唐××　男　76岁　长清县

病史：素嗜酒，有高血压病史。于1966年9月突然晕仆，左半身不遂，神识昏迷，不能言语，呼吸气粗而急促，形势严重，舁之来院，经内科检查为"脑溢血症"，随之进行抢救，三天后邀予会诊。

检查：脉象洪大弦数，舌苔干燥如枯树皮，舌质裂纹，目赤红，口张气粗，呼吸频促，面赤唇焦，神识昏迷，不能言语，发高烧，大便不行，小溲自遗，两腿直硬不能屈曲。能饮水，不能吃饭，血压为240/130毫米汞柱。

病机分析：以症状之卒暴论断，病系气血并冲于脑之大厥症。但目赤口张气喘，高烧唇焦舌枯，脉大洪数等症状却非大厥症所应有。虽嗜酒之人，脉常洪大，但亦很少伴有种种热危之症。此必是高血压上冲之际，又感温热之邪，并合进攻，肝阳暴发，风火交炽，使温热之邪，助纣为虐。血气并冲于上，直犯于脑，并犯心胞，故使人卒倒而仆，并且神识昏迷。热邪耗涸津液，故舌枯唇焦。目为肝窍，肝火炎炽，故目赤面红。热邪犯肺故呼吸频促。血冲热炽，侵害脑中枢神经，故半身失灵而腿强直不屈。舌为心苗，心火胜心阴不能润，故舌枯焦裂纹如枯树之皮。心神脑神被热邪冲激，失去正常，故神识昏迷不省人事，况且病者素嗜饮酒，湿热内盛更助长热血沸腾，故病势益加卒暴，舌硬不能言，小溲自遗，已出现少阴之绝症。大便秘结不通，此虽恶症，若服药后大便通调，热势必降，必能转危为安。舌枯燥裂，若转生津液，亦是再生之机。脉虽洪大弦数，此与症象符合，尚不为大逆，要在急施治疗。以为转变如何。

治法：以养阴抑阳，开窍化痰，通经活络及清热消炎之剂。

处方：石菖蒲17g　熟枣仁23g（研）　远志肉10g　白僵蚕10g　双钩藤13g　丝瓜络13g　广橘络7g　柏子仁10g　清半夏10g　麦门冬10g　生龙骨27g　生牡蛎27g　生白芍10g　川牛膝10g　天门冬10g　东沙参13g　夏枯草17g　元红花7g　云苓13g

水煎温服，渣再煎服。

牛黄清心丸一丸，随药冲服。

方解：邪炎蒙蔽心脑神明之道路，发生昏迷，不省人事，治法首要开窍养阴，此为急务。故用清热开窍化痰之牛黄丸为先锋，直透心脑，荡开道路，以菖、枣、远、柏、二冬、苓络大队养心安神，开窍化痰之品，一拥而进，冲开心脑交通之道路，扫清邪炎，患者神志自然苏醒。用龙牡、钩藤、牛膝导引血液下行，以降低血压，使筋脉得利，半身痿痹得缓。养阴则津液生，舌焦唇燥得津液润养，自可转为柔润。心脑得通，自然水升火降。少阴脉复苏，自然神清语言自如，而小溲亦能自制。半夏化痰涎而降逆气，红花调经络而通血瘀，夏枯草清上焦之热、以扫除头上风扰，沙参养阴津以肃肺气，橘络、瓜络遍走经络以导引诸药分头归经，热退痰清，气血流畅，阴阳调和，而大便自然通下顺当，毋须用泄下攻坚之药便可使之润通易解。

按方连服三剂，病势逐步好转，神志已清醒，言语渐清楚，热已退去，舌苔减退，已变湿润，二便亦较前有好转，半身之强直已稍感活动，脉象转缓弦，血压为110/70毫米汞柱。以症脉而论是病邪大大减轻，但仍应继续服药，更宜善事息养，以待体力恢复。依原方减龙牡、天冬、白芍，加以舒筋活血之品。

鸡血藤13g　宣木瓜10g　川牛膝10g　五加皮10g　丹参17g

煎服如上法。

按方服药五剂，言语精神，二便及体温均如常，已能扶杖行走，食欲已渐加强，脉缓弦，舌苔薄白。病人因感觉住院不便，要求回家息养，遂带药出院回家。数月后，患者家人来报，病人已恢复健康。

（六）高血压并患慢性肝炎症

滕×× 男 54岁 山东省水利厅

病史：于1963年得病，经医院检查为"无黄疸型慢性肝炎"。来住疗养院疗养将近一年，病情无什么变化。于秋天发现血压升高，头晕目眩，精神困乏，食欲大减等症。邀予会诊。

检查：面色略红，体丰肥，唇色稍绀，舌苔薄白，动作沉稳，言语迟滞，胸膈有闷感，肝区时痛，头晕目眩，肝脏肿大2.5厘米。血压为170/110毫米汞柱，持续不降，失眠少睡，食欲不振。脉象左手沉弦，右手缓弦无力，二便一般。

病机分析：脏腑性情，惟肝最急，故称为将军之官。肝为木脏，其性喜条达舒畅，最恶抑郁，肝气和则诸脏之气无忧而安静，肝气逆则扰乱诸脏而不安。故肝有五脏小人之称。肝为藏血之脏，故《内经》云"白日则血循诸经，夜晚则血藏肝内"。肝炎症的病因，多由肝气抑郁所致。原因是肝气一郁，则血气失和，经络受阻，故产生胁肋疼痛。肝阳上亢，则产生头晕目眩之症。肝为罢极之本，主一身筋力，肝气不舒，故一身疲劳乏力。肝气既郁，木郁火发，少阳相火妄动，躁气上浮，鼓动血液上沸，脉道斥张，充塞血管，故以仪器测之，压力增高，此高血压症所形成之故。头晕目眩是必见之症，脉弦是肝木不舒之象。沉主于里而又主积聚。所谓肝脏肿大正是此等现状。肝郁及胃是以有食欲不振，胸膈满闷及呕恶等症。

治法：以舒肝和胃，潜阳理气之剂。

处方：生龙骨17g 生牡蛎17g 生白芍10g 生地黄13g 柏子仁10g 夏枯草27g 桑寄生10g 茺蔚子10g 川续断10g 双钩藤17g 炙槐角10g 怀牛膝10g 广陈皮7g 瓜蒌仁13g 干地龙10g 石决明17g 炙甘草7g

水煎温服，渣再煎服。

方解：本方以龙、牡、石决明潜阳育阴，平抑肝气，以制肝风妄动。怀牛膝引血下行，钩藤降血压以熄肝风，生地、白芍凉血降压养阴以息肝火。夏枯草、槐角清头目，祛风热，以去头晕目眩。桑寄生、茺蔚子既能除风邪，并有和血止疼之妙用。陈皮、蒌仁理气化痰，藉以降低血压，兼有和胃进食之力。地龙串通血管，扩张经络，以防动脉栓塞之虞。加入续断有活血舒筋之功力。柏子仁镇肝安神，且能治肝症胁痛，甘草之甘能缓和肝气之急，并能调和诸药，有除邪补正之功。

复诊：按方连服六剂，头晕目眩减轻，血压 150/100 毫米汞柱。肝区仍作疼。脉象左手小弦，右手沉缓而弦，知其肝气还未舒畅，应加以理气化郁之品。

依原方加入：广木香 7g　广郁金 7g

煎服如上法。

按方连服六剂，肝区痛减轻，血压为 160/90 毫米汞柱，患者到省立医院检查肝功，业已恢复正常，其他无什么变化。即依原方又服五剂，血压为 140/90 毫米汞柱，脉象微缓，略带弦意。再依原方加入：

丹参 12g　蒸首乌 10g　川楝子 10g

煎服如上法。

连续又服药九剂，诸症状均不明显，血压亦未波动，脉象沉缓。停药一周观察，症情无变化，惟劳动稍过度，血压即上升，休息适宜，随即平复。故《内经》云"烦劳则气张"。盖因气张血亦涨之故。因嘱其安心休养一个时期，勿烦劳，勿愤怒，观察数月，未再犯病，然后出院。

九、胃脘痛证

胃脘痛，是指在胃脘（上腹）部发生疼痛的一类病症。这里所说的胃脘痛是指现代医学中的溃疡病、慢性胃炎、胃神经官能症和胃下垂等病症。

本症病因大多发生于脾胃素虚者，每因饮食失调或郁怒类的精神刺激而致病。病变的部位虽然在胃，但与肝、脾有密切的关系。过饱或多食生冷、辛辣，可损伤脾胃；郁怒过度则伤肝，肝气失于疏泄则横逆犯胃，而使胃失和降。肝失条达，胃气失和，脾失健运，以致气滞而为痛，气滞可以进一步生热化火，耗伤胃阴，出现胃阴不足证候。若脾胃不健，中焦阳气不足，每致寒从内生，表现脾胃虚寒之证。如病程较久，"久病入络"，气滞导致血瘀，则痛固定，持续难解，甚至郁火，血瘀损伤胃的脉络以及气虚不能统摄而发生吐血、便血等症。怒郁刺激，忧思过度致脾气郁结，使胃气失降，引起冲气上冲，使整个消化系统发生痉挛性不安，饮食纳而复出或入口即呕吐等反胃症候，若更进一步加重，即成膈噎倒食者亦常见到。

遵循祖国医学辩证施治的原则，应根据疼痛的部位，性质与饮食的关系，结合其他见症，辨别虚、实、寒、热、气、血的不同。一般临床所见，可概括为肝胃不和，胃阴不足，脾胃虚寒三种症候，治疗应以疏肝和胃，滋养胃阴，温胃健中为法。至于其他类型的见症，当然不尽于此，其治疗法则亦是依辨证施治的法则，兹不多述。

（一）肝胃不和胃脘痛

张×× 女 36岁 临沂县

病史：自幼小时因愤怒后，吃冷饭得病，至今已20余年，其病不除。初发病时只感胸脘闷塞，微微作痛，继而胁下作痛，愈发愈重。每发病即发寒热，呕吐酸水，不能吃东西，求医服药治疗，有时痛稍止，终不能尽除。一触气恼，病即反复，偶食寒冷及劳累亦犯病，每一发作半月内不好，呻吟不止，卧床不能

105

起，遍用方药，不能治愈，后求予诊治。

检查：面色萎黄，呈浮虚样，舌苔微黄，胃脘痛控掣脊背，呕吐酸水，不能纳食，恶寒发热，如疟疾，脐左边有块跳痛，头晕，有时肋胁亦痛。脉象左手微弱，右手沉弦，大便不规。

病机分析：依脉症而论，沉脉主里、主气，又主内积。弦为肝木之气，又主饮痛。右手主气分，为气郁阻滞之象，左手主血分，脉现微弱，为久病气血虚弱之象。肋胁为肝脏部位，胸脘为胃腑之部位。吐酸为肝木之本味，又为胃气寒温失调之候。肝胆为表里之经，胆为少阳，其见症必有寒热、呕吐、胁痛、胸闷等症。胃属阳明经，其部位在胸下，其气下行为顺，上冲为逆，冲则胃脘作痛，痛则控掣脊背，因其经穴在脊旁，受痛疼反射的刺激所致。其病由于怒后冷食，怒气伤肝，肝气性急，急则气不舒畅，不舒则郁，郁则克伐胃气，胃气既受冷食之激，又被肝气所伐，其气必失和而下逆，所以产生痛疼呕吐之症。肝气既郁，木郁则火发，少阳相火乘机妄动，故寒热之症随病发作。妇女病多见月经有关联，经行之际，若值怒恼寒冷相加，血气即瘀而下行，致作积滞，故腹左有块动而且痛。其病着寒冷、气恼、劳累即发者，因怒恼则动肝气，寒冷则侵犯胃气，劳累则疲肝筋，故触动病因，其病即发，轻车熟路，势之必然，故致其病久不得愈。

治法：舒肝和胃，理气化郁，佐以清热导滞之剂，同时施用针灸治疗。

广陈皮 10g　姜半夏 10g　白茯苓 10g　缩砂仁 10g　江枳壳 10g　广木香 10g　青皮 10g　浙贝母 10g　川黄连 5g（姜汁炒）　公丁香 7g　全瓜蒌 13g　柴胡 10g　苦桔梗 10g　石菖蒲 7g　川大黄 7g　槟榔 10g　甘草 7g　生姜三片

水煎温服，渣再煎服。

方解：肝木性气最急，喜疏畅而不喜强折，因肝气不舒而得病，若遽用强制之药物以折其气，往往激其反应，发现暴恶症状，不但不利于病，而且有损于人。是以本方调气降逆药品之中，用柴胡以舒解肝木春阳之气，以顺其曲直之性，不致发生不良的反应，而治疗自易成功，此即《内经》中所谓"勿伐生气，勿违天和"之意，柴胡是少阳经之专药，通行肝胆三焦，能升清降浊，《本经》称其可主肠胃癥瘕，升提之中更有涤荡之力。尝见偏僻乡间有采取柴胡与小儿服之以治内癖积，往往有治愈者，足证《本经》言而有据。今方中用二陈汤以理气化痰，降胃气平冲气，用柴胡以舒肝气，使去病发之本。用香砂、青、枳以宽中下气，调和脾胃之气，并配半夏之降逆，使呕吐可除，丁香安胃暖中已止呕吐，黄连同柴胡、青皮、生姜可清热消炎，以消去寒热之症。贝母解诸郁化痰滞，平抑胃气。菖蒲开九窍而透走诸经，不但能开郁降气，并具有和肝之功。槟榔性沉，降逆气之上冲，并能除邪秽而开胃进食。桔梗是诸药之舟楫，可载诸药上行直达病所于胸中。全瓜蒌宽利胸膈而降浊气，同大黄驱逐郁秽之邪，直出大肠而下，使邪无留居之地，其病可除，其根可尽去。更用甘草之甘缓，调和脏腑之气以恢复正常。以上诸药配合方剂，治疗本病已无遗意。更施以针刺脊背两旁诸脏腑之俞，微微出血而不留针，前刺三脘留针而不令出血。如此水陆并进，其功效必更加迅速显捷，致于彻底治愈病患。

复诊：按方连服三剂，大便泄下赤色粘物，如痰饮者数次。疼痛大减，寒热症状消失，食后已不再呕，其脉象之弦亦不见。依方又服两剂，其病已基本痊愈，因此停药。过数月又因事气恼及食生冷，痛又发作，其势较前略轻，再为诊治，仍依原方服药并行针灸，很快病症消失。约近一年余，病又反复，再依原方治之而愈，迄今已十余年，病未再发作。后又依此症之方治疗有同等之病者，每用之皆效验，故录之。

后语：胃脘痛，因部位在心窝，故世俗多呼为心口痛，或直

107

称为心痛。在方书中亦多将心痛之病，分为九种，如：虫痛、疰痛、气痛、血痛、悸痛、食痛、饮痛、热痛、冷痛等。分别均有方药。又有将心痛更分为肝心痛、脾心痛、肺心痛、肾心痛、胃心痛、停饮心痛、食积心痛、气郁心痛、蓄血心痛、中寒心痛、中热心痛、悸心痛、虫扰心痛、疰恶心痛、伤风心痛、卒急心痛、痰积心痛、真心痛、厥心痛、伏梁心痛等，亦大致与九种痛相仿佛。秦越人《难经》只称"厥心痛，真心痛，其五脏气相干，名厥心痛，其痛甚，但在心，手足青者，即名真心痛，其真心痛者，旦发夕死，夕发旦死"。《内经》《灵枢》称"与背相控，善瘛，如从后触其心，伛偻者，肾心痛也。痛如锥针刺其心，痛甚者，脾心痛也。色苍苍如死状，终日不得太息，肝心痛也。卧若徒居心间，动作痛益甚，色不变，肺心痛也。此五脏之气相干而痛。外一种名胃心痛，腹胀胸满，心尤痛甚是也。盖心者，君主之官，统属一身，若各经受邪而逆，则相干而痛，谓之厥心痛。其有疼痛异常，不系各脏相干，手足青者，即名真心痛。旦夕之间，即可殒命，世之所称为心痛者，俱是他脏之气相干之厥心痛也"。经文明白分出厥心和真心两种痛症，概括诸痛，简赅精粹，似较其他分五种、九种及更多种类者，驭繁就简，更为精妙。即每遇此症，必详细察审其症状及其病因，究系何脏相干，辨明之后，用药直捣其穴，以斩其根本，再佐以治标之药，以辅助调其他脏之气，皆收到良好的效果。倘一见有寒证，不问是脏寒腑寒一味用大热药，一见有热，不审是虚热实热，一味用纯寒之品，一见有气证，不管是气虚气实，一味用大降大破之品，一见有血证，不论血结血溢，一味行血破血，结果，非但病不得去，反引起许多麻烦。如本寒之病，原因怒气伤肝，肝郁迫害而作痛，是肝郁为痛之根本，复受寒冷之食，致胃气为寒邪所激而气逆作呕，是胃寒为其标，若不求其本，只用温热药治胃，即是舍本而寻末，而此病难以治愈。故《内经》称

108

"治病必求于本"。因厥阴肝经中藏少阳相火，体阴而用阳，肝气既逆，少火必随之而动，少火既动，而肝气必挟之而愈横，是以兼见有寒热之症状，同时见胁痛掣背呕吐酸水等症，此少阳经证已明显的呈现出来。此时若只用温热药治疗胃寒，不但胃寒病不去，反易助少火之邪，病必加剧。譬如釜底之薪不抽，欲使汤之不沸，实为不可能。为此，而以专行少阳之药，协同清热之品，先舒肝胆而去热邪，继之大批理气散郁之药，随之以平肝冲降胃逆，而诸症可悉除，不专治胃寒，而寒亦随之而尽。如此标本兼治，病根可除。更辅以针刺脊背各俞穴，激动经络气血，增加循环运动。以泻其病邪之气，使营卫气血更加活泼，虽多年不愈之沉疴痼疾，亦可以直至一愈而不再复发。

（二）脾胃虚寒胃脘痛

刘×× 男 46岁 沂南县 木工

病史：病者会木工手艺，常年在外工作。曾在20余岁时，一寒天自外村回家，途遭风雨，衣履尽湿，寒冷侵骨，至家中又餐以寒冷之食，由此发生胃脘痛，越病越重，屡治不愈，几多反复，迄今已20余年，方药遍用，病不能除，竟成痼疾沉疴。于夏月来求余诊治。

检查：面色枯涩晦暗起白屑，体瘦如柴，以手捧心，呻吟不止。时作呕吐，纳食极少。据称一遇寒天或怒郁，冷食，病即反复。饮食稍不加注意，吃不合适，病亦反复，每发一次，十至半月方好。经常腹胀，小溲清频，舌苔白滑，脉沉迟而弦，食欲极差。

病机分析：形寒饮冷则伤肺，冷食困卧则伤脾胃，肺气伤则制节失调，气机不利，胸中痞闷，脾气伤则健运失壮，消化不良。《内经·胀论》"脏寒生满病"，食后胀满不减。胃气伤则不能纳食，消化力减弱，气化失调作酸作呕，兼作胀痛。肺气已虚，金体削弱，肝木无制而横逆，脾胃受其侵凌，故胸脘作胀而痛益甚。胃受寒而阳气衰，腐熟之力亦可减弱，日甚一日，故食少而消化益迟。脾受寒而健运日衰，不但消化力差，而运输功能亦愈，故饮食越少而精微越竭。肺主皮毛，被寒气侵遍，皮毛收涩，肺胞亦为之收绌，容纳气量亦日见减少，故肌肤枯槁不容，面色晦暗而脱皮屑。卫气日微，抵抗力不强，故一遇寒冷生凉，引动内脏中沉寒之气，病即发作。愈痛而愈加剧。沉脉主里，知其病在脏气，迟脉主寒，知其病因由寒冷而得，弦脉主痛，知其肝木之气侮土而作痛。寒冷之气侵凌肠胃，故大便时溏，小溲清频，舌白滑，气力微，不思饮食，皆为虚寒之象。

治法：以温中壮阳，理气健脾和胃稍佐化郁之剂。

处方：制附子7g　安边桂10g　炮姜7g　缩砂仁10g　公丁香7g　吴茱萸7g　川厚朴10g（姜炒）　草豆蔻10g　广木香10g　江枳实10g（炒）　广陈皮10g　大腹皮10g　槟榔10g　盔沉香7g（研）　台乌药13g　六神曲10g　焦山楂10g　青皮10g　高良姜10g　川黄连2g　甘草7g　生姜25g　酒大黄5g

水煎温服，渣再煎服。

方解：《本草》曰："气味俱厚者，阳中之阳也。"病机曰："病寒在脏者，阴中之阴也。"以至阳之药而治至阴之病，此是正治之法。方中姜、桂、萸、丁、木香、砂、白蔻、朴、沉香等药，都是气味俱厚，温热之品，用之以驱除中宫沉寒之气，助长中焦腐化水谷之力。其药味先入于胃，游溢于脾，上输于肺，荡开沉寒固闭之路，使肺气得舒而行使其制节之权。脾气健运，输送精微以营养周身。胃阳复充纳谷有力，消化力强旺，胀满呕吐疼痛等症可除。惟肝木之气不平，仍难免其病不复发，故以吴茱萸之得木气最纯者，以顺其曲直之性，木得条达，自然不再兴风作浪（盖因吴茱萸生在南方火道之地，色紫而美，必经严霜而后热，多含金肃之气，故张仲景用之为治厥阴肝经要药）。以此仍恐肝木之气仍或不平，故又用肉桂善于平肝伐木者以镇之，盖因肉桂味气辛辣，为平肝木最有力之药。若用桂皮刻作钉状，钉于树内，则其树可很快垂萎，其平木之功峻烈由之可见。肝木即平，其疼痛之根不复存在，然犹恐其病久有郁滞之气不能就除，故少用推荡之品大黄与枳实以扫除之。青皮、乌药理气之品，以顺调之；槟榔、楂、曲之品，以消导之，使沉寒滞气，不留余渣。更用附子辛温助阳之品，上至三天，下至九渊，如火龙飞腾，所到之处，阴霾尽散，寒冰尽释。方中之义，至此似属备至，岂知不然，凡寒邪为病，若日深年远，必然根深蒂固，凝结坚强，牢不可破，若遽投之单独大热之药，往往激其反应，格拒不纳，不容其入，必须用同性之药作向导，方易为功。《内经》中治则所谓"反佐以取之"即此义耳。因此本方中于大热大燥之中，羼入黄连一味寒药，寒热交杂，并非自相矛盾，实有妙用所在，譬如大队兵马破贼，贼坚壁固守，虽大队云集，不能攻入，徒扰害地方无益，必须寻一与贼同气相亲之辈，作为向导，以诱作之术，骗开贼城之门，赚入贼窟，众贼兵一鼓可破，贼壁也不复存在了。此实为屡试屡验者，非故作玄虚，古人亦早有从治之法，可为参考依据。

效果：按方连服八剂，大便下有赤粘如胶着之物甚多。其痛呕症俱止，亦可少进饮食，精神亦渐觉较前强些。诊其脉象，较前稍似缓和，惟食后胸脘有嘈杂的滋味，知其寒气虽释，胃气尚未健强之故，依原方再加：

土炒白术 10g

煎服如上法。

按方又连服八剂，最后大便便下如白脓状物若干，诸症状悉消失。脉象已近缓和，因将方中大黄减去，又服三剂，症已基本治愈，饮食活动均已近常。又于生活饮食中注意调养，身体逐渐康复，之后未再反复。

　　说明：胃脘之痛，方书中多分为九种，其治法有和有攻，并不只一方。然其痛虽分九种，细分析之，实不过寒热气痛而已。因为人的内脏器官，皆是有形的物质，若无溃疡和破裂之处，不能轻易作痛，即已破裂作痛，也不会随痛随止，惟有受到气的刺激时，以脏腑娇嫩之质，故产生疼痛，若气的刺激一缓解，其疼痛亦随之停止。以此知痛症多属于气之刺激所致。其气一激即作痛的原因，皆以其气之偏寒偏热之故。若气运调和温煦，如春风之拂面，人身气化也本应如此，断不至于作痛，这是很明显可证的。若以内脏性情来说，其性情最急而又最易于动气者，惟肝脏最突出，其气最易上冲，其冲气又最强硬。肝气控制周身神经，冲气贯通人体上下，是以各种胃脘痛，无不于肝相干。或曰：气何能触之作痛，是否有明证可据。譬如红炉之火正炽，以手遇其上，则热痛难忍。又如沸汤蒸气正腾，若以手覆捺，亦必燉痛如刺。再如凛冽冰冷霜雪之堆，若以于近其上，亦必刺肤而痛，惟寒气之痛略缓于火燎之痛。是以火热之痛症，多属急症，顷刻之间便有危险之变。因寒气之疼稍缓，故能拖延时日。此是气触作痛之铁证。再于方书中每称心气痛，肝气痛，胃气痛及寒气痛，热气痛等等，在痛上多加气字，亦是明明指出痛的病因，后世医者多有不加细察而忽略，以此失去探病之机。遍观凡治此类痛症之方剂，无有不用调气药者，其注意处亦在于此，可见前人已早见于此了。

　　如本病之病人，先受风寒淋雨之袭击，在途间奔走之时，必是气急匆匆，回家之后又未适当休息，遽餐以冷食相压，寒气闭塞于中，虽非恼怒之气，但其气已暴动，遽受压抑，其致病之力，与恼怒之气毫无差异，故产生病症，肝脾肺胃悉俱，一经冷食冷饮及郁怒之后，病即反复，此方可说明气天二致之明证。只因寒气之痛，病势稍缓，故缠绵二十余年，尚未危及生命，亦是

112

寒痛较之火痛为缓之明证。

（三）热燥胃脘痛

李×× 女 55岁 长清县 城关

病史：得病二年余。初时胸脘胀痛，作酸，甚则呕吐不能纳食，经常恶心，感觉胸脘烧灼，烦乱，头晕疼，胁下及亦紧痛。去年因感受外感，治疗方中误用人参，引起病情恶化，几致死亡，由此病益加重，后经省立医院检查为"胃下垂"，于1966年7月求予治疗。

检查：面色灰黄，呈浮虚象，舌质赤红，苔白满布，脉象沉涩而微弦，大便干燥，小溲色黄，呕恶，心内烧灼，食欲不振，着气恼寒食，病即反复，以致体力减弱。

病机分析：沉脉主里，涩为气结血亏，弦为肝气横逆，微为胃气不强，是病由郁怒致伤肝气，肝气郁结，肝阳亢盛，火气内发，肝阴损耗，由此而致血虚气结，肝郁则胃伐，产生呕吐而胃脘疼痛；因肝火横炽，故使胃脘烧灼。肝区在胁，其系在背，故痛则贯胁而掣背。浮阳亢上，故头晕疼，面似浮虚，而舌苔白满。肝热者小便黄，故溺色如浓茶，木气侮土，脾气亦受影响，故食而腹满，消化不良。肝火内炽，胃肠津液耗涸，故大便经常干燥。胃土受木气迫逼，气亦失强，中气不举，故而下垂，此必然之势。况病人在外感发症时，误用温补拥气之人参，既阻肝木之舒畅，又助元阳之烧灼，故造成此等燥气热痛之症。

治法：以舒肝理气，濡养胃液，佐以化郁和中之剂。

处方：东沙参17g　肥玉竹13g　血丹参13g　枇杷叶10g
麦门冬10g　金铃子10g　江枳壳10g　青皮10g　清半夏10g
延胡索10g　霍石斛10g　嫩竹茹7g　陈皮10g　广木香7g
降真香7g　缩砂仁7g　炒栀子10g　甘草7g　生姜三片

水煎温服，渣再煎服。

方解：本方依叶氏养胃汤之义。以沙参、玉竹、麦冬、石斛等以滋养胃阴，杀灭浮躁之气，并兼润肝木之燥。半夏安胃降逆，平肝之逆气，配砂仁、竹茹和中安胃以止呕吐。金铃子、延胡索理气活血以镇痛，青、陈皮及降、木香皆理气之品，使之调运气化以撤病之根本，枳壳宽中下气配诸药可和脾胃以进饮食。黑栀子善治火郁之疼痛，枇杷叶平肝逆更能息冲逆之胸痛。丹参补血活血，化瘀止痛，功同四物。更有疏通经络之作用，甘草缓和脾胃，调和诸药，稳健奇功。生姜性能发散，通神明，去秽恶，有安内攘外之作用，可寒可热，且有开脾健胃之功。

按方服二剂，疼痛大减，呕吐减轻，惟烧灼未减，心内烦乱不宁。食欲仍差，大便干燥如前，即依原方加：

川黄连 3g　　吴茱萸 3g（合炒）　　全瓜蒌 17g　　柴胡 7g

煎服如上法。

服药一剂，心内烧灼减去大半，头晕疼亦觉轻，精神已感舒适，饮食亦强，诊其脉象，沉涩无力，知其肝气渐平，依原方加：

佛手片 10g

按方又服二剂，诸症俱除，脉缓弱。为免复发，嘱再依方服几剂，以巩固疗效。

（四）肝胃不和胃脘痛

朱×× 　女　50岁

病史：自幼年得病，已数十年，原由郁怒所致。每发作胸脘胀闷疼痛，呕吐不能纳食，头晕背紧，消化不良，一着气恼或冷食，病即反复。屡延医服药治疗，病终未能除，于1966年求予诊治。

检查：面色萎黄，晦暗不泽，舌苔白厚中微黄，脉象沉弦无力，胸脘略胀，时时以手捧心，呻吟不止，大便略干，小溲微黄。背拘紧，时而让人捶其背方觉舒适。食欲极差，有时肋胁亦作胀痛，呕吐酸水。

病机分析：据症状脉象而论，此为中焦虚寒，肝气拂郁，不得疏泄，横逆犯于脾胃，脾阳不运，胃失和降，以致胃脘疼痛。肝脉布于肋胁，肝郁不舒，则肋胁胀痛。至于恶心呕吐酸水，背常紧迫觉凉，此系脾阳不振，未能运化精微。胃受肝侮，气不能降，故并发头晕疼之证。《伤寒论》云："食谷欲呕，属阳明也。"脉象沉弦，沉主气，主里，弦主寒，主痛。苔白微黄，是胃气失和之候，病久胃气虚，故食欲不振。

治法：以舒肝理气，温运脾阳，调和胃气之剂。

处方：广陈皮 10g　姜半夏 10g　广木香 10g　草豆蔻 10g　延胡索 10g　江枳壳 10g　槟榔 10g　公丁香 7g　吴茱萸 7g　均青皮 10g　台乌药 10g　柴胡 7g　全瓜蒌 17g　川大黄 7g　甘草 7g　佛手片 10g　砂仁 7g　生姜 3 片　六神曲 13g

水煎温服，渣再煎服。

方解：方用吴茱萸、丁香、乌药以温运脾阳，以除疼痛之根本。青陈皮、木香、砂仁理气行滞，助以瓜蒌、槟榔宽中降气，通利胸膈之品，使逆气速下，其痛可立止。半夏安胃化痰，降逆止呕，延胡索行瘀止痛，行血中之气滞。又特用柴胡以舒理肝木之气，佛手、枳壳宽中理气，兼有开胃进食之功。神曲、姜、草调和胃气，使纳谷易消，大黄润肠导滞，使气滞之沉积一扫而空。配伍得当，自易为功。

按方服二剂，疼痛大减，精神亦觉舒畅，因偶感怒气，痛又发作，程度稍差，依原方加入：

厚朴 10g　香附 13g

又连服二剂，胃脘痛减轻而胁痛偏重，胸膺亦作痛。因思其胃脘疼痛已久，脾胃之气已不健运，致肺金生培不足，治节权减弱，故脉象濡弱，而肝木横逆剧，故肋胁疼痛反而加剧，因将原

115

方变换后继服，处方如下：

建百合 30g　台乌药 13g　广木香 10g　陈皮 10g　枳壳 10g

方解：此方是以孙真人《海上方》：乌药百合汤加味而成。有吸敛肺气，疏散寒气，调理中气的功用。肺金气敛，则金壮自能制木，木平而脾胃之气可和，痛自解除。

按方服二剂，痛势大减。再服二剂，疼痛基本消失，仍依方继续服三剂，诸症尽除，食欲精神均如常人，脉缓弱，即依原方取药三剂带回家去服用。息养一月未再发病，至今身体已复康健。

（五）肝气郁逆胃脘胀痛呕吐

李×× 男 24岁 农民

病史：自童年曾患肚腹痛，求医服药治愈。近日来，因家庭琐事常犯气恼，致生胃脘胀痛症，伴有呕吐，随食随吐不能进食，痛甚时头晕，背紧，屡治不除，着气即犯病，体力日渐怯弱，放弃劳动，于1966年秋求予治疗。

检查：面色微红，舌质赤艳无苔，行动不健，声音沉浊，以手捧心，时时呻吟，大便时溏，小溲色黄，饮食因呕不能纳。脉象弦紧，略带数象。曾经延医服药，终不见效。

病机分析：按脉象而论，弦为肝气郁逆，紧主寒痛，数主热象。因其病由恼怒致伤肝气，肝木气郁则横逆，木火内发，侵伐脾胃，使土气郁而且虚，脾气直升，胃气直降，今为木气所迫，升者不升，降者不降，胃气不降，则逆而上冲。冲气隶属于阳明胃经，胃气不降，则冲气亦随之上冲，于是胃气冲而又冲，食物不能纳入，入而复出，成食入即吐症。愈吐而胃气愈虚，肝木更失去培养，故愈痛而愈重，木火亦愈炽而愈旺。《内经》云"朝食暮吐，是无火也。即食即吐，是无水也"。此而随食随吐，脉

116

数，明系木火煽动，胃冲之气扰乱上冲之候。因脾气受木气侵凌，健运失常，致消化减弱，故腹胀而食入不消。脾胃是消化水谷最主要脏腑，既受病，则饮食精微的吸收必受影响损害，因而气力渐微，肌肤渐削。胃津不足，阴虚火亢故舌色纯红而无苔。小溲黄而大便溏者，是脾胃气化功能均失正常之证候。此等证候若不及时治疗，久之可转反胃倒食之危症，那时就就不易治疗了。

治法：以平冲降逆，舒肝和胃佐以理气化痰之剂。

处方：代赭石15g（研末）　旋覆花10g（布包）　姜半夏10g　化橘红10g　东沙参13g　白茯苓10g　广木香10g　草果仁7g　延胡索10g　槟榔10g　枇杷叶10g　江枳实10g　青皮10g　嫩竹茹7g　甘草7g

水煎温服，渣再煎服。

方解：本方即旋覆代赭汤加减而成，张锡纯盛赞旋覆代赭汤能平冲降逆，善治膈噎倒食病，有降冲气，安肠胃，存津液，开郁化痰之功。今以此方平肝和胃，既能镇痛，又能止呕，旋覆花善能降逆气，代赭石善能降冲气，沙参有滋阴利肺之功用，枇杷叶降胃逆且能止痛，木香调中气，青皮顺胃气，枳实宽中降气，且能开胃进食，延胡索止痛活血化瘀，槟榔坠诸气下行，竹茹降胃中烦躁之呕吐，方中有二陈汤善能理气化痰，调中益胃，更能除胃痛之根，用之治本病，每每收到良好的效果。

按方服药二剂，呕吐止，痛减轻，胀亦差，饮食已能纳入，惟胸脘还发闷，舌苔渐浮白苔，脉象微弦而缓，大便已如常人，知冲胃之气已渐平定，再依原方加入：

紫苏子7g（炒研）

依方又服二剂，症状均消失，患者自感身体已舒适，气力亦增强，已能参加农业劳动，复因食物不加注意，情志又不愉快等原因，又引起胸脘胀闷，微微作痛，脉象细弦，舌色浑红无苔。

呈劳复伤阴之候，遂依原方减去：代赭石

加入：白术 10g　厚朴 7g　丁香 3g

按方服二剂，症状基本消失，惟食欲不振作，舌苔转薄白，脉象沉细而弦，二便正常，知其病情已减轻，胃气脾运尚未复健之候，再以调和胃气之药为之。

处方：广陈皮 10g　姜半夏 10g　白茯苓 10g　血丹参 10g　麦门冬 10g　东沙参 10g　延胡索 10g　广木香 7g　川厚朴 10g　麸枳壳 10g　炒白术 10g　草果仁 7g　甘草 7g　生姜三片

水煎温服，渣再煎服。

方解：此方是以二陈汤加味而成。以二陈汤理气化痰，和胃健脾，以安定中气。加白术以厚脾胃，木香、枳壳以顺气止痛，开胃进食。再用厚朴、草果仁以温中止呕进食，启发脾阳，以壮健运之力，因此时肝木之风已熄，故于此温中之药中加麦冬以滋津液，麦冬得半夏，为开胃进食之妙药。用元胡以活血止痛，生姜发散温中，通神明，去秽恶，亦为进食、增加食欲之上品。用此方以调整脾胃，饮食或可增进。

按方服三剂后，食欲较前有好转，再将方中加入：

六神曲 10g

继续服三剂，诸症悉除，食欲已如常人，体力精神俱恢复，诊其脉沉缓有力，舌色如常人，二便均正常，遂停药观察。三个月后访问，身体强壮，病未再发。

十、咳嗽哮喘（气管炎症）

现代医学支气管炎常以咳嗽为主要症状，实属于祖国医学"咳嗽"、"哮喘"范围一类的疾病。急性支气管炎多为外感暴咳，如反复发作，转为慢性支气管炎，则多属内伤久咳。老年慢性支气管炎或并发肺气肿者，则又属"气喘"、"痰饮"范围。

古人认为，有声无痰谓之"咳"，是肺气伤；有痰无声谓之"嗽"，是脾病湿；有声有痰谓之"咳嗽"。实际上二者是不能截然分开的。

其病因来源多因肺的卫外功能不强，以致在天气寒冷或气候突变的情况下，容易感受风、寒、暑、湿、燥、火六淫之邪而发病。外邪从口鼻、皮毛犯肺，皮毛为肺之合。肺气职司清肃，肺受邪则宣降功能失常而引起咳嗽。由于外感病邪不同，而有风寒或风热等症。若病情进展，寒邪亦可郁而化热，或肺热化火，蒸液成痰，可见痰热蕴肺之证。外感咳嗽如日久失治，邪伤肺气，更易反复感邪，而致咳嗽屡作，肺气益伤，逐渐转为内伤咳嗽。此外，因平素嗜烟好酒，肺受蒸灼，或脾运不健，聚湿生痰，湿痰上干于肺，亦皆可影响气机出入而发生咳嗽。如病程过久，或年老体弱，肺气不足，脾肾阳虚所致的水谷失运，皆能停聚而成痰饮，蕴伏于肺，一旦感受风寒，每可触动痰饮引起咳喘，表现为一系列"寒饮"证象。

本症治疗原则，仍当辨证施治，当分为外感、内伤两大类。外感咳嗽属新病，多见实邪之象，治宜宣达肺气，以去外邪。内伤咳嗽属久病，多见标实本虚之候，治宜化痰止嗽，兼以扶正。兹将治疗验案附录于下。

（一）肺肾两虚支气管哮喘症

孙××　男　32岁　泰安地区干部

病史：得病于1963年。初由外感风寒引起咳嗽症。当时曾服药治疗，外感症状消失，惟咳嗽喘症未除，由此时常发作，呼吸困难，咳嗽吐痰，不能平卧，夜间加重，易受外感，至冬月病益剧，经医院检查确诊为"支气管哮喘"症，曾用多方治疗，病不能除。于1964年秋来疗养院，经予会诊。

检查：面色灰黄，皮肤不泽，形容削瘦，呈寒惨之状。舌质

119

淡红，苔白厚，声音嘶呛，呼吸困难，喘促有声，咳嗽吐痰，喉间有痰声，胸膈憋闷，呼气易，吸气难，大便不规律，小溲黄，饮食尚可，脉六部皆濡弱，略有数象。

病机分析：脉象濡弱而数，是精气两虚之候。精藏于肾，气贮于肺。肾水肺金是子母关系。肺为气的呼吸门户，肾为纳气之根本。肺居上焦为一身之华盖，治节诸脏腑，由脾气运输精微之气上达于肺，藉肺清肃气化，洒润诸脏腑，通调于膀胱。若受外邪所伤，影响正常气化，精微之气不能化生津液，遂化成痰涎，滞塞气机，使气机升降失调，咳喘之症因之产生。久病之体，肺精耗涸，金体失健，不能贮气，动即作喘，稍感外寒，抵抗无力，亦易作喘。肾居下焦，聚五脏六腑之精气而藏之。肾之生源在肺，肺虚化源滋生不足，肾精缺乏，阴耗阳飞，不能纳气，气上奔而不返，产生喘症。呼气易吸气难，此肾虚明证，本症之咳喘即由肺虚不能贮，肾虚不能纳，故气上奔而作喘，故其脉濡弱无力，形体瘦削而面色枯槁不泽。

治法：以大补肺肾之精气，培土以生金，佐以理气化痰之剂。

处方：当归身 13g　大熟地 17g　清半夏 10g　白茯苓 13g　化橘红 7g　贡白术 10g　台党参 17g　东沙参 13g　五味子 3g　怀山药 17g　紫苏子 7g　白芥子 7g　前胡 10g　炙甘草 7g

水煎温服，渣再煎服。

方解：本方依张景岳的金水六君煎加味而成。以二陈汤理气化痰，建立中焦之运转，以参术培补久虚之脾土，转生肺金。用当归温肺以养金，用熟地补肾以滋壮水，使金水得壮，母子共健，精气自足。精气足，而上有所贮，下有所藏，气不外奔，喘症可平。脾土得培，健运有力，精微得化，而痰涎无从生泛，咳嗽吐痰自止。尤恐气机仍不利，气不得舒，再用苏子、白芥子化痰利气，通调气机。五味子纳气于肾，滋养化源以敛金气，得沙参之滋润可养阴利肺，又配伍山药可益肾填精，肾精更加强壮，而收纳之力更强。前胡除外感致咳嗽之痰，甘草安内攘外，调和诸药，诚此谓有节制之师。

按方日服一剂，连服六剂，喘促减去强半，惟夜间吐痰尚多，因素有慢性鼻窦炎史，鼻窍不通畅。咳嗽亦减轻，舌苔薄白，脉象左手弱弦，右手浮濡，沉取不见。知病有好转，即依原方加利痰之品：

瓜蒌仁13g（研）

煎服如上法。

按方连服十二剂，喘症已平，咳嗽吐痰很少。精神好转，面色渐有光泽，舌苔白滑，脉濡缓。知其脾肺之气渐充，肾气比较尚不及，仍依原方再加：

巴戟天10g（酒洗）　薏苡仁13g

煎服如上法。

依方服六剂。咳喘吐痰均消失，惟旧症鼻窦炎尚不通畅，因此系旧病，曾经西医断为"慢性鼻窦炎"，一时不能就除。着其停药一周，观察无什么变化。病人自感身体很舒服。一日外出逛山闲散，感受风寒，又觉呼吸不舒畅，喉间有痰，睡眠也不甚好，咳嗽不重，脉象濡弱，舌苔白。知其症势方平，体健未复，抵抗力尚弱，一被外寒风吹，即发生症状。即将原方加以通经达络之药继服。加入：

牛蒡子10g（炒研）

煎服如上法。

继续服八剂，诸症俱除去，为了补充正气，依原方又加：

明党参10g

煎服如上法。

又服三剂，自觉体力日渐加强，饮食已如常人。惟遇外出感受风寒时，尚有咳嗽症状，然不重，无喘症。诊其脉，浮缓而弱，知其体力尚未完全恢复，乃与之另立一方，嘱其照服数剂，以善其后。

处方：当归身13g　清半夏10g　台党参17g　贡白术10g　五味子5g　怀山药17g　牛蒡子10g　前胡10g　炙甘草7g　明党参10g　净萸肉10g　肥玉竹10g　白茯苓10g　大生地10g　东沙参10g

水煎温服，渣再煎服。

后数月与病人相见，称又按方服药五剂，病已痊愈。身体强健，精神面色恢复，病未再发。

嗣后和病人闲谈起，据病人说，他自己因其病时常反复，即悉心体验，后来有一发现：他们家住院内有一眼井，每当他饮了这眼井的水后，病即发作。以后与这井隔绝，不再饮其水了，其病也就从此未再发作。怪乎，天下真有不可思议之事，莫非其井水中含有某种犯病的菌素，不然何以能犯病如此之灵呢。

（二）肺气燥哮喘症

王××　男　31岁　新泰县干部

病史：得病自1951年，由感冒风寒引起恶寒发热，咳嗽吐痰等症。当时经服药治疗，症状消失。后来每遇气候寒冷，病即复发。服药治疗，时反时复，迄今已十余年。每发病症状即为咳嗽，喘促，口干唇燥，咽喉干涸，渐至肌肉消瘦。经省立医院检查确诊为"支气管哮喘，慢性支气管炎，肺气肿，溃疡病，胸椎结核"等症。曾用各种抗菌素及中药治疗，当时稍见效，旋即复发，至今仍不除。于1964年来疗养院疗养，求予治疗。

检查：面色黯灰，枯燥不泽，唇色紫绀，干燥起皮，舌质深红，苔薄白。精神疲乏，指甲呈贫血象。声音嘶呛，言语粗浊，呼吸困难，喉间不清，咳声不频。气短，呼易吸难，时作太息，稍一劳动即作喘。脉象左手寸部濡弱，关尺部略弦，右手寸关部

122

濡弱，尺部小弦，俱带数象。

详询其病因及治疗经过，据称曾用过西药多种，中药用过"金水六君煎"，"苏子降气汤"，"麻杏石甘汤"，"小青龙汤"以及各种定喘丸药，均未见效。据云，得病初时原无喘症，在1960年的春天，因公赴济南开会，因火车上人多拥挤，急躁出汗，心热口渴，追下车后寒风暴吹，感受风寒，引起咳嗽。未经医生检查，自己在药店购买一盒药丸（止咳哮喘丸，每盒100粒，每服6粒），当时也未看服药说明，就服了半盒（即50粒），服后时间不长，就发生剧烈的呕吐，心里发烧，渐至昏迷，形势很危险，经医院予以抢救，数日后才苏醒，从此后病就添加了喘症，口干咽燥，不能卧息，当喘促严重时，大有气绝之势，继而感觉身上渐渐发热，喉间渐渐有痰上来，其喘势就慢慢减轻而好转。每当寒月，病即加重，同时也很容易感冒。其喘在夜间和早晨重，午后略轻，极少有痰。食少，消化不良，大便经常溏，每当大便溏泻时，喘症即加重，小便微黄。经常服西药氨茶碱、考的松等，效果也不大。

病机分析：胃为水谷之海，津液之府，资生之大源。百脉之流通，营卫气血皆赖其供给。肺为一身之华盖，宗气之大海，呼吸橐籥之门户。在人体来说此二脏腑是重要的两个脏腑。患者初由风寒外感虽有咳嗽而无喘症，当时因解表不彻底，遗热于肺，但胃中津液未伤，若治疗得法本不难治愈。病在误服丸药，并过量九倍（其丸药性必燥烈），服后不久，即发生心中烧灼，剧烈呕吐，卒至昏迷，其中毒之剧可知，虽经医院抢救保住性命，但胃中津液遭受燥烈之毒耗涸，必然大损，胃液被燥烈药物所伤，肺金必因之而受连，母子两受伤耗。肺气失利呼吸不畅即是喘症之由来。由于肺阴不足，故作干喘，由于胃阴受燥烈之伤，津液涸竭，化成咽燥烈之气，痰由津液所化，无津亦无痰，故干喘无痰，得痰而喘反减轻。唇为脾胃之属，胃液不足则唇干燥起皮，

123

咽喉涸而无津，膈上常感燥烈而唇色紫绀。肺与大肠是表里之脏腑，肺气失常，故大便亦可致溏泄而不规。溏泄则津液愈耗，故喘亦益加重，泄止则津液聚而喘见轻。肺气失调，肺活量不适规律，故产生肺气肿。肺气虚外卫之气不固，故易受感冒而使病反复，寒月寒气严峻更易侵入。内气不足，脉搏鼓励无力，故濡弱。因有热燥之气作实，故亦呈弦数之象。

治法：治病必求于本，其喘症之根由来，实由燥烈之药耗伤津液，肺胃之阴亏损所致，治法必以滋阴清燥，润肺和胃之法，使肺胃津液充沛，其症可除。

处方：蜜炙杷叶 13g　蜜炙百合 13g　东沙参 13g　天门冬 10g　霍山石斛 10g　苦桔梗 7g　川贝母 10g（研）　瓜蒌仁 13g（研）　柏子仁 10g　五味子 5g　杏仁泥 10g　黑芝麻 13g（研）　炙甘草 7g

水煎温服，渣再煎服。

方解：本方仿滋阴清燥汤之义。用杷叶、百合、沙参、天冬、石斛、五味等大批滋阴养液之药，以滋生肺胃阴液，以煞其热燥之势，使肺胃阴液得以升润，以除口干咽燥唇枯作喘之症。桔梗载诸药上行，宽利胸膈之气，以解除咽喉热结。贝母、蒌仁清利肺胃，既能养阴，又能滑痰。柏子仁、杏仁降气止咳，舒理肝胃之气。黑芝麻一名苣胜子，大能补肾生精，和润脾胃。诸药配合成方，以达到生津养液，润燥降火，调和脾胃，收敛散气，喘咳之症尽除之目的。

按方服药五剂，喘去强半，喉间亦觉滑润，有少量痰涎咯出，舌苔薄白。自感胸膈清凉畅快，诊其脉象转为小数，知其津液渐有生机，肺胃之气渐已和润，痰上喘平，是为佳兆，依原方再加养阴益气之药：

太子参 7g　天花粉 10g

煎服如上法。

按方连服七剂，喘促尽平，口咽唇干等症状已变为口唇柔润，有痰涎已易咯出，饮食较前增加，手足心常有汗出，舌质红润苔薄白，脉象转微缓，略快。

据脉证论，为津生痰利，手足心有微汗出，是津液敷布，谷气通达，转干燥为润泽，气机通畅于四肢之候，此最为佳兆。

依原方加入寸冬后又服三剂，诸症悉除，病人要求出院，将药方带去，以备病或不能尽除，以继续服用。

体会：语云："世间有不能治病之医，无不能医治之病"，语虽有偏，也具有一定的意义。假如病人气血已败，肌肉尽脱，脏腑之气已无生机，此曰不能治为真不能治，因生机绝尽，虽治之然不能复生。若病人体力尚壮，气血不衰，饮食行动尚能支持，虽病程久而实备生机，治之不愈，实为辨证不确，施治差讹，非病不能除，实医不可治之过。本案之病，已十余年，医药寻遍，病不能除，病程不为不久，医学不为不多，而不能尽去病根何故，此非病不可治，盖因治者审察不严，寻机不确，未能找出真凭实据，用药虽多，奈何与病机不符，犹如隔靴搔痒，终致受燥烈之害，伤其脏腑，耗涸津液，引起喘促气肿，病因既已弄清，其病机很明显摆在面前，投入养阴生津之药剂，竟收到良好效果，使多年治疗不愈沉疴，为时不过一月即根本消除。此非病症已无法可治，实因前之医者未能彻底弄清病情之故。是以此更深刻体会到，临床诊病，应当不惮其烦地反复寻求病因病情及治疗经过，千万不可以粗枝大叶，自为一目了然，诊脉不拘三部九候，问症不过三言两语，相对斯须，即处方药，视人命如儿戏，救死扶伤的人道主义置之脑后，势必铸成大错。

（三）支气管哮喘并发鼻衄证

张×× 男 30岁 聊城地区干部

病史：病得于1956年秋月，因外出工作遭风雨骤击，感受风寒，引起寒热喘咳流涕等外感症状。在地区医院检查治疗，服中药"桂苓术甘汤"及"小青龙汤"等一类方药，症状有所减轻。但恢复工作后不多久，病又反复，症状大致如前，再服以前方药不效，症势日渐加重，连经几个医院检查均断为"支气管哮喘"。多方治疗效果不显，继而又添肠胃疾病，时常腹满痛、泄泻。于1957年来疗养院疗养。接连用西药、针灸、电疗等治疗方法均无效，后经省立医院某院长（时在疗养院疗养）与之诊断处方，服用中药，有温补（参、芪、归、桂）、宽泄（大小陷胸汤）、攻下（甘遂，大黄）、固涩（岐黄散）等汤、散、丸剂，经过半年之多治疗，仍不见好转。于1963年春天延予治疗。

检查：面色土黄浮蒙灰黑如烟熏之色，枯槁不泽，唇色紫绀，两眼如斗鸡而视直，舌淡苔白，右后边无苔。精神不振，呼吸不舒畅，喘促而咳吐白痰，声音嘶浊，言语无节奏，鼻肌常向上提，时常流清水。其喘症发作时多在晚半天，或夜间较多，鼻流水早晨为甚，若天气寒冷或阴天则流水很少或一点也不流，若天气暖和或有晴阳气候，则流水必多。病者还体会到，若在大便溏泻时则喘的轻，若大便干燥时，则喘的重。肚腹时常作疼，并有里急后重感。饮食及睡眠皆一般，小溲清黄不一。诊其脉象，左手弱缓，右手濡弱欲无。

病机分析：《内经》云："形寒饮冷则伤肺。"病者因遭暴风雨袭击而得病。皮毛为肺之合，感受风寒则毛孔闭塞，寒气郁于肺，使肺气失调而作喘。寒气内侵而流清涕，病程愈久而肺气愈虚，肺气愈虚而气愈不固，故喘亦愈甚，流涕亦愈多，咳嗽亦相应加剧。《内经·咳论》云："肺咳不已，久则大肠受之。"肺与大肠为表里，大肠之开阖，全凭肺气以调之，肺气虚吸提力减弱，故大便时常作泄，肺中沉寒不去，而大便泄亦必不除。气候阴冷时而流涕少者，是阴寒与病寒同气相求，阴主阖，故涕不流相安无事；气候晴明温暖而流涕多者，是沉寒遇温则释解，如金

126

盘被之熏蒸，必津津汗出，阳主开，故流涕水多。大便泄而肺气必下降，下降则气下，故喘证减轻，大便干时而肺气必上，气向上而少降故喘证加剧。腹痛为寒气之感应。其背恶寒，因肺气为阳中之少阴，系在于背，故背感恶寒。右手脉欲无者，正是肺气虚寒之候，左手脉弱缓者，因病久气虚，气虚血亦不强之候。以饮食尚能维持，故脉象仍有缓象。

治法：肺与大肠为表里关系，治肺必兼及大肠，此先医之心法。大肠气壮，使之传导有力，消化调和，则肺金自受俾益。兹以培土为主，佐以补肺之品，以温运胃阳，祛除肺寒，温经扶阳之剂。

处方：土炒白术 13g　煨诃子 10g　陈皮 7g　桂枝尖 7g　广木香 7g　建百合 10g　白芍药 10g　白果 10g　江枳壳 7g　车前子 10g（炒）　炙甘草 7g

水煎温服，渣再煎服。

方解：本方以桂枝温经扶阳，散肺中之沉寒，壮心阳使赫日当空，阴寒之气自然冰释，用白术、诃子大健肠胃之气，大涩金土慢散之气。使土气得固而泄可止，肺气亦得助而喘息流涕可止。百合补肺，白果敛肺，使肺金之气壮旺，治节有权，则诸脏腑之气自平。陈皮、枳壳既能宽中理气，更能助脾胃而进饮食。木香调气温中、合甘草为大和胃气之药，车前子既能利水道，又能实肠胃，能有立止泄泻之功用。

按方服三剂，大便泄止，喘咳亦减轻，流清涕较前量少，背恶寒未去，身上有发烧感，胁下如有水气之状，脉左手缓弦，右手微缓。

据脉证断为大肠气已固，肺气亦有收敛之征。发烧必系外来感冒，胁下似有水气，当系肝有所不舒，依原方减去诃子、车前子、桂枝加：半夏 7g　白茯苓 10g　前胡 7g

煎服如上法。

依方又连服三剂，喘咳症状均轻，大便已正常，流涕尚未尽止，胁下有胀感，舌苔白，脉左手沉小弦，右手微小，为肝气失调之候，依原方加：

青皮 10g　苏梗 7g

依方又服五剂，喘已极轻微，于夜间发现，流涕量已大减，其他症状不突出。一日病者外出闲逛，又受风寒，引起发热头痛，喷嚏流涕，恶寒喘促等症，脉左手浮弦，右手浮弱，知是外感表证，用辛凉解表之法：

薄荷叶 10g　肉知母 7g　净连翘 10g　净蝉蜕 10g　冬瓜仁 13g（研）　瓜蒌仁 13g（研）　杏仁泥 10g　甘草 7g　白果肉 10g

水煎温服取汗。

按方服二剂，外感症状基本散除，流涕尚多，小便量增多，其他症状不显，脉左右均缓弱。症本风寒所致，今又感受风寒，故流涕又多，幸便泄未再反复，应依原始方为之处方。

处方：煨诃子 10g　白果肉 10g　建百合 10g　白茯苓 10g　陈皮 7g　广木香 7g　瓜蒌仁 13g　白芍药 7g　杏仁泥 10g　川贝母 7g　冬瓜仁 10g　东沙参 13g　玉竹 10g　贡白术 10g　炙甘草 7g

水煎温服，渣再煎服。

按方服八剂，症状逐步减轻，喘已基本消除，惟在黎明时有少量流涕，饮食睡眠及二便均正常，胁下水气已消失，脉缓弱略带弦象，知其沉寒之气尚未消尽，流涕还未断绝，依原方再加温运之品：

桂枝尖 10g　苍耳子 10g　苏梗 10g

煎服如上法。

服药两周后，停药三天观察，流涕大减，喘未再作，精神较好，面色好转，色已红泽，间或有咳嗽吐白痰，遂依原方加：

清半夏7g　令之续服，继而又加入：炙紫菀10g　炙冬花7g　苍耳子12g

又服十余剂，病已痊愈，复将原方制成丸剂，令其常服，以促其恢复健康，丸药方为：

煨诃子60g　白果肉60g　东沙参35g　广陈皮30g　广木香24g　炒白术60g　白茯苓60g　肥玉竹60g　川贝母25g　清半夏17g　瓜蒌仁25g　白芍药30g　建百合60g　桂枝尖24g　苏梗17g　杏仁17g　甘草17g

共为细末，炼蜜为丸，每服10g，日服二次。

小结：本病病因为感受风寒，主要症状是咳喘，流清涕，泄泻等症。淹缠七年之久，日进沉困，病者悲观失望。后经问诊中探出病机情况，每逢阴寒天气流涕即轻，暖晴天气，流涕即重；便泄时喘轻，便干时喘重；因详细分析，肺司宗气，主清肃治节诸脏腑，与大肠为表里，形寒饮冷是致病之因。中寒化热，是生化自然的反应。故初病时有发热症状，虽经治疗，病解未彻，故喘咳不时反复，《内经·咳论》云："肺咳不已，久则大肠受之。"大肠为传导之府，故产生泄泻证。因寒邪在肺，致发喘咳，大便泄时，其气下降，故喘减轻，大便干时，气上充斥而不下达故喘重。天阴气寒其流涕少者，阴主阖，寒气与病邪同气相求，相安无事，故涕不出，天晴气温流涕多者，阳主开，寒冰见温和则散，如冰盘受热熏则津津汗出，故流涕多。因依此机作为施治的指导方针，即用以实土固金收涩大肠助以温经扶阳之法，遂使肺气复健，其治节及清肃之令得行，恢复散金之气，提吸大肠之气，如方中之诃子、白果、百合、沙参等作主力，苓、术、草、竹等为辅佐，以桂枝温经扶阳，散寒逐邪，用陈、半、蒌、贝理气化痰，木香、苏梗行气导滞，杏仁降气，宣通肺窍为左右佐使，服药之后，症状逐一消失，七年之沉疴未及三月便尽而除去，足证明辨证施治是临床不易之法则。若不寻病因，不审病机，只用摸索，以方试病的办法，恐贻误不浅。

《伤寒明理论》云："肺主气，形寒饮冷则伤之。使气上而不下，逆而不收，因此冲击脑户，故喘而流涕，所谓脑漏。"《沈氏尊生书》云："由风寒凝入脑户，与太阳湿热交蒸而成。又有'鼻齄'流清涕不止，是由肺经受寒而成。"

（四）哮喘性支气管炎

石×× 男 26岁 农民

病史：得病已二十余年，幼小时因感风寒引起咳嗽，呼吸短气。虽服药治疗，时发时复，终不除根，年纪越长，病发越重，近几年来发作越频，咳嗽喘促，吐痰，憋闷，睡眠不能侧卧，只能依息，夏天尚好些。每当冬月，则不能起床。曾入医院治疗，所服西药如氨茶碱、止咳灵糖浆、哮喘丸及注射青、链霉素等，中药如麻、杏、石、甘、桑、桔、苏、半、蒌、冬等类，反复服用，终无效果。通过检查透视确诊为"哮喘性支气管炎"。所见：右肺上下肺叶间，胸膜实性变，外缘有一三角形气滞带透光光度增强，左凹陷向左侧移位，右侧中叶见有作均匀性密度阴影，肺动度根本侧陷角钝圆。右肺门外缘见有片状密度不什均匀阴影，疑似圆形，透光区形成本侧胸膜肥厚，右肺中野见有三角壮致密阴影。

诊断：（1）慢性纤维空洞形肺结核合并感染。

（2）肺化脓症。

（3）右下胸膜肥厚。

（4）代偿性肺气肿。

住在医院里治疗约四十天，全无好转，临床主治医生认为不可救治，促其出院，使病人悲观失望，于1966年秋，求予治疗。

检查：面色萎黄无血色，精神颓靡，动作困难，呼吸频频作喘，哮喘之声闻于户外。喘甚时有欲绝气之势，令人为人着急。

唇色青绀，舌质淡，苔白片状脱落，舌尖部红滑如猪腰子，二便不规律，时时咳嗽吐痰，声音极微细，言语不清，饮食很少，脉象弦滑略数，时有歇止。

病机分析：以证候观察，形势危恶。金破水涸，肺肾两虚，子母贫困。肺虚金破，宗气不能贮藏，肾虚精微，真气不能收纳，气不归纳，责出于外，故喘证作。愈喘而愈虚，肾气不纳，真气外泄，愈泄而精愈涸，况又曾服用大批泻肺耗气之药，一用再用，不但肺气受损而肺气之本体亦受伤害及致残破，肺金既破，肾的生源断绝，精气日耗，无力摄纳真气，阴精越损耗而喘证必越重，故舌质呈猪腰色状，此在舌诊上为最危证候，声音嘶哑，言语无力，此久病肾绝之征，无怪脉见歇止，脉搏之动，原资始于肾之命门，今肾精大亏，无力上交于心火，故发现结代之脉象，此亦属危险之候。唇青舌淡，二便不规，俱是虚危之象，病势至此，应当慎密治疗。

治法：大补肺肾之精气，施以培土生金之法。

处方：当归身 23g　大熟地 30g　贡白术 17g　台党参 27g
清半夏 13g　白茯苓 27g　橘络 10g　炙甘草 10g　淮山药 17g
东沙参 13g

水煎温服，渣再煎服。

方解：秦越人《难经·刺法》云："虚则补其母，实则泻其子。"本病肺气已大虚，应当即与大补方合乎道理，岂知不然，凡大虚之脏气，多承受不了重大药力的刺激，若骤以大批药力投之，往往易激起不良的反应，非但不能治病，有时还增加不少的麻烦，因此方书中有隔一、隔二的治法。本方即张景岳的"金水六君煎"加山药、沙参。以六君子汤建立中土，培补脾胃，脾胃之气已壮，饮食运化俱强，精微之气自然运输到肺，不用直接补肺而肺得生补之力，此即方书中所谓"培土生金"之法，也是隔一治法。再进一步说，肺肾也是子母关系，肺金旺盛，肾水亦可得之生生之力，此所谓隔二治法，此种补益较之用大批补剂其效力更为稳妥，而且得利益大。方中以当归直接温养肺气，更有补血养阴之功。熟地大补肾精，有壮水强精之力，与六君子配合力强而不猛，药味简单而胜众多。再益以清养肺阴之沙参，是修补肺伤之妙药。山药补肾精为填精固髓之要品。如此化裁，不拘泥古方，自能收桴鼓之效。

按方服三剂，喘症大减，脉象转为弱弦，舌嫩红无苔。又服三剂，喘症基本消失。咳时大口吐白痰，时有头晕，舌中心渐上舌苔，脉浮而小弦。

审其症状，喘平是肺金渐固复，痰多是津液得升，惟脾胃之气尚未恢复正常，津化为痰而容易吐出，此是吉兆。病向好处转化，即依原方加：

栝楼仁 10g（研）　白芥子 5g　五味子 7g　天冬 10g　麦冬 10g

服如上法。

按方服二剂，吐痰减少，夜间咳嗽频，口中干，有轻微喘意，舌苔转为薄白，右边及舌尖无苔，脉弱缓略弦，已无歇止，知其肺肾之气渐充，再用理气化痰之剂，以止咳嗽：

苦桔梗 7g　川贝母 10g　麦门冬 10g　炙紫菀 10g　炙杷叶 10g　炙百合 13g　全瓜蒌 10g　东沙参 13g　炙甘草 7g

水煎如上法。

方解：肺肾之气虽略充实，但伤耗之处，尚未全复，咳嗽吐痰仍是清肃之气不健之候。故用贝、麦、杷、菀、沙参等清润之品以滋肺阴，百合以壮补金气，桔梗吸提气机上而清利咽喉，瓜蒌宽胸降浊而去痰嗽，甘草缓和中宫仍具有培土生金之妙用，更能增进食欲。

按方服二剂，咳嗽大减，疾尚多，遂即原方加：

海浮石粉 10g　白茯苓 13g

又服二剂，咳嗽尽止，痰亦不吐，惟夜间有时吸气不舒畅，必须起坐片时方顺，小溲略频，舌苔白，脉沉微滑，精神食欲体力均有增强。

据脉证论，肺肾气已复，脾胃气渐壮，津液已调，惟因久虚之体，不能一时即强健，再继续服药，达到壮健为止。

处方：大熟地 24g　全当归 13g　台党参 13g　贡白术 13g　清半夏 10g　广陈皮 10g　东沙参 13g　五味子 5g　炙百合 10g　淮山药 13g　炙甘草 7g

水煎温服，渣再煎服。

按方每日服药一剂，半月后诸证悉除，体力亦近常人，面色唇色，舌色均复正常。言语声音较前壮，诊其脉象缓滑略弱，口干还未尽除，即依原方再加：

麦门冬 10g　牡蛎粉 17g

继续又服药六剂，口干症状已消失，惟夜间必须起来咳两声方快，早晨起来吐两口痰方舒，他症状已无，再依原方加：

白果肉 10g　百合改为 20g

又服药四剂，脉象浮缓，声音体力食欲均如常，乃将原方加减制成丸剂作常服。

大熟地 60g　全当归 30g　台党参 45g　贡白术 30g　白茯苓 45g　清半夏 24g　广陈皮 30g　东沙参 30g　五味子 24g　炙百合 45g　白果肉 30g　淮山药 45g　麦门冬 30g　天门冬 30g　炙甘草 27g　肥玉竹 30g

共为细末，炼蜜为丸，每服 10g，日服两次开水送下。

体会：凡喘咳之病，多是关系于肺，一般治疗方法，用宣通肺气，理气化痰之剂（如麻杏石甘，苏子降气，止嗽散之类）多能应手奏效。但亦有不尽如是的，如果病由他脏干犯肺病，或肺病重而干犯他脏，而重点不全在肺，或肺已大虚，不堪再受宣通者，若用宣通理气化痰之药，不但不见效应，反而引起不良结果。如本病之症，肺肾两虚，已致金破，精竭，脏器已破损不全，补之已不堪忍受，岂能再事宣通。治疗者不管其肺肾虚至何种程度，仍执固不化，大批宣散通达之品，一次再攻，致其肺肾之气，一急再急，卒使肺的清肃不行，不能贮气，肾脏蛰藏功能败弛，不能摄纳，使气外贲而不能吸收，致使清浊相混，阴阳将离决，形骸脱损，生气将绝，致无法可施时竟将病者推出门外，令其自毙，此种过失，究将谁属。卒吾先辈遗有虚补母，实泻子，培土亦可生金，壮金亦可生水之法，使病者得以生存，实万奉也。

（五）老年慢性支气管炎

赵×× 女 61岁

病史：得病已20余年，原由饥寒劳怒致生咳嗽，初时病不重，因此不服药治疗，后曾吐过一次血，又发烧，证情逐步加重，方才求医服药治疗，效果不大，屡反屡复，每到冬月寒天，病即加剧，甚至不能起床，憋喘咳嗽，困难万状，令人着急。曾到医院检查确诊为"老年性慢性支气管炎"，医治亦无效。于1966年秋月求予诊治。

检查：面色萎黄，形体干瘦，呼吸困难，咳嗽连连吐白痰如絮，依息屈卧不能睡眠，时时有汗出，舌质绛红，苔白糙成片状，脉象细濡，大便不正常，小溲色黄，吃饭很少。

病机分析：据脉证论断，细为阴虚，濡为阳弱，阴阳两弱，致成气血两虚。《内经》、《伤寒论》以为饥寒劳役则伤脾气。脾为后天之主，生化之大源，脾气一伤，则运输失健，不能输布精微于肺，肺金失去生生之助，由此宗气不固，故咳嗽、气喘诸症应运而生。肺气虚则卫亦不固，外卫不固，抵抗力减弱，故不能挡外邪，一遇外寒，即引起旧病复发，冬月而病重，此必然之势。肺气虚则鼓动无力，故呼吸困难而作喘。脾气虚则健运失常，不能运输水谷化为精微之气以养脏腑，反聚水湿化为痰涎，壅滞肺气，故大口吐痰如絮。健运即弱，纳谷益少，不能资生肌肉，故形容枯槁削瘦。卫气不能固密，阳虚则自汗，故时时有虚汗出。肺气失调，卧则肺活动机能益钝，故不能平卧，只可依被屈曲而稍息。因肺气不足，脾气失健，营卫气血，均为虚弱，故脉搏无力而细濡，以此种脉证在老年已属常见之象。

治法：以补气利肺，化痰健脾之剂。

处方：怀山药 13g　　五味子 7g　　薏苡仁 17g　　牛蒡子 10g　天门冬 10g　　川厚朴 7g　　麦门冬 10g　　广陈皮 10g　　莱菔子 7g（炒研）　瓜蒌仁 13g（研）　　白茯苓 10g　　清半夏 7g　　甘草 7g

水煎温服，渣再煎服。

方解：本方以二陈汤理气化痰，健脾和中，加之川朴，更可增燥土健脾以除痰湿之力。中土旺，金自壮，肺气亦得到生扶之力。牛子、瓜蒌、莱菔子利痰通经，健脾胃消食宽中而降逆。二冬润肺阴以止咳嗽，麦夏同用大能开胃进食，山药、苡仁得茯苓有渗湿除痰涎之功。更可以补肺气以生肾水精气，使气得以收纳而不外泄，从而可收止喘之效。五味子收敛金气，滋养肾水具有止咳定喘之作用，甘草调和诸药，在此处用之，还可补肺健脾，又可开胃进食。

按方服药二剂，脉象证候，均无变化，知药力尚未通中，依原方加减，更用以宣肺降气之品。

依原方减去：山药、苡仁、莱菔子

再加：麻黄 7g　　杏仁 10g　　炙桑皮 10g　　青果 7g

依方又服二剂，喘症减轻，吐痰亦少，脉象细数，舌色红苔少，呈津液不足之候，依方减川朴，加入：沙参 10g。

依方又服二剂，喘症全止，咳嗽不甚，脉舌如上，即改用止咳理肺之药：

苦桔梗 7g　　川贝母 7g　　天门冬 10g　　麦冬 10g　　杏仁 10g

（研）　　瓜蒌仁 10g（研）　　麻黄 7g　　牛蒡子 10g（炒研）　　五味子 5g　　白茯苓 10g　　广陈皮 7g　　元参 10g　　甘草 7g

服如上法。

按方服二剂，咳嗽大减，食欲大增，夜间有汗出，舌苔薄白，脉象濡弱，即将原方减去麻黄，加入前胡 10g　　丝瓜络 10g。

依方服二剂，咳嗽不甚，舌质嫩红，中心苔白，脉如上，呈肺气仍虚之候，再用专润肺气之药，即所谓"劳者温之"之法：

炙百合 13g　　炙紫菀 10g　　炙百部 10g　　炙冬花 10g　　炙远志 7g　　炙甘草 7g　　炙前胡 10g　　麦门冬 10g　　川贝母 7g　　白茯苓 10g　　五味子 3g　　牛蒡子 10g（炒研）　　瓜蒌仁 10g（炒研）

服如上法。

按方服四剂，每服药两天，即改服"止咳青果丸"两天，咳嗽吐痰基本消失。病人素患有白带症，亦大大减少，体力食欲均有较前加倍，二便正常。脉象弱缓，舌苔薄白，舌尖赤。患者精神很好。惟病情有时仍复发，因另为疏方：

枳壳 10g　　麻黄 7g　　石膏 17g　　全瓜蒌 17g　　杏仁 10g　　紫菀 10g　　神曲 13g　　莱菔子 10g　　天门冬 10g　　苏子 10g（研）　　半夏 10g　　炙冬花 10g　　陈皮 10g　　甘草 7g　　麦冬 10g

服如上法。

按方服药三剂，病即消失，但仍有时犯病发咳喘，较前程度轻些，日期距离亦较前长些，因依原方意义改为丸剂，令其常服，则其病根可除。

丸药处方：广橘红 30g　　川贝母 27g　　麦门冬 27g　　白茯苓 30g　　鲜杏仁 27g　　生石膏 30g　　紫苏子 27g　　莱菔子 27g　　苦桔梗 17g　　炙紫菀 27g　　款冬花 27g　　瓜蒌仁 55g　　麻黄 27g　　五味子 13g　　清半夏 23g　　天门冬 27g　　东沙参 30g　　枳壳 23g　　神曲 30g　　冬瓜仁 30g　　天花粉 17g　　甘草 13g

共为细末，炼蜜为丸，每服 10 克，日服二次，开水送下。自服此丸后，未再犯病，食欲体力亦较前强壮。

（六）气管炎肿胀

路×× 男 52 岁 长清 农民

病史：多年来患慢性支气管炎症，时反时复。每值冬天，病即加重，发则呼吸困难，憋气欲死。咳嗽吐痰，夜不能卧，依被而息。常年服药治疗，终不除根，今年二月病又发作，淹缠二月不减，渐觉胸脘胀闷，食物不消，不到两月的时间，周身皆肿起，不能吃东西，喘促气短，以致不能行动。于 1968 年秋月求予治疗。

检查：面色灰黄，浮肿，舌质淡红，苔白滑，腹大如瓮，通身尽肿，按之成坑，陷下不起，喘息气短，咳吐痰涎，胸脘胀满，不能吃东西，大便干，小溲短涩而黄。稍吃点东西即胀满难忍，不能平卧，只可依被而息，夜不能寐，两胁亦作胀痛，脉象弦滑而略数，头时常发晕，不抗寒冷。

病机分析：据脉证论，弦为积饮，滑为痰滞，数为久病虚弱之候。久病喘咳，肺气虚弱，不言可知。肺为诸脏腑之华盖，权司治节，有通调水道之功能，因久病气虚，通调之功能失职，治节无权，则使膀胱之气化不能顺利进行，水气潴留于下，小便涩少，久之水气泛滥充斥三焦，使决渎之官亦失去正常活动规律，因而肢体发生肿胀。由于水湿之气过重，渐使脾土受其阻滞，失去健运之权，水气愈肆泛滥，故肿胀日甚一日，遂使胃肠受其迫挤，胀满欲死，不能纳谷进食，从而又使肺气亦愈虚，不能贮气，泄气于外，故喘息亦愈剧。肺脾系金土，乃子母关系，金虚更苛求土助，子盗母气，脾土益不支，故消化力益弱，几至不能进食。脾运既失健，水湿之气不化精微而变为痰涎，故吐痰益多。病已至此，其势甚危，俗所谓"痨臌"之症即言此也。检

137

查诊断，此系脾肺两虚，水气失调，膀胱失化，三焦不能决渎之肿胀。

治法：以健脾理肺，导湿利水，佐以补助肾阳之剂。

处方：焦白术 13g　白茯苓 13g　台党参 10g　泽泻 10g　淮山药 13g　薏苡仁 27g　车前子 13g（布包）　猪苓 7g　白芍药 10g　菟丝子 17g　东沙参 13g　瓜蒌皮 13g　陈皮 7g　木香 7g　生姜 13g　大腹皮 13g　冬瓜皮 28g　甘草 7g　鸡内金 7g（焙研）

水煎温服，渣再煎服。

方解：此方以猪、茯、术、泽"四苓散"以利水气，下行于膀胱，佐以车前子使其顺流而下，以杀其水肿之势。用陈、蒌、冬、腹、姜皮以皮治皮，不伤中气，以消除皮肤肿胀。用参、术、香、陈以理气和中，增进饮食，并助以内金之大力消化者，以健立脾胃消化之功能。沙参以补理肺金，以助气养金。菟丝子补助肾阳，以行水气。白芍既能收散金之气以柔肝，更具有破阴凝之独功兼利小便。白芍配甘草，酸甘合化，味同人参，名甲己化土汤，善养中和之气。山药补肾补肺又可补脾，苡仁健脾培土又可渗湿，对老病虚弱之体皆有补益之功。

按方服药四剂，肿势见轻，胸脘亦稍觉宽畅，小便增多，再依原方加：

木瓜 13g　茅根 30g　神曲 13g

按方又服药八剂，肿胀全消，小便增多，咳喘吐痰俱大减，大便亦调。已能进饮食，夜间亦能安卧；脉缓而微弦，已能起身走动。又依原方减去姜皮、瓜皮、白芍药，加入：

莱菔子 13g　砂仁 7g

按方服八剂，诸证悉除去，体力亦强，食欲大振，二便正常，脉微缓，舌色正常，即停药加以营养。

十一、血证

血证是指血液排出体外或溢于体表的一类出血病症。在内科范围内，常见的有咳（咯）血，吐血，衄血（鼻衄、齿龈出血等），便血，尿血及皮下出血（紫癜）。包括西医学中某些系统疾病有出血症状者和造血系统病变所引起的出血性疾病。至于不是以出血为主症的疾病（例如大便夹有脓血的痢疾等），则不属于本证范围。血证，就其出血的病因病理和辨证施治的原则而言，有共同之点，但对不同部位出血的具体治疗方法，又有其不同之处。

其病因，出血多为各种急、慢性疾病所引起，急性病所发生的出血，常为感受风热燥邪所致；慢性疾病过程中的出血，常因过度饮酒，嗜食辛辣，情志刺激或劳累过度而引起发作。本病病理总属气火逆乱，血不循经，络脉损伤，血溢于外，《内经》云"阳络伤则溢于外"。又云"火犯阳经血上溢"。但其中有虚实的不同。

实证为火盛气逆，血热妄行，如风热燥邪犯肺，灼伤肺络，则见咯血；上壅清道，则致鼻衄；热邪内扰血分，外发肌表，则为紫癜。如平素过度饮酒或过食辛热辣物，湿热内盛，损伤胃络，可见吐血；循胃脉上至鼻或齿龈，可致鼻衄、齿龈出血；下注大肠或肾与膀胱，可致便血或尿血。如因长期情志刺激。肝郁化火，肝火上犯肺、胃，损伤络脉，可致咯血、吐血；或血随火升，从清窍而出则为鼻衄。

虚证有二：一为阴伤，虚火妄动，络伤血溢。如病久之后，肺肾阴虚，虚火上炎，可致咯血，齿龈出血；如素体肝肾阴亏，虚火伤及血络，则致尿血、紫癜。一为气虚，不能统摄，血溢络外，多因病后或素体脾气虚弱，统摄无权，常出现吐血、便血、紫癜。

实证和虚证虽各有不同的病因病理，但在疾病的发展过程中是可以转化的。如开始为火盛气逆，血热妄行，反复出血以后，则可导致阴血亏虚，虚火内生，甚至因出血量多，血去气伤，而转为气虚不能统摄血液。所以说，虚火，气虚，既为出血之原因，又为出血之后果。

此外，出血以后，血液留积体内，可形成瘀血阻滞，以致血不归经，使出血加重或反复不止。

至于治法，辨证当分虚实，大致治疗原则有三：一为治血，以收敛止血为主。血热妄行的凉血止血；若离经之血，瘀血阻滞的，宜祛瘀止血。二为治火，实证清热泄火，虚证滋阴降火。三为治气，实证当清气，降气、虚证当温补益气。凡出血暴急量多，出现阳虚愈脱者，均当急救以治其标，必要时中西医结合抢救。

兹将历年来治疗本病医案记录于下：

（一）血瘀吐衄

潘×× 女 43岁 济南 农民

病史：患者因幼年患病后遗稍微痴钝症。于夏月农忙季节，夫妇口角，感受气恼，正当月经来时，即停而不见。患者素有胃脘痛证，感寒感气恼即犯病。自停经后，胃脘痛又发作，因其有些神志痴钝不聪，虽有病自己却也不好说话，惟见其时常捧腹呻吟，或让别人给她捶脊背，饮食也不正常。至秋末发生大吐衄症。初时由胃脘痛，继而头痛，脊背也痛，后来两胁两腿都痛，少腹有硬块触之也痛，嗣后即发生吐血，鼻中亦流血，一连两昼夜不止，曾服用西药不能止住，形势颇危，延予诊视。

检查：面色颇红，两眼灼灼，舌干红无苔，舌尖有裂纹，全无滋润，给水不饮。只呼头痛，背痛，腹痛及腿痛不止。大便已

140

四天未行，饮食亦未入口，看其所出之血，色紫黯有块，体温亦不高，小溲色黄而短，问其何所苦，病人自道其洋。诊其脉，两手均不见。如此症状，颇令人犯斟酌。

病机分析：经书云"血为气之配，气行血行，气逆血逆"。病人先有郁气于前，因而闭经，其血之瘀，已属显然。气郁肝必郁，肝为藏血之脏，郁则其气失于条畅气化，遂燥，木火内发，气逆而冲上，胃气被木邪所迫，亦因之不降，冲脉隶于胃下，受肝气之操纵，肝气既冲而冲气亦随之，因而形成三气并冲。冲为血海，其血被冲，沸腾而上，故大量之血，从口鼻而出。经云"火犯阳经血上溢"。正是这种见证。又按，凡血从口吐出者，多属冲任之血，由胃而来，故见腹痛，从鼻衄出者，多循督脉而来，由肺而出，故见脊背头皆痛，其胁肋亦痛者，是肝气冲血走于两胁之候。面色颇红者是无阳之气上浮之象。舌干红无苔者，是失血过多者，阴虚阳亢之征，其脉搏不见者，因大量血液流出，血管不充，无力鼓动脉道波浪。即依此分析诊断与治疗。

治法：依方书治血证原则，急则先止血。即以凉血止血之法治之。

处方：全当归17g　杭白芍12g　生地炭30g　蒲黄炭10g　阿胶珠10g　白茯苓10g　焦白术10g　粉丹皮13g　芥穗炭7g　鲜藕节30g　枯黄芩10g　大元参17g　童便一杯兑药内服

水煎温服。

方解：方中之义，以当归柔肝润燥，和血养血者为主。以白芍平肝和血，用生地、丹皮、元参、枯芩大批凉润之品，凉血清热，生津润燥，兼化瘀血。用黑芥炭上清头目引血归经，蒲黄炭化瘀止血，并治血络伤损。苓、术、归、胶健定中宫，以安血源，以防血亏之变。鲜藕节既能凉血止血，又能消瘀润燥，为治吐衄圣药。童便出于人体至阴之液，能戢纳浮阳，滋阴降火，和血止血，为血证中第一神品。阿胶是用济水制以驴皮所成，大能

141

滋阴补肾，补精益血，尤为血证中之珍品。诸药合成，冀其一服成功。

按方服药一剂，一日血未再流，惟夜间又鼻衄一次，量已不多。再为诊视，两手仍不见脉动。头痛、背痛及胁腹痛仍甚剧。其肚腹若以手按之，痛益甚。口干，便闭依然如故，已五日未进饮食了，症势危重，凝思再三，恍悟其病是由于气郁经闭而来，经停血瘀，久而充斥，不能下通，随肝、冲、胃之逆气逼迫，上出于口鼻，所以逆于前者，肚腹作痛，由胃上出而吐血，逆于后者，头背作痛，冲于督脉上出于鼻血、衄血，溢于肝区者，无路可出，逼迫两胁而作痛，其总根却瘀于少腹，不能够倾尽而出，故少腹有硬块，触之益痛。其血虽溢出于上，但其循环仍被瘀血障碍，脉道不利，致使脉搏不能动于太渊。大便已五日不通，形成上塞下闭之势。细审其所出之血，紫黑成块，是内有瘀血作怪无疑，面色潮红，两目灼灼，头部胀痛，腹硬拒按，种种表现症状，无一非血瘀实证，病机剂验，乃放胆投以折冲之剂，仿张仲景"桃核承气汤"之义，予以疏方。

锦纹军 10g（炒黑）　生赭石 17g（研末）　桃仁 10g　枳实 10g　赤芍 10g　生地黄 27g　粉丹皮 17g　麦冬 10g　大蓟 13g　当归尾 10g　大元参 10g　怀牛膝 17g　芥穗炭 5g　广三七 5g（为末冲入）　黑栀子 10g

先用鲜藕汁半杯，鲜茅根汁半杯，童便一杯，兑药内服。

方解：方剂云"攻可破坚"。本证上塞下闭，当中瘀结，其瘀结之坚，触之硬痛，不为不固，若再以寻常和平之方药，不惟不能愈病，反愈益其瘀，迁延时日，更加难治，或竟死亡。破釜沉舟，古为克敌制胜之良法。方中用走而不守，力量迅猛之大黄直入血分，荡开一条血路，穿胃贯肠，使久瘀血积，坚壁厚垒，迎刃而开，使瘀邪因其涤荡而溃不成军，随之以质重色赤如血之赭石继之于后，不惟能平冲降逆，更能使新生之血得安其位，因赭石具氢氧化合之质，含铁汁甚多，其色赤似血，大能补益血液，失血证用之，不但可使血液安谧，更能补充既失之血，由于其质重，又有降通大便之功用，因其含养最多，故于肠胃无伤，张寿甫先生称之为止血之妙品，诚有卓见。怀牛膝善能降上部之血，引之下行，使上冲之血下降，再用桃仁、丹皮、赤芍、生地等凉血散瘀之品，或化之使消，或驱之使散，或宣而去之，使蓄之于少腹瘀血之堡垒，彻底崩溃，驱之使由大便而走。又恐久旱肠枯，给排便造成困难，故用滑润之当归、麦冬、玄参柔滑滋润之品，滑之、润之、利之，如此大便可顺利而下。而又用黄芩、栀子清热凉血者，为其可扫清浮游屈曲之火，除去扰乱动血之祸源。元参为滋阴降火之品，可清血中之炎症，更补益阴液以救舌干口燥之证。茅根、藕节、大蓟凉血清热，大滋阴液，养阴以抑阳，以解化源之枯肠，况且藕节为清凉之品，既可止血又化瘀血。童便为膀胱气化之余，出自至阴，善能滋阴降火，止衄血吐血，效应如神。龚居中著《红炉点雪》称"出血之症，若服童便，百无一死，若单用苦寒之药，百无一生"。（所谓苦寒，指苦燥之寒药，若甘寒凉润之药，又为血症所宜，不可不知）与诸自然相合，益有既济之妙用。方中用三七，因其性既能止血，又能散血，消瘀血而不伤新血，更有消炎去腐修补伤疮之效，因失血证，往往有因血管破裂者，三七能补之愈合，故张寿甫称三七为血证之神品，余曾试之多次，确属不谬。以上诸药配合方剂，似以全面，殊不知，上气闭塞者，往往因上气不通，单用攻下药，有时不易为功。故又用枳实之宽中降气者以开扩胸中之气，更用其苦降之性，以推促大黄，助其一举南下，使大黄迅速完成其涤荡之功，待邪气尽除，自可转危为安。如此布置，虽不敢说操必胜之权，但亦感觉用之放心。

按方将药服下，次日清晨大便下黑色燥粪七枚，干硬坚实，下后头背及腰腹痛俱渐减，少腹硬块亦似已软，按之不甚痛，吐

143

衄全止。诊其脉，右手出现微细略带数象，左手仍不清楚，舌上渐湿润，舌尖仍干红欲裂，大便只下一次，尚未见稀粪。腹内有时还作疼，饮食仍不进，以脉搏尚未全见，知其内中仍有瘀阻，即依原方减去芥穗炭、大蓟，加入：

玄明粉 10g（冲入）　鲜大蓟汁（半杯）　赭石粉 17g（分两次冲服）

按方将药服下一剂，大便连下四、五次，先是干燥黑色硬粪，后来下红紫色溏粪，量较多，自头背腹胁诸痛尽去，亦稍能进饮食，吃素包半个，喝糯米稀饭半茶碗，再诊其脉，左手已见细小如丝，右手脉较前略强，舌上已湿润，中心有白苔，尖仍红裂纹已不见，月经复见，血色淡红，量很少。吐衄证未再见，惟觉心中烦热感。

据脉证，知其在大失血后，阴液不足，应继续服药，处滋养阴液之方。

天花粉 10g　粉葛根 10g　麦门冬 10g　生地黄 13g　五味子 3g　甘枸杞 10g　地骨皮 10g　白芍药 10g　肉知母 10g　天门冬 10g　生石膏 17g（研）　净连翘 10g　东沙参 17g　川黄连 1.5g　粉甘草 7g　鲜藕汁（半杯）　鲜梨汁（半杯）　童便（一杯兑药服）

水煎温服，渣再煎服。

方解：花粉、葛根二味为得土气最厚者，且葛根入地最深，下及黄泉，得至阴之气独厚，仲景用之为阳明经专药，阳明胃经为血液滋生之本源，今受瘀热所伤，津液耗涸，故觉心内烦烧，用此得土气最厚，饱含阴液之品，以滋之、润之，使化源复成源泉，血液自得充沛。用二冬、地黄以生新血，并滋润肺气，使津液敷布。芍药、甘草同用，为甲乙化土汤，味同人参，能助长胃气而益血脉。五味子收敛肝气，滋养肾水，配合参冬名生脉散，有养血生脉之妙。枸杞色赤，形如心肾，味甘多液，有补养心肾

144

交通水火之功，心肾俱是多血之脏，以此补之，更与血有补偿亏损之力。知母清化源，除烦热，清金利肺，清除衄后余炎。地骨皮深入地下，得土精之气至厚，故能除骨蒸之热，并主治气分之热，本证阴虚阳亢，气分偏亢，即以此清除之。黄连味苦寒，虽能泄心火，亦能补心火之本。连翘形同心包，故能清心包络之火，去烦烧更是必用之药。生石膏性寒甘淡，其质为硫氢氧钙合化而成，既能清热，又能解肌，与连翘同用，为治温病之特效药，今病人舌质裂纹，面赤口燥，阳明之热证俱，用石膏正是对症之药。综合诸药之性，一派清凉滋润之品，下咽之后，如大旱之时忽降甘露，料枯苗自可勃然而兴。

按方服药二剂，心中烦烧顿除，睡眠较好，精神亦好转，少腹硬块消失，头背胁诸痛俱去，惟腹有微痛，用手按之即轻。诊其脉，左右手皆见到，惟濡弱无力，已无数象，舌色已近常人，食欲亦增长，大便调，腹中有空虚感，知其炎热已清，瘀血已散，不须再用寒凉之药，稍有补养之品，使其早日康健。

处方：淮山药 13g　净萸肉 13g　台党参 7g　白芍药 10g　麦门冬 10g　五味子 3g　枸杞子 10g　肉知母 7g　生黄芪 5g　白茯苓 10g　建百合 10g　炙甘草 7g　鲜藕汁（半杯）　童便（一杯兑药服）

方解：人参、麦冬、五味子三药名为生脉散，孙真人用之为夏令固津养血之妙方。萸肉、山药、枸杞以补先天真原之气，以恢复强健。用黄芪使后天宗气提升有力，以撑持周身气力复充，气充而血自长。衄血出于肺，使肺气伤，用百合以补之，知母以滋之，使之复壮。芍药、甘草建立中气，使生气不虚，茯苓宁心健脾，童便调和阴阳，以济血脉，藕汁清除瘀血遗留之热邪，如此病根可除而身体亦可恢复健康。

按方服二剂，腹痛不再发作，体力大增，食欲已近平常，已能起床活动，二便已如常，脉象缓弱无力，诸症皆去，后来大便又下瘀血较多，即又以原方加入：熟地 10g。

又服二剂，症已基本治愈，即令停药休养，渐渐恢复健康。

说明：唐容川《血证论》曰："平人之血，畅行脉络，充达肌肤，是谓循经。谓循其经之常道也。一旦不循其常，溢出于肺胃之间，随气上逆，于是吐出。盖人身之气，游于血中而出于血外，故上则出为呼吸，下则出为二便，外则出于皮毛而为汗，其气冲和则气为血之帅，血随之而运行。血为气之守，气得之而静谧。气结则血凝，气虚则血脱，气迫则血走，气不止而欲止不可得矣。方其未吐之先，血失其经常之道，或由脊背走入膈间，由膈溢入胃中，病重者其血之来，辟辟弹指，辘辘有声，病之轻则无响声，故凡吐血，胸背必痛，是血由脊背而来，气迫之行不得其和，故见背痛之证。又或由两胁肋走油膜入小肠，重则潮鸣有声，逆入于胃，以致吐出，故凡吐血，复多腰胁疼痛之证。此二者来路不同，治法亦异。由背上来者，以治肺为主，由胁下来者，以治肝为主。盖因肺为华盖，位在背与胸膈，血之来路既由其界分溢出，自当治肺为是。肝为统血之脏，位在胁下，血从其地而来，则当以治肝为是。然肺肝虽系血之来路，而其吐血实因胃主之也。凡人吐痰吐食皆胃之咎，血虽非胃所主，然同是吐症，安得不责于胃。况血之归宿在于血海，冲为血海，其脉隶于阳明，未有冲气不逆上而血逆上者也。仲景治血以治冲为要，冲脉隶于阳明，治阳明即治冲也。阳明之气下行为顺，今乃逆吐，失其下行之令，急调其胃，使气顺吐止，则血不致奔脱也。此时血之原委不暇究治，惟以止血为第一要法。血止之后，其离经而未出者，是为瘀血。既与好血不相合反与好血不相能，或壅而热，或变而成痨，或结瘕成刺痛，日久变证未可预料，必亟为消除，以免后来诸患，故以消瘀为第二法。止血消瘀之后，又恐血再潮动，则须用药安之，故以宁血为第三法。邪之所凑，其正必虚，去血既多，阴无有不虚者，阴者阳之守也，阴虚则阳无所

146

附，久则阳随而亡，故又以补虚为收功之法。四法者乃通治血证大纲也。"此论最为精当，以上治此证，一本此论为主，故能迅速收功。

咳血、衄血之原由于肺，吐血、呕血之原由于胃，人所共知也。现代医学于《血证论》之尤详。其说谓：胃中多回血管（静脉），细若绒毛，布满胃壁，有时溃裂一二处而出血，其或因胃本体自生炎症，或溃疡烂坏血管，或因跌打外伤，胃中血管断裂，其血棕色而臭秽，危险难治，但此类甚少。常见之证，大概血管不曾溃裂其血亦可自管中溢出，其血多带黑色，因回血管之血色原紫黑，而溢出在胃，胃中酸汁又能令血色变黑也。若血溢自胃中血管，及时吐出，其色亦可鲜红，其病原或因胃致病，或因身体虚弱血质稀薄，皆能溢出。也有胃自不病，或因别经传入于胃（如本案中之病），如妇人倒经，是子宫之血传入于胃，又如肝脾胀大，血不易通行，回血管满溢，入胃则吐出，入大小肠则便出，虽与吐之路不同，其理一也。

吐血紫黑者，方书谓之瘀血，今以现代医学证之已属昭然。所谓回血管者，即人体之静脉管，乃导回紫血入心之管也。管内有门，门无定处，其体比动脉管稍薄，其经稍大。有血则圆，无血则扁，总管二支，由心右上房而出一支向下，以接下身脏腑两足之回血。一支向上，以接头脑两手之回血。散布小支，一如动脉管状，但动脉管深居肉内者多，而回血管深浅皆有蓝色，无脉者是也。另有很细小者，名曰微血管，目力不能见，以镜显之见密结如网，骨肉内外，遍体皆然，与血脉管回血管两尾相接通。故赤紫两血通行无碍。夫血以赤色为主，其有紫色者何也，凡血运行由心左下房发源，直出血脉总管（主动脉），流布周身，长骨肉，固热力，调新陈，养身命，然渐行渐改其性，迨由微血管入回血管之中，其色遂变紫也。由是紫血由回血管运行近至心，流归总血管（总静脉），以达右上房，转落右下房。右心房有大血管一支，长寸许，即分为二，以入肺左右叶，运行肺中，随呼气吐出碳气，复随吸气纳进氧气，其色复变为赤，即由肺血管回心左上房，转落左下房，复出血脉总管，往来运行，如环无端，此乃人身循环系统运动之常度也。按化学家谓空气中所含之气，大要可分为二种，一为氧气，一为氮气，氧气居21%，氮气居79%。氧气者，养人之生气也，然氮气多而氧气少者，诚以氧气浓烈，必须以氮气淡之，而后得其和平。人之百体，日有消长，其合骨肉用者，因赖血以生之，不合骨肉用者，又须赖血以出之。何以血行渐改为紫色，缘其中有碳气也。碳气者，乃身体中无用之物，杂化为气，与氧气合，即有毒之所谓二氧化碳是也。凡人一呼一吸合为一息，呼者，吐碳气也，吸者，吸氧气也。氧气入血则赤，赤为正血。碳气入血则紫，紫为坏血（故方书称之为瘀血）。故紫血必须入肺，运行气胞之上，泄碳气于胞内，气管递而除出之，是为一呼。碳气既出复生气以入。直抵胞内，血遂摄之，是为一吸，呼吸一停，转流改换，人始无病。此即人体呼吸氧的弥散作用。是以人神失去气之与血，与既已离经之血，色多紫黑，因其血中含有碳毒之气，有害于人体，故曰瘀血、坏血。尝验看人之服毒物自杀者，因其身肌肤必呈紫青之色，其血液之中充满毒气，益足证明也。

（二）血友病（肌衄）

李×× 女 12岁 学生

病史：患者自幼就有偶划破皮肤即出血不止的现象。但其出血虽盛，经过几天亦能自止。当时虽经医治，未能根除。至八岁时，左膝关节处发现肿胀，不红不痛，过几天即消失，不久又复肿起。去年有一次碰破皮肤，出血特多，后来用绷带加压，方才止住。以后每出血即用此法。近来鼻子出血，不能止住，流血约300ML以上，来医院治疗，先经内科检查：

（1）心收缩期杂音 （2）肺（－） （3）肝脾未触及 （4）束臂试验（＋－） （5）血压 115/80 毫米汞柱 （6）左膝关节肿胀可浮动 （7）消瘦，贫血，舌红，乳头突出，家庭无此病史 （8）凝血酶原时间为 55 分钟。诊断：血友病，甚危。治法：输血。

检查：面色暗黄，体质羸瘦，肌肤干燥，发育营养不良，舌质鲜红，无苔，唇无血色，声音低弱，身上常出现紫黑斑片，时起时落，膝关节肿胀不消，肾囊有紫斑一片，身体常发烧，烦躁不宁，小溲黄，大便干，呈黑色，食欲不振，精神不好，脉象细弦而数。

病机分析：以脉证论，细弦为阴虚，数为火盛，肝阳浮动，失于收藏，以致心火炎炽，火盛刑金，营卫之气失调，使血液沸腾上溢，走于孔窍，因见衄血，经之所谓"火犯阳经血上溢"。下溢于膝关而为紫斑片，肾囊出紫血块，即所谓"热侵阴络下流红"。血溢于内，出而为流血不止，不出而为瘀为紫斑片。血属阴，愈出而阴愈虚，而阳亦愈亢，故出血亦愈不可止。况阴虚则发烧，此必然之势。阴液不足则大便干燥，血溢肠内则大便色黑，热遗膀胱故小溲黄，久而不愈必至阴血告竭，故此病极不易治，祖国医学之"血箭"、"肌衄"症，皆属此类。

治法：宜先止其血，以塞其流，兼以补阴清热，以固其源，稍佐以降逆固脱之品。

处方：犀角粉 1.5g　生地黄 10g　黑山栀 5g　丹皮炭 5g　仙鹤草 10g　降真香 3g　炒苏子 5g　白茅根 17g　连翘心 10g　全当归 10g　莲子心 5g　天花粉 10g　鲜荷叶（半片）　竹茹 7g　三七粉 1.5g（冲）

水煎温服，渣再煎服。

方解：《内经》云："热淫于内，治以咸寒，佐以苦甘。"方以犀角之咸寒，归、地、丹、栀之苦甘，于凉血养阴之中寓以行

149

血散瘀之用，使血止而无留瘀之患。况地黄含铁汁成分最多，既凉血止血，又能宣瘀，其味咸与血分吻合，不但无凝瘀之虑，且有涵养之功，先贤称之为凉血之神品。血之上溢，实逆气之上冲，以降香、苏子、竹茹以降其逆，使折其逼迫之势。荷叶色禀东方震木之气，既能升清阳之气，又有和肝柔肝之功，正与春和之气同气相求，以顺其条达之性，肝气自然可平，而血亦可得宁安。竹茹善降胃气，胃为生血之源，血出外溢实因胃气不降，故经谓"阳明厥逆则呕衄血"。正此之谓。连翘心、莲子心以心泄心，以清血液之主，心清血自宁，血宁气自平。鼻之出血缘肺失清肃，用茅根以清肺利尿，使浮热尽导入膀胱而出。花粉甘寒滋润，以清化源，生津养液。三七为止血之神品，服之奏效甚速。因出血日久而血亏。故使当归以补之，至此方备万全，不难立见奇功。

按方服药一剂，鼻衄即止，发烧亦轻，又服一剂，烧全退下，舌色转为淡红，大便亦调，脉数象差，食欲渐起，即依原方加：

川牛膝 10g　白芍 10g

又连续服药四剂，出血尽止，膝关节肿胀亦消，诸症悉除，舌苔白，脉象亦缓和，略有弦象。考虑其久病气血俱虚，未能即复，即依上方加味再服：

沙参 10g　玉竹 10g

煎服如上法。

凡大吐、大泄、大失血之后，体液必然大减，虽服药症除，气血未能即复，必须加以补助，但在病邪正盛之时，又不能骤补以防留邪。病势既退，补助之力，实不能稍缓，以防其脱。但温补恐助火邪，故用凉润之品：沙参、玉竹多液滋润，最能生精补气，养心益血，《本草经》谓其久服可延年益寿，用之此症，最为适宜。

依方连服五剂，诸症尽除，食欲大振，体力大长。化验室检查，一切均正常。症状已全愈，即停药出院。

又例

李×× 男 39岁 干部

病史：患者自5、6岁时因掉牙引起流血不止，以后经常鼻流血，牙龈出血，四肢常有皮下血肿，或有出血斑片，时起时落，曾服药治疗，终不能除。1949年曾有一次大衄血，头晕，恶心等症。即而又发现下肢血肿及血尿。1959年发现大便发黑，呕吐咖啡样涎物，头晕加剧，曾到北京协和医院检查，做了多次血检查确诊为"血友病"，治疗不愈。于1959年秋来院治疗，先经内科检查如下：

（1）呼吸21次/分 （2）脉搏80次/分 （3）血压110/80毫米汞柱 （4）体温37℃ （5）右小腿外侧及腹部有皮下出血点。皮肤苍白，弹性尚好，血不凝集。

检查：面色萎黄，形体消瘦，食欲不振，声音微弱，两膀肿硬如鸭卵大一块，疼痛。大便干燥，小溲黄，舌苔薄白，脉沉弦而数。曾服用中西药物，效果终不显。

病机分析：脉沉弦而数，显系阴虚阳亢，肝火怒发，扰动心火，相火亦浮越之候。《内经》云"阳明厥逆，则呕衄血"。因火气上冲，上犯阳络，故有吐、衄血，因肾火上浮，故牙龈出血，因心火上冲，肺受火刑，卫气失守，故皮肤出血，便秘尿黄皆阴亏阳亢之证。

治法：以清热凉血，育阴抑阳之法，佐以活血化瘀之品。

处方：与前病例之方同，又加：银花17g 乳香3g。

外用：云南白药，水调涂肿处。

按方服八剂，症状消失，即将原方中加：

龟板胶10g 阿胶17g 鳖甲胶7g 核桃仁3个 白糖17g鲜藕汁半杯，加水蒸熟服之，按方又服三剂，诸症悉除，食欲精

151

神均复正常，化验检查亦正常，即停药出院。

说明：血友病是现代医学病名，为不易治疗之疾病。在祖国医学文献上，无明文记载。据其症状，脉象病机及出血原因，与祖国医学之"血箭"（亦曰肌衄）症相符合。《金鉴》云"血箭症一名肌衄。由心肺火盛，逼血经毛孔射出如箭。治法宜服凉血药。盖人身之血犹如地之水脉，水流通畅则无壅决之虞。血之周流于人身濡润百脉，循环上下，苟不为气志所伤，自无异常改变，倘有偏胜，血失常度，或逆上为吐衄，或溢下为血崩，便溲血等症。因者发生。"盖血为营，气为卫，血生于心，心为血液循环之统领，周身之经络，皆系属于心。内而五脏六腑，外而肌肉皮毛，皆受血液濡养。气统于肺，肺主周身皮毛，一呼一吸，肺气与皮毛息息相通。今因心肺为火气所逼，血液为沸腾，妄行奔溢，因肺为火邪所迫，毛孔不固，血液从之而奔出，故皮肤一有破裂，其血液即如箭之射出，不能遏止。皮肤无破之处，亦常从孔窍流出，出之不及，甚至瘀于皮肤而成肿胀，《内经》谓："热犯阳络则为吐衄血，热犯阴络则为溲便血。"无不因于火热之气所致发，今审血友病之病机，亦不外于此。

血箭症为失血诸症中之一症，其症候是不定地处，一有破裂即出血不止，如箭之喷射，正如火炽水沸，四射流溢，不能止遏。然人体血液有限，若流之过多，血液告竭，往往使人脱绝。此所以说此病不易治疗。盖以人体外受六淫之感，内触七情之伤，或郁热于外，或郁热于内，均有致发血液失常之疾病，各随其病脏腑经络而现症，实不只血箭之症。

方书云："禀水谷之精华，出于中焦，以调和五脏，洒陈六腑者，血也。生化于脾，宣布于肺，统于心，藏于肝，化精于肾，灌溉百脉。其清而纯者，为守脏之血；清中之浊者，为腑络之血；清中之清者，为营经之血，皆有气以护之，膜以膈之，络以通之。"是以血液遍布人体，循环内外，皆有常道，原不易轻泄于补，其血既发生出而不止之症，是其脏腑之气已生变化，故治之不易。《内经·厥论篇》云："阳明厥逆则呕衄血"。盖阳明属胃，胃为水谷之海，谷气入胃，吸收精微，通过气化的作用，奉心化赤而为血液，循环上下，周流内外，濡养百骸。胃气本应息息下行为顺，倘若感受外来邪气刺激，或内里激动，引起情志的失常，均能使肝气暴动，冲气亦随之上冲，冲脉上隶于胃，冲气一冲，胃气亦不能下降，因而厥逆，就可以迫血妄行，发生出血等症。推及其他脏腑，亦是如此，如心肺感受刺激，郁热内炽，心主营血，肺主皮毛，火迫血沸，奔出外溢，或上从空窍而出，发生鼻衄呕血，或由下而泄，发生溲血、便血，或从中决溢，从肌肤窜流，此种症状，无不由气逆阳厥而来，故其见症发热、口干、面赤、便燥、溲黄、渴饮、舌赤无苔，脉细弦而数，呈现阳盛阴虚之候，故用以养阴抑阳，清热凉血，柔肝润肺之剂，使病迅速而愈。

（三）尿血病

王×× 男 36岁 临沂县

病史：得病已三年。初得时小便如热淋出，每解小溲时尿道作痛，嗣后痛减轻，溲中带血。由此血量逐渐加多，后来成片而下。小溲后尿道刺痛如刀割，牵引少腹亦痛。每天五、六次，痛苦万状。曾经求医治疗，服西药大建凰、海丛生等均无效果，于秋月来求诊治。

检查：面色紫而发亮，鼻色暗黄，肌肤消瘦，精神浮躁，舌质深红，苔薄白，唇色干红，尿出血色紫暗成条成片状，每尿后痛一小时左右方止。脉象缓滑，两尺部略数，重取无力。

自述其病之始为染患淋症，服药见轻，但未几发生尿血，越尿越多，其血块状如花生仁、如手指、如猪肝片，粘液混杂，痛如刀割，肌肉消瘦，饮食不减，睡眠不好。经省立医院检查为

"血尿症"。服药后尿出如鱼脑状之物，但病不减轻。又自追忆在病生之初，曾外出途中遭暴风雨淋击，周身寒冷，以后即病云云。

病机分析：房劳伤精，肾气不固，寒湿之气乘虚侵入，激起相火浮动。热散于膀胱，膀胱为水府，前通小便，即受热邪侵淫，故发生淋漓作痛。热久不清，延及于络脉受损，以致隧道破裂，血液外出，奔出尿道，故大量血液外出。因热气刺激，故每尿必痛，其疼痛难忍，阴精愈于而阳火愈炽，火愈炽而血益沸动，故愈尿愈多，热扰血动，烦躁不静，故失眠不寐。面色赤紫，脉滑数，因精力不足，故沉取无力。

治法：精亏宜固，血热宜凉。用清热凉血，养阴固精之剂治之。

处方：生山药 10g　生龙骨 13g（研）　生牡蛎 13g（研）生白芍 10g　茜草根 7g　白头翁 10g　龙胆草 7g　海螵蛸 10g阿胶 10g　黑芥穗 7g　甘草梢 10g　白茅根 13g（鲜）

水煎温服，渣再煎服。

方解：本方依张寿甫的"血尿汤"之义加味而成。龙骨、牡蛎含至阴之精，大能育阴以固涩精气，其粘吸之力，又大能潜阳以降浮火。阿胶用济水熬驴皮而成，大能滋肾水，补肾精，降火益阴补血，大补先天。茜草根活血止血，通行经络，芥穗炭引经止血，利便清火，白头翁止血，清除下焦之湿热。海螵蛸涩精止血，固守下脱，山药固肾填精补下元之真气，无增热之忧。白芍药去热凉血生血。龙胆草泄龙雷之火，使膀胱之热消于无形。白茅根清利小便，消膀胱之火热，为凉血止血第一妙药。众药伍而成方，期能除血尿于顷刻。

依方服药二剂，尿血果大减，疼痛亦轻，已无血块，惟于尿盆内沉淀如痰涎之物较多，面色不如前日之紫亮，脉已不数。

细详病情，虽病起受寒成淋证，原因精亏所致。其尿中沉淀之粘滑物，实为败精淫浊之物，随热血而流下。况其湿热久蒸必有毒性，所谓"花柳病"者，大抵多由此而引起，今应顾及于此，即依原方加：

土茯苓 10g　鲜藕节 17g　芡实米 10g　三七粉 3g（冲）

依方又服药三剂，血净痛止，尿中白色粘物之沉淀已较少，其他诸症悉除。继续又服药三剂，以后改服知柏地黄丸，缓缓恢复体健。三月后再观察，其病已根除，身体已健壮。

说明：肾为先天水火之根，真阴真阳俱藏于此。阳固阴秘，平衡不偏，则无疾病。若或有所伤失去平衡，则疾病立至。阳弱则阴盛，阴弱则阳亢。阳亢则热，阴亢则寒。寒极则舌卷束缩，四肢厥冷而致死。热极则犯经络而血流溢，上为吐衄，下为便血。本症病人先因房劳而伤精，继遭寒湿之侵袭，寒能化火，以致相火浮动，热淫膀胱，小便尿血，所谓"热侵经络下流红"者，就是这种病情。

然而尿血症与血淋症，虽均属膀胱有热，症状有似相同。若严格分析，实有不同之处。血淋之尿色虽赤如血，但无块条或片。况血淋出于溺窍，其症情轻于尿血。尿血之症，出于精窍，多成条成块或片状，兼下粘滑之物。血淋症是热蓄膀胱，因热郁蒸水液变赤而为血；尿血症虽系膀胱有热，仍多由肾之阴精亏损，引起相火炽激而侵犯血脉与浊精俱下，故尿血症重于血淋症。在治疗上故亦有不同。治血淋一般只用清热凉血之法即可，而治尿血症必须兼顾肾精。故方中首先以补肾固精之药，而凉血止血药不过为辅佐而已。药味虽不多，而奏效都极迅速。

（四）尿血病

王×× 男 52岁 济南市运输工人

病史：去年冬天，雪降天寒，运输劳动，感受寒冷，发生小便赤色，逐渐加重。至今年四月上旬病更加剧，小便尿血量很多，成条成块，尿中混有粘滑浊物，尿道痛不甚重，每日尿血十余次，量也很多。曾经省医院检查确诊为"血尿症"，服西药及注射药针，效果均不显。于是求予治疗。

检查：面色枯黄，无润泽气。形体瘦削，精神颓萎，唇色绀，舌质红苔白。尿出血块色紫，言语声音嘶呛，食欲体力均平常，脉象浮缓无力，大便无变化，睡眠一般。

病机分析：华佗曰："人之劳动，在乎筋力，劳动过度，筋力疲极。"又曰："人身喜劳动，但不可太过耳。"盖劳动则动肝气，劳动过度，则肝气受伤，肝主筋，全赖肾精以滋养，肝有寄藏有相火，过劳则相火暗动，火动则耗精，精耗则火益不守，因而火益炎炽，侵犯膀胱，伤及阴络，使血液溢出随小便下泄，故产生尿血症。因系劳作致动肝火，延及肾中相火，两火上下交炽而引起尿血，是属于虚证之类，故脉象浮且无力。

治法：以固精益肾，潜阳益阴，兼止血之法。

处方：生山药10g　生龙骨13g　生牡蛎13g　生白芍10g　白头翁10g　芥穗炭7g　焦地榆10g　真阿胶10g　甘草梢10g　海螵蛸10g　龙胆草7g　茜草根7g　鲜茅根100g

水煎温服，渣再煎服。

方解：本方与前案治方大致相同，仅地榆是前方所无，其他药物仅在分量上少有轻重而已。因本案症由劳动过度，致伤血络，引起尿血，其中必有破裂之处，故加地榆，既能止血，又能治破伤。凡外来伤破皮肤，用地榆粉末敷之即愈，又加火伤烧破皮肤，用生地榆末敷之亦易愈合。

按方服药二剂，症去大半，又依方再加：血余炭7g，连服五剂，病已痊愈。嘱其休息一个月，避免劳动，以免病再反复。数月后观察，未再犯病。

结语：本案之证与上案之证，同而不同。前案病由房劳伤肾，阴精亏损，元阳浮扰，侵犯血络，血液被扰，因而排除血尿。本案证由劳动过度，疲劳筋力，伤其肝气，耗损肾阴，引起相火妄动，以致阴络破伤，使血液溢出，致成血尿。故前案之证疼痛较重，本案之证疼痛较轻，不拘疼痛重轻，其重点皆在于肾，肾为藏精之脏，聚五脏六腑之精而藏之。故二证尿血之中皆有粘滑之物杂下，此是伤精之明证也。故治方相同，均可达到病愈之目的。

（五）尿血病

向×× 女 35岁 药剂护士

病史：得病二年余，发病不经常，每发病一次小便尿血量很多，色紫红很浓厚，有块，小腹痛较重，不服药治疗则多日不能止。口干，咽燥，头晕不清，经常腰痛。经医院检查诊断为"血尿症"。曾多方服药治疗，不能痊愈，于1966年秋求予治疗。

检查：面色颇红，舌质赤紫，苔极少，唇赤绀，体力弱。经常头晕，懵懵不清，腰痛时作不能挺直，食欲也不好。脉象微弱欲无，左右相同。尿常规检查，有红血球等，月经正常。

病机分析：据脉症论，舌紫唇绀，头晕懵懵不清，腰痛，脉弱等现象当是湿热下郁之候，因热邪积于冲任之间，故有口干咽涸之证。热邪久郁不散，脾湿下移，与冲任热邪相结，下淫于胞宫，流于膀胱。胞为血海，受热邪蒸发，血液沸溢，流于膀胱，随小便排出致成血尿症。因湿热过胜，蒸灼不已，故流血量亦愈多，膀胱为津液之府，受热煎熬，营阴受伤，气化失调，故苦干咽燥，湿热下趋，少腹有紧迫之感，肾与膀胱皆系于腰，故腰区作痛，体力亦差，脉为血府，血实则脉充，血虚则脉弱，今血失过多，脉管不充，故脉象微弱。血属阴液，损多则阴亏，故舌赤无苔，呈亡阴之象。

治法：以育阴抑阳，固精益肾，佐以凉血止血之法。

处方：生山药 17g　生白芍 13g　生龙骨 27g　生牡蛎 27g　生地黄炭 27g　茜草根 10g　白头翁 10g　焦地榆 10g　芥穗炭 7g　血余炭 3g　阿胶珠 10g　双花炭 13g　煨乌贼骨 17g　甘草梢 10g　鲜茅根 60g

水煎温服，渣再煎服。

方解：本方与前案之方意义相同，又加双花、生地清热凉血解毒之品，火熬成炭，有止血作用。湿热久留于冲任不去，必然与血混合，混合久则蒸发化成毒炎，往往有致成肿疡或变成毒瘤一类的疾病（如子宫颈癌等），不易治愈。今用此解毒消炎之品以预防之，可免除后患。更加血余炭是人体血生有情之物。既能止血，又能养阴和血，以血治血，更有同气相求之妙。阿胶为皮肉所制成，既能养阴补血，又能益精降火，以血肉之物，治疗血肉之病，亦有同气相须之妙用。故用之皆能发生殊效。

按方连服六剂，尿血已止，头晕等症状皆除去，脉象较前有力，惟口咽仍稍平，依原方加：东沙参 13g　盐知、柏各 3g。

煎服如上法。

按方又服六剂，诸症悉除去，体力已复，检验尿常规已正常，脉象呈微缓之象。知其症已愈，即停药。后未复发。

（六）热郁吐衄

李×× 男 16岁 中学生

病史：在学校和同学吵架，满怀恼气，回家向父亲诉说，反被其父大骂一顿，斥责一通，盛怒之下，饭也不食，奔出郊外，致受外感，回来即病，发热，头痛，服西药不见效果，次日发热加剧，精神不清晰，言语亦不正常，彻底发烧头痛不止，继而口吐血甚多，未几鼻中亦流血不止，量亦甚多，症势危急，求予诊治。

检查：面色潮红，两眼发赤，舌质赤红，苔黄，后部灰黑，

158

干燥不润泽，大渴引饮不止，口鼻出血赤紫色，言语无伦次，不时怒骂，气粗不匀，大便秘结，小便赤黄色，不食亦不饥，脉洪大有力，肝脉更强硬，体温40℃，时时呼头痛，躁扰不安静。

病机分析：病由怒后外感而得。初起发热头痛等症为外感轻微表证。治之不当，热邪加重，引起高热，出现阳明内实之证。热邪侵犯阳络，使血溢上，而发生吐衄。经云："火犯阳经血上溢。"又云："阳络伤则血外溢，吐血衄血。"现出一团火气，口鼻出血是热气上冲，而血亦随之，大渴不止。是热入阳明，胃中津液耗涸之象。大便秘结，是大肠为热邪郁炽，津液干涸，燥实之候。面红目赤，是火气上炎，血热浮升之征。舌苔黄黑干燥，是热邪内炽，阴液亏损，症情危恶之候。脉洪大有力，是火热焚炽之象。肝脉强硬，是病由怒恼而得，怒气内伏冲逆之候。综观诸症脉论断，是热郁火发，阳明内实，致伤阳络而产生吐衄之症。

治法：以泄热解郁，清除阳明，平其肝逆，兼养心安神之剂。

处方：大黄27g　江枳实10g　净芒硝27g（后入）　黄连7g　山栀子10g　生地黄30g　生石膏30g（研）　黄芩10g　桔梗7g　天花粉10g　连翘10g　元参17g　犀角粉5g（冲）羚羊粉5g（冲）　全瓜蒌13g　石菖蒲10g　炒枣仁13g　丹皮10g　川贝10g　知母10g　当归尾10g　桃仁10g（研）竹茹7g　甘草7g　东牛黄3g（研冲）　真朱砂3g（研冲）茯神10g

水煎温服，渣再煎服。

方解：此方是复方大剂，用集中兵力，包围猛攻之法，取一鼓歼灭强敌之意义。以大承气汤用瓜蒌易厚朴之辛温，通利阳明之实热，开泄大肠之闭结，驱热邪从大便而出，此釜底抽薪之意也。以白虎汤加花粉、连翘以扫除气分之热，使肺金清肃有权治节诸脏，解除中焦烦渴，平抑肝木风火暴动，以撤出血之动力。地、玄、芩、连、丹、栀一派清热凉血之品，杀其火焰沸腾之势，以治其吐衄之来源，源不清则流不止。用犀、羚清热降火之神品，清其心，凉其肝，助以竹茹降其逆，使源开流洁，风木不摇，血不妄动，则吐衄可止。血止之后，又恐有瘀滞之忧，故用归尾、桃仁以行散其滞，则不留遗患矣。经云"血蓄者，其人狂"。病人出血以至发狂者，其有瘀血可知，故用硝、黄、桃、归、丹、枳合为血瘀承气汤，实为治本证对工之方。热胜失血者，多使心血受耗，血耗则心阴虚，以致神不固守，发生谵狂之证。因此又用菖、茯、朱、枣以镇摄心神通窍化窍，以开明其昏乱，使狂妄之态转为安静自然。诸药多为寒凉之品，性皆下沉，故特用桔梗为诸药之舟楫，载之上升于胸咽，使热邪不留于膈上。至于定惊悸，安魂魄，平肝热，清心火，除瘟疫之毒，去脑中炎炽，驱除热痰狂，疗肝胃吐衄，牛黄实为无上之妙品，在大队人马之中，实具有特殊功用，切不可缺。若因其价昂而不用，实为遗憾，药众性杂，况又多重攻之品，故用甘草以和之，以保安全。方药虽多，自有其组织纪律存在，勿以为药多性乱而忽视，耽误人命。

按方服药二剂，大便泄下四、五次，皆赤色如血之粘液，染衣不退（此热瘀所致），诸症减去十之八九，吐衄尽止。即按原方减药量之半，又服一剂，大便清泄一次稀粪，色不甚红，诊其脉不似前之洪大，惟食欲不振，此邪气刚退，正气尚未尽复之候，再为疏方：

建百合 10g　柴胡 7g　瓜蒌仁 13g（研）　条黄芩 10g
羚羊粉 1.5g　枳实 10g　白芍 10g　麦门冬 10g　川贝母 7g
山栀 7g　天花粉 7g　甘草 7g　灯芯 1.5g

煎服如上法。

方解：或曰柴胡乃升提之品，凡吐衄等血证，均在所忌，本

160

症吐衄方止，何遽用之，不怕它再动血，引起吐衄么？答曰：不然。柴胡诚为升提动血之品，但血证之原因，不都是一样的。若是肾虚水亏证的吐血，虚劳羸弱的出血，肝木过胜克伐脾土，咳嗽不休，相火易动等等吐血证，若误用柴胡，升提肝气，病必加剧，固在所忌，如本案证，皆缘温热之邪，郁积肠胃，化为一团火气，藉肝气横逆之势，逼血妄行，从口鼻而出。即经过用大批凉泄之药，将热邪扫荡无余。没有离开经络的血，已各安静宁谧。虽用柴胡，而肝木之气已平，亦无力再兴风作浪，无须再顾虑他引起动血了。况且柴胡这味药，在《神农本草经》称"能去肠胃积聚"，有健胃进食的功用。尝见农村俗传，柴胡能治小儿肚里癖积，用之煮水多服，往往治愈，其除积及其开胃进食之功，即可证明。本方用之不但无犯病之虞，而实为对症之药。尝忆及1935年，余初在济南行医，为人疏方中有柴胡一味，连走数家药店，均不与兑药，乃向病者曰："此必是初来之医，所开之方，尚不知省城的规矩。"余闻之，不胜骇异，莫明其故。后来询问友人，方知从前曾有人因用柴胡而治死人者，后来遂谓柴胡能杀人不可用，以此视为禁药。呜呼，列国时候，百里溪仕于虢而虢灭，仕于虞而虞亡，若不遇秦穆公，焉知道不成了一个不祥的东西。真想不到，从有医史以来，在本草书上俱载着，历史名医俱常用的柴胡，竟蒙此不白之冤。济南是名医汇聚之地，尚且如此，无怪乡村僻隅，更有许多禁忌，真使人气愤不平。余曾写过为柴胡呼冤一文，另在别处，在此不复赘述。

效果：按方服药一剂，食欲大振，一日五餐犹不足，诊其脉象弱缓，二便正常，舌色已变为薄白苔，体温亦正常，诸症悉除。着其停止服药，每日用生山药去皮煮烂加白糖服食，以助其早日恢复。

说明：《内经》云："肝为将军之官，谋略出焉。"因为肝的性情过急，易横而善逆，一语不合，即能激起大怒，犹如大将军八面威风，凛凛不可侵犯之尊。所以好动怒之人，别人多谓其肝气过胜，实有深义之言。医书称人体之肝，是藏血之脏，下与冲脉有关连，冲脉为人身之血海，在男子以存血而能长须发；在女子以灌胞，能受孕而生子。若肝气舒畅，血脉安静，循环周运，濡润百骸。若肝气一逆，其冲脉亦必随之失调。血为气之配，气之所至，血亦至矣。尝见人大怒之极，或用力过猛，暴气冲激之际，往往引起出血或致死亡。如只因一怒或过劳所致的吐血，多是从口中吐出，量亦较少，且很少有鼻中衄出者。惟因温热内炽，血液蒸腾，又受肝冲逆之气逼迫，则其势如洪涛巨浪，不可遏止，不择途径，所以口鼻齐出，其量也较多，源源不断，因内热不清，血沸不能自止。试观人之服毒药自杀者，往往七窍流血。因凡杀人之毒品，多系酷烈毒热之性，一经入腹，如红炉烈，煎熬血液奔驰外出。故见窍即流，或有不能即出者，即凝结于经络不散，故毒死之人，浑身青紫，即是明证。本案病者，先有怒郁于中，复感风寒之邪于外，外邪化热，怒动肝火，风火交加，鼓动血液，欲藏不能，直犯阳络，冲击而出，故吐衄并发，现出口干、苔黄、目赤、渴饮、头痛、脉大种种火热之症。更因血亏则神不守，热扰则魂不安，肝热则怒叫，病人狂妄躁扰，怒骂不休等，治则云"表急者，先救表。里急者，先救里"。此时症见一团火气，其里急之症亦很明显，故急用大批寒凉攻下之药，以釜底抽薪之法，将热邪一鼓荡尽，而病可彻底痊愈也。

十二、痫厥证

痫厥为发作性大脑功能失调疾病，包括大发作，小发作，精神运动性发作和局限性发作等多种类型。大发作以突然昏倒，人事不省，手足抽搐为主要症状，属于祖国医学"痫证"范围，俗称"羊癫风"。虽然这里重点叙述痫厥大发作，但小发作等其他类型的辨证施治亦可参考应用。

本病的发生多与精神，饮食以及先天等因素有关。惊恐郁怒，心肝之气不舒，气郁生痰，化火动风，或因饮食不节，脾运失健，水谷精微凝聚成痰，以致火升风动，痰气上逆，蒙蔽清窍，横窜经络，而突然发作。如病延日久，痰火耗伤精气过甚，则见心肾亏虚之证。一般而言，痫厥初期发作时，以标实为主，病久则为本虚兼有标实。至于发作时间的长短，发作间歇的久暂，则和正气盛衰，痰结深浅密切有关。大抵病的正气尚盛，痰结不深，故发作时持续时间短，间歇期长；病久正气损伤，痰结较深，则发作持续时间长，间歇期短。本病亦可因正不胜邪，痰火蒙心，阳亢风动，出现昏迷，持续不醒，抽搐不止及高热的危重证候。

本病治法，其发作为火痰风动，痰气上逆所致，治疗以祛痰为主，同时辨别气火、风的偏胜，兼以顺气、清火、息风。若久发正虚，或在发作间歇期，又当补肾、养心、健脾，兼以化痰，标本同治。

一般风痰闭阻症状：发作前常先觉眩晕，头痛，胸闷，很快即昏倒仆地，面色苍白，神志不清，牙关紧闭，两目上视，手足强直，口吐涎沫，并发出异常的叫声，甚至二便失禁，苔厚腻，脉弦滑。以后渐渐苏醒，症状消失，除感到一时性头昏，疲倦无力外，饮食起居如常。

心肾亏虚症状：一般痫症日久，发作过频，发时神昏仆地，手足抽搐或颤动，但不甚强直，口吐清沫，叫声如嘶，继则昏沉嗜睡，醒后精神萎靡，面色不华，头晕、心悸、食少、痰多、腰酸、肢软，甚则智力减退，言语不清。舌质淡苔白，脉细滑。

本证治疗方法：一般用开窍化痰，息风定痫，养心安神，舒肝理气。虚者用补益心肾，健脑化痰，舒肝息风，安神镇静之剂。兹将各症治疗验案附录于后：

（一）受惊痫厥症

王××　男　42岁　农民

病史：得病已数年。初因受惊吓发生头晕，逐渐加重，甚至仆倒昏迷，稍时即苏。头经常晕，懵懵如在雾中，嗣经医院检查，诊断为"癫痫病"。服药治疗，症稍见轻，不久又加重，服各种药物治疗，终不能根除，于1966年秋月求予治疗。

检查：面色黄暗，精神不振，表情惨淡，声音嘶浊，语言涩滞，舌质艳红，苔薄白，小便色黄，脉象弦数略急。自述病将发作时，忽感头懵甚，随即就昏仆倒地，不省人事。稍时苏醒，感觉头痛，身痛，手足肌肉抽动，心悸动惕惕不止，精神痴钝，若被太阳照射，其症更加剧。每日发作，甚时至少五次之多。病已数年，心神常有恍惚之感。

病机分析：据脉证论，其证由惊恐而得。因惊恐伤肾，母病及子，延及肝胆。肝木生风，胆火生痰，肾虚则肝木失涵养之滋，致木火不能安静，风火相煽，逆气上冲。《内经》云"诸风掉眩，皆属于肝"，又云"诸热瞀瘛，皆属于火"。故突然头晕倒仆之证，知系风火相煽之候。脑为精明之府，心为精明之主，今因风火攻冲，精神失明，故终日懵懵，有时昏迷不醒。神明扰乱，故惕惕悸动不安，恍恍惚惚，精神亦为之痴钝。病发过之后，头痛身痛者，因肝主筋脉，实与周身神经有关。在发病之余，筋脉神经受其冲扰，疲惫不堪，故作疼痛。其发作有间歇者，因肝性喜怒无常，舒畅时情志安静，风火不动则歇止，烦乱时风火易扰动则发作。脉象弦数者，正是风火交扰之本象。舌赤尿黄，亦皆风火之余候。此非外感之邪，故无大热渴饮之象。

治法：以开窍化痰，息风定痫，佐以养心安神之剂。

处方：石菖蒲10g　朱茯神13g　炒枣仁17g（研）　远志肉10g　生龙骨27（研）　柏子仁10g　血丹参17g　清半夏

10g　化橘红7g　麦门冬10g　白僵蚕10g　龙胆草7g　白芍药17g　双钩藤10g　全当归10g　甘草7g。

水煎温服，渣再煎服。

兼行针灸助治：人中　迎香　地仓　合谷　上星　少商　商阳　风府　百会

方解：以菖蒲、茯神、远志、柏子仁、枣仁以开窍化痰，养心安神，龙、牡、芍药以平肝和肝，疏风木之逆。龙胆草以清肝胆之火，僵蚕、钩藤以祛风邪，使火息风定，以除风痫之根，以橘红、半夏降气化痰之品，清除风火煎熬所化之痰，以去痫厥之力。肝为血脏，血燥则风火动，血静则风火熄，兹用归、丹以和肝血，使血充而安，自能缓和风势而归太平。方书有云"治风先治血，血和风自灭"。更用麦冬滋阴生津以养心阴，使心火不得外移，神明自然得昭。更行针刺之法，以泄风火之邪，使经络调和，气血调畅，则其症可愈。

按方服二剂，发作次数减少，惟大便干燥，口内有热感，其他无什么变化，即依原方加：

川大黄17g　桃仁10g　胡黄连3g

煎服如上法。

方解：口热、便燥、脉数、舌赤是病家有瘀热之征。热瘀能令人狂妄，这也是痫厥之病根。不能去，就不能将病根拔掉，加入大黄、桃仁直入血分，将瘀血消散，使风火无所藉距，痰涎肃清，热邪从大便泄出。用胡黄连凉血之品，使风火瘀热不再妄动，则病可根除而无反复之顾虑。

按方连服三剂，大便连下红色粘液，量很多，症状已大减，发作程度亦减轻。舌苔中心有灰色一片，脉象仍有弦数象。即依原方减去龙胆草，加：

东沙参13g　全蝎3g。

按方又服二剂，症状逐步减轻。大便仍有红色痰涎液较多，每天只发作一次，时间亦很短，脉象弦数略带洪滑之象。知其痰火尚未肃清之候。仍依原方加重其量，再加：

台党参10g　丝瓜络10g　枯黄芩10g。

方解：久病数泻，直防其脱。故药量虽加重，亦须加补气之党参以固住其气，此寓补于泻之中，虽泄药加重，亦无脱气之忧，加黄芩以泄其浮游之火，瓜络以搜其经络之痰，除去风根。

按方服药三剂，症状大减。上午身体如常人，惟下午有时头晕，睡眠不大好。脉弦滑无力，舌根有白苔，知其火热之气已退，有虚眩之象。即依原方减去：川大黄、台党参，又加：五味子7g　防风10g　蝉蜕10g

依方服二剂，病人自感服药后，头上有如向外出气之感。痫证已减至数日一次发作，时间持续亦很短。精神较前清楚多了，体力也较前为好，食欲也有所增加。大便溏有脓样物，脉象仍有弦滑象。依原方再加以和血降逆之药，以缓其弦滑之脉：

生赭石17g（研）　茺蔚子13g

依方服二剂，情况平妥。惟夜间头脑有晕瞀之感，白天即好。脉有浮数之象。将原方中防风、蝉蜕、橘红减去，再加重调和血脉之药：

当归　丹参　白芍

按方连服八剂，症状已去十之八九，有时只感觉稍有晕眩，旋即消失。其他无什么证候，脉缓略带弦象，舌色正常，二便及食欲均如常人。即与之另立一方，令服之以使其早日恢复。

处方：石菖蒲17g　白茯神13g　熟枣仁20g　远志肉10g生龙骨27g　牡蛎粉27g　白僵蚕10g（研）　净全蝎3g　双钩藤10g　青、陈皮各10g　清半夏10g　麦门冬10g　丝瓜络17g　五味子5g　代赭石17g（研）　茺蔚子17g　东沙参13g全当归10g　血丹参13g　白芍药10g　甘草7g

煎服如上法。

166

此方将治疗过程，全部方药综合而成，按方服二剂，诸症消失，遂停药观察，一个月未再发病，病已痊愈，以后未再服药。

（二）气郁痫厥证

韩×× 女 32岁

病史：得病已七年之久。原因忧愁气恼，郁而成病。初时先发头晕耳鸣，懵懵不清，渐至晕眩倒仆，不知人事，经时方苏醒。越发作越频繁。因此精神也不如正常，体力也渐减弱，胁肋经常作痛。求医服药，终不能除去，经医院检查确诊为"痫症"。于1966年冬月来求诊治。

检查：面色青紫，两腮颊益显，略呈浮肿象。两眼睑赤烂，舌质青紫块，苔微白，脉象沉弦而数，大便干，小溲不规，食欲尚可。每于病将发作时，先感觉头晕耳鸣，即倒仆不知人事，眼吊，手握，牙关紧闭，口吐白沫，经十几分钟方苏醒，醒后精神痴呆，身体亦觉怯弱。

病机分析：肝气性喜条达舒畅，而最恶抑郁。因为肝性过急，所以《内经》称之为"将军之官"，病人既在忧愁，又触恼怒，肝气抑郁，不言可知。因肝气抑郁，木性失于条达，致使气机横逆，木郁则风动，风动则火发，引起胆火的不安，形成风火相煽之势。《内经》云"眴蒙招尤"，又云"诸风掉眩，皆属于肝"，此所见症有头晕，目眩，眼昏，倒仆。由于风火的动静无常，所以发病也有歇有作。肝木之子是心火，肝木不静，必然扰动心火，故心神恍惚，如痴如呆，头懵懵不清，心惕惕不宁，脉弦而数，正是风火为病之象。面红颊赤也是火性炎上之候。因风火长期焚煎，以致津液化痰，阻滞经络神明道路，致使发作则不知人事。

治法：以舒肝解郁，息风化痰，清心安神之剂。

处方：石菖蒲17g　朱茯神13g　炒枣仁27g（研）　远志

167

肉 10g　　广木香 10g　　生龙骨 27g（研）　　生牡蛎 27g（研）
柏子仁 10g　　全当归 10g　　化橘红 7g　　清半夏 10g　　江枳壳 10g
丝瓜络 17g　　天竺黄 10g　　净蝉蜕 7g　　白僵蚕 10g（微炒）
净全蝎 3g　　双钩藤 10g　　麦门冬 10g　　甘草 7g

　　水煎温服，渣再煎服。

　　方解：本方用菖、茯、枣、远、柏、麦以开窍化痰，养心安神，和肝柔肝，宁静魂魄；用龙、牡、蚕、蝎、钩、蝉以镇肝息风，潜纳浮阳，以煞风火扶摇之势，使其不得上冲，扰乱头脑，以消除晕眩倒仆之症。橘、半、枳、络以化经络之痰，除风痫之根；天竺黄镇肝风，去惊痰，为治标之药；当归、木香，一血一气，使血调气顺，为治血要品；况龙牡合用为化痰之神品；麦、半齐施，为和胃进食生精之妙药。四药相聚，更是息风降火之必备之品。气郁解除，风火内熄，则痫厥之根自可拔掉。

　　按方服用三剂，又发作过一次，形势较轻，仅觉有如打寒战之状，倏即消失。诊其脉微弦已不数，面红目赤亦瘥。知其药已对症，可继续服用。

　　按原方又服药八剂，诸症状俱消失。经过一月余，其症又发作一次，又按方服药三剂，其病不再复发，诊其脉缓弦稍弱，舌色正常，二便亦无变化，即停药改为丸剂，朱砂安神丸，照法服半月，症已根除，自后未再复发。

（三）风痰痉痫证

　　王×× 　女　成年人　长清　农民

　　病史：得病已五年。初发病时仅有小发作，多日一次，后来逐步加重，日日发作，时间亦加长。近来，有时一日发作数次。发觉时先觉头晕，随即仆倒，牙关紧闭，手足抽搐，不知人事。经时苏醒，感觉周身疼痛，数日不好。若连连发病，则周身无好时。近来又发现咽中如有物梗塞，吐之不出，咽之不下，介介不得清，多方治疗，终不能除，半年前，月经亦停止，腹渐大起，自身感觉似已怀孕，于春月来求诊治。

检查：面色萎黄，精神不振，舌质淡苔薄白，二便一般，脉象沉弦细数，略有搏指之象。发病前先觉头晕耳鸣，旋即倒仆，不省人事，牙关紧闭，手足抽搐。醒后但觉周身疼痛。若遇气恼或心情不舒畅时，其病发作更甚。咽中只觉不清爽，并无疼痛，食物并无妨碍。

病机分析：据脉证论断，头晕目眩是肝风内动之候；牙禁、抽搐是风邪扰动，筋脉拘急之候；不省人事是风痰闭塞神明之证。醒后周身痛者，乃是肝主一身之筋脉，风邪扰动，筋脉疲极，故周身酸痛。咽中如物梗阻，吐之不出，咽之不下者，此名"梅核气"。《金匮》谓此为肝气郁而不舒之证。脉弦细数而沉者，弦为肝风内动之象，沉为在里，细为血虚，数为内热。沉弦而数，在女子停经时，亦可作妊娠脉断，若在妊娠期而发痫证，即属子痫证。

治法：以开窍化痰，养心安神，舒肝息风，稍佐以补血之剂。

处反：石菖蒲 13g　茯神 13g　熟枣仁 27g　远志肉 10g　广木香 10g　粉龙骨 27g　粉牡蛎 27g　沙参 13g　柏子仁 10g　双钩藤 10g　白芍药 13g　全当归 13g　橘红 7g　丝瓜络 13g　麦门冬 10g　僵蚕 10g　净蝉蜕 7g　炙甘草 7g

水煎温服，渣再煎服。

方解：本方与前几案之方意义相同，惟因其月经已停止数月，脉象已有妊娠征兆，故方中不用半夏、大黄、赭石等犯胎之药。仍以菖、茯、枣、远类安神开窍化痰；钩、蚕、蝉类以祛风；龙、牡、柏、芍等以平肝潜阳，除风火之根；用当归、白芍、沙参、甘草等养血补气之品。以固守胎元，防受冲击。虽有蝉蜕之不利于胎者，但在大批平和药物之中，起破坏作用不大。

况《内经》中明文曰"有故无殒，以无殒也"。此时用之，谅无妨碍，亦曾试过多次，全无过失。

按方服药二剂，病未再复发，惟药后吐清涎很多，此为药力化痰之效果，并非又添症状。诊其脉象，弦数而滑且搏指，此妊娠之正脉。遂依原方再加祛风化痰及安补胎孕之药：

明天麻 10g　净全蝎 3g　炒白术 13g

按方又服药三剂，病未再发，身体亦无痛苦，诸症状皆悉消失。脉象缓滑，知其胎孕日长，是为正常脉象，因此停药观察。一月余未见病再发。至产期之日，生一男孩，母子平安。后来痫病亦未再犯。

（四）气郁痫厥症

李×× 女 32岁 泰安 工人

病史：两年前，在工作中臂部折伤，入医院治疗。尚未治愈，单位领导却促其出院参加工作，否则不负责治疗费用。当时忍气出院，忍痛工作，怒气郁结，由此得病。后又因其小儿患病危重，既不能抽身回家守护，又无力延医治疗，卒致死亡。如此悲愤交集之下，病更加剧，每每发病，即猝然仆倒，不知人事，四肢冰冷，咬牙瞪目，颈项强直，攥拳抽搐，口吐白沫，气喘粗促，须得人按揉扳缓，经时方醒，醒后周身痛，精神恍惚，数日才好。初时数月发作一次，逐渐加频，渐至数日一发。若遇精神不愉快时，则不时发作。后来又发现大便干燥之症，每天若不服泻下之药则大便不得下。因久服泄药，体力逐渐减弱，便秘之症仍不能愈。至今已二年余，形体已羸弱疲惫，近乎不能工作了。于1964年夏，求予治疗。

检查：面色灰黄浮虚状，唇色绀，舌质淡，苔白。眼周围呈青色，目光无神，指甲干脆反卷，无血色，声音怯弱呼吸短促，时作太息。心悸动不止。发病时先感觉眼发昏，耳鸣，旋即仆倒而无知觉，迨醒后身痛，头痛，口干，眼目昏花，记忆力大减，走路时昏昏欲跌。大便常干燥，月经延期，量少色淡，来时浑身难受，睡中常惊叫不安，见气恼之事即发作，食欲大减，久治不愈，自甚悲观。诊其脉，两手俱微弱欲无，不得寻按。

病机分析：既伤手臂，又郁气恼，肝气大受刺激。木郁则火发，风亦随之而起，风火交织，煎熬津液，化为痰涎，是此痫厥之病因已成。其子病不能救生卒至死亡，悲愤交集，其刺激更甚于前，肝气一郁再郁，是以其病症一再加剧。木郁则土亦受累，脾气亦受侵害，健运之力失常，不能输布精微以养脏腑，反此化为痰涎，阻碍经络气化之力运动，致使神明失精，昏然晕仆，发为痫厥。《内经·厥论》云："目盲不可以视，耳闭不可以听。溃溃乎若坏都，汩汩乎不可止。"又云"大怒则形气绝，而血苑于上，使人薄厥"。病机云"诸风掉眩，皆属于肝"。病因症状已形容尽致。肝为血脏，其荣合于爪甲，病久肝血不足，故爪甲干脆反卷，而无血色。月经来自肾冲，血海来龙于肝，今肝气失调，影响月经亦失调，此必然之势。量少色淡者，与以上诸症合观，肝血不足也很显然。肝血不足而气必愈燥，愈燥而风火亦必愈炽，发为眩晕倒仆痫厥。此即《内经》所谓"眴蒙招尤"之症状。血燥则阴液不足，大肠滑润不充，故大便经常干燥。木气逆则刑土，脾受侵侮故面部及眼睑上下周围青色，唇为脾土之合，故亦发绀，所谓病于内者，必形于外，这是望诊不可缺少之处。其食欲不振，肌肤消瘦，四肢疲倦，皆因于此。病由气郁而得，故感受气恼即可发作，脉为血府，血充脉强，血虚脉弱。病久而血气必受损耗，故其脉微弱欲无。综上诸现象观察，其病机主要在肝，连及心脾，影响于肾，为气郁风痰致发之症。

治法：以舒肝解郁，开窍化痰，养心安神，佐以和血润肠之剂。

处方：石菖蒲 10g　　朱茯神 13g　　熟枣仁 20g　　远志肉 10g

陈皮10g　广木香7g　川贝母10g　白僵蚕7g　陈胆星7g　桃仁10g　柏子仁10g　麦门冬10g　全当归10g　东沙参10g　川军7g　火麻仁17（研）　黑芝麻17g　郁李仁10g　肉苁蓉10g

水煎温服，渣再煎服。

方解：方用菖、茯、枣、远、柏仁、麦冬等以开心窍，化痰涎，养心神，安神志，以除恍惚昏迷，木香、陈皮以理气，归、桃以理血，火麻仁、郁李仁、芝麻、苁蓉加大黄以润大肠，使大肠通畅，以导痰气下行。僵蚕、胆星祛痰火以定惊痫，更可消风邪之患。沙参、贝母生津养液，犹有滑痰之功用。大便通畅则逆气不得上冲，痰火消失，则风邪不得上扰而晕仆可止。气调则肝舒，血和则经调，心神明，则恍惚自解，肝风定，则人事自省。诸药配合虽备，还须要其注意情志不可激动过度。

按方服五剂，自感头脑渐渐清醒，不似前之懵懵。大便稍润亦不似前之燥秘。痫症未发作。脉如前，其他无变化。病人自感安慰，据症状表现论断，是药已对症，有好转之机。胃为人身资生之大源，胃气旺则纳谷强，体力亦可增，因将原方中加入健胃之品：白术10g。

按方又服五剂，大便已调和，精神亦大为好转。曾犯病一次，其症状及持续时间较前大大减轻，饮食体力均增。自己已能够步行三里多远来就诊，面上也好看些了。脉象较前有力了。舌苔微白。惟视力略有些花。知其病情已好转。仍依原方：杭菊花10g。

依方又连续服八剂，病情大大好转，痫证未再发作。头晕眼花很轻微。指甲渐转红活，面色亦渐有润泽之色。月经来潮较前色量均有好转。脉象左右手均有微缓象，二便调和，知其病将痊愈。因病人感觉服汤药困难，即将原方加减，改作丸剂，令其常服，以防再复发。

172

丸药处方：石菖蒲 30g　白茯苓 30g　远志肉 27g　炒枣仁 45g　广陈皮 27g　广木香 17g　炒桃仁 17g　川贝母 17g　白僵蚕 17g（炒）　陈胆星 17g　全当归 30g　柏子仁 30g　火麻仁 90g　麦门冬 30g　熟大黄 27g　黑芝麻 90g　肉苁蓉 30g　郁李仁 30g　东沙参 30g　白芍药 30g　净全蝎 10g　炒白术 30g　杭菊花 30g　血丹参 30g

共为细末，炼蜜为丸，每服三钱，早晚各一服，温开水送下。

自服此丸药以后，痫病未再发作，惟有时稍觉头晕，片时即消失。大便已调和，体力逐渐强壮了。为了巩固疗效，此剂丸药服完后，又配制一剂，继续服用。自从开始治疗及服用两剂丸药，共用了三个月的时间，其病已彻底根除，每日上班工作，迄今已数年，身体亦很健强。

（五）气脑痫厥不语证

王×× 　女　32 岁　长清城关

病史：得病已多年。初由郁怒，气恼而致病，发作时手足抽搐，咬牙吐沫，不省人事。经时苏醒，犹如常人，迄今已十余年，发作越来越频繁。今天突然又发作，先叫称"胃痛"，继而又呼"头痛"，旋即仆倒，不知人事，牙关紧闭，手足抽搐，口吐白沫，急入医院抢救，虽已苏醒，但不能言语，因来求予治疗。

检查：面色潮红，舌质嫩红，苔白，精神呆痴，问之不能说话，牙关略紧，口不能全张开，舌不能伸出，大便干燥，小便色黄，大小便均不利。脉缓滑时有弦数之象。不能进食，行针刺之法及服抢救药物，情况似较前好些。身上还有什么痛苦，无从得知。

病机分析：据脉证而论，病由恼怒忧郁而得。怒恼伤肝，忧郁伤脾，是木横土郁，此次发病，先有胃痛，即是其明证。木横则火发，风火交炽，热气内生，津液化痰涎。因肝气冲逆，冲气亦必上冲，迫使痰涎上壅，阻塞空窍，障碍神明之路，故可发生暴厥而死。《内经》云"血之于气，并走于上，是为大厥，厥则暴死，气返则生，气不返则死"。此症卒然仆倒，不省人事，已是暴死，经过抢救，其气血已下返，故复苏。因少阴、厥阴脉均系舌本，二经为风痰所阻，舌本绌硬，故言语不得发出，其脉象弦滑而数，正是肝木风动，引起相火炎炽，风火煎津，液化为痰涎之候。热邪内搏，故病人面红舌赤，便干溲黄等内热之证出现。

治法：以开窍化痰，清热利便，兼以养阴安神开郁之剂。

处方：石菖蒲28g　清半夏10g　广陈皮10g　白僵蚕10g　净全蝎5g　广郁金10g　均青皮10g　天南星10g　江枳实10g　白芍药17g　五味子5g　麦门冬10g　远志肉10g　天门冬10g　净橘络7g　净蝉蜕7g　灯芯草3g　甘草7g　川黄连7g　川大黄7g

水煎温服，渣再煎服。

方解：本方以菖蒲、蚕、蝎、蝉祛风痰、开心窍；用半夏、南星，橘络化除中焦和经络之痰气，消除阻塞以开通经脉之路，藉菖蒲透达诸窍之力，使言语得通，昏迷得醒。青、陈、枳、半理久郁之气，以清除得病之根。二冬、灯芯、远志涵养心神，以治热炎之标。黄连清心火兼除风热之内焚，大黄通肠利便，导热邪尽出于体外。郁金化血中之郁结，并能开闭塞之窍，五味子滋润肾水以收敛肝气，配二冬更能涵养阴液以复损耗之津血。用甘草以和诸药，更有缓和中气之功用。

按方服药一剂，即能言语，再服一剂，亦能饮食，精神亦明了，惟说话快时即不很清楚。又依方再服二剂，精神食欲二便均近常人，惟头尚发晕欲眠，心中有时发慌。诊其脉象微缓，舌色

174

已正常。据此脉证而论，是病邪已大减，正气尚未恢复，应继续服药，致病根尽除，体力恢复正常为止。再用养心安神，理气化痰之品。

组方：石菖蒲13g　白茯苓10g　炒枣仁17g　远志肉10g广木香10g　广陈皮10g　江枳壳10g　白僵蚕10g　丝瓜络10g　麦门冬10g　均青皮10g　天门冬10g　六神曲10g　清半夏7g　橘络7g　全当归10g　甘草7g

水煎温服，渣再煎服。

方解：风火之势已煞，肝气渐平，不需再用苦寒攻泄之剂，惟心阴受耗，脾胃尚虚，因此用养心安神，调和中气之品，使胃气健旺，能纳谷进食，脾气健运，能输布精微，正气既充，则邪无立足之地。此即《内经》所谓"调其中气，使之和平"之义。按方服药，每服二剂，休息一天。连续服六剂后，诸症悉除，未再发病，身体亦复康健。诊其脉象已缓和，知其病已痊愈，遂嘱其停药，并避免再生怒气及食生冷食物等。

（六）血瘀厥逆证

刘××　女　22岁　长清　农民

病史：病由在农田劳动，感受风寒及饮冷所得。先是月经失调，少腹结一坚块作痛。上冲胃脘，寒凉如风吹之状。经来后期，血色红白交杂如脓状，每经来则腹痛如刀刺，经常腰痛，头晕痛，心跳不宁，肢懒神疲，每于夜间即发病，身体僵直，呼吸停止，手足冰冷，如同死人，经时方苏醒，醒后周身疼痛。得病至今已数年之久，多方治疗，终不能除，于1966年春天求予治疗。

检查：面色青红枯燥，唇色绀，面呈浮虚之象。舌质赤，苔白，尖赤。下肢浮肿，二便不规。食欲不振，体力很弱，脉象濡弱散乱，不任寻按，精神恍惚，终日如在梦中，每到天晚时则发愁。

病机分析：根据脉症详审，其病当由经行时不慎，风寒之气乘虚侵入而致。血脉被阻，瘀结于胞冲之间，形成坚积。因冲脉受阻，血行不利，冲气逆于上，引动肝气，随冲逆而厥，厥则暴死，故发病时僵直窒息如死状，因病由寒气而得，直入厥阴，厥阴为阴极，故于夜间重阴之时发病，并出现手足冰冷，胸腹凉如风吹一派寒冷之象，若谓之"寒厥"，亦未尝不可。白日阳气胜，寒得阳气而稍缓解，故不在白日发病。厥阴是风火之脏，冲脉隶于其下，月经遭受风火之化，故杂见赤白如脓，试为厥阴痢症，多是如此，因风寒之邪，拟于冲胞，结成坚积，故少腹硬痛。面青唇绀，皆瘀血之征候。面部及下肢浮肿是脾失健运之症，因肝木郁逆，脾气受制之故。脉为血府，血充则脉强，血虚则脉弱，血阻则脉闭，血寒则脉细。今寒气血瘀阻滞脉道，故脉微而散乱欲无。病情较危，恐未能就愈。

治法：以活血化瘀，通经活络，兼以息风之剂。继用温运散寒之药。

处方：全当归 13g　　川芎 7g　　白芍药 10g　　广木香 10g
广陈皮 10g　　延胡索 10g　　枳实 10g　　白茯苓 10g　　广郁金 7g
熟枣仁 17g（研）　　六神曲 10g　　桃仁 10g（研）　　五灵脂 10g
净全蝎 3g　　元红花 7g　　丝瓜络 10g　　丹参 17g　　甘草 7g

水煎温服，渣再煎服。

方解：病由血瘀而厥，是先血瘀而后厥，血瘀为本。方书常曰：治风先治血，血行风自灭。依此，故先治其血证。用归、芎、芍延以养血活血，用桃、红、灵脂、郁金、丹参以活血化瘀，使冲脉得利，瘀血得行，以缓其冲逆之势。用木、陈、枳、曲以调其气，使气调血亦得调，血调则瘀亦得消。用全蝎以镇定其风邪，制止其发厥。用丝瓜络以搜经络之风痰，使除痉厥之根。枣仁、茯苓以养心安神，稳定神明之主，以免其动乱惊恐，

176

使精神安定，神明可复，甘草安中以调和诸药。是此成为有节制之师，想必出师可奏其功。

按方服二剂，夜间僵直减轻。又服二剂，腰、腹痛及身凉亦略得以减轻。唇色有所转变，脉象较前稍有力。口中痰涎较多，其他痰涎多，其他无什么变化。以其僵直，腹痛身凉等症均减轻，脉力渐起而论，均为佳兆，口中痰涎多，是痰涎得化而上得以吐出，亦非恶候，惟坚积不除，病势仍危。依方再加以温中化瘀之品，继续服之：

熟附子 3g　醋三棱 10g　蓬莪术 10g　吴茱萸 7g　制香附17g

按方又服二剂，僵直病未发作，腰腹痛大减，身凉亦减轻。惟药力过后，身体仍发凉，小腹积块自脐下，上贯胃脘，坚硬如木瓜，按之痛甚。口中痰涎已减少，脉象沉弦无力，舌苔微白，二便正常，饮食亦较前好，心亦不慌了。依脉症论，诸症都减轻，但沉寒痼冷，盘踞于内，若不彻底除去，病症是难以根除的，药至寒即得解，药去寒又复至，即为明证，今将原方加重剂量，必当达到战胜病邪为止：

原方剂量各加三分之一，另加入：炮姜 7g　乌药 10g

按方又服二剂，症状大部分消失，惟腹内坚积，虽边缘稍软，但依然不见减小，身体仍不暖，脉象左手细弦，右手沉缓而弦，其他如上。按其脉证论，寒积仍胜，有牢不可破之势，非大力攻破不易消失，即再为疏方：

全当归 17g　川芎 10g　制香附 27g　延胡索 10g（醋炙）广木香 10g　桃仁 13g（研）　红花 10g　京三棱 10g　蓬莪术10g　炮姜 10g　熟附子 10g　吴茱萸 10g　江枳实 13g　广郁金 10g（醋炙）　全蝎 7g　五灵脂 10g　肉桂 10g　乌药 10g　赤芍药 13g　炒大黄 30g　水蛭 10g（碎）　制鳖甲 17g　莱菔子 10g（炒研）　甘草 7g

方解：大剂温运活血化瘀之品，直取坚积之处，温而化之，削而消之，排而去之。方中有鳖甲之攻坚，虽因而能破。水蛭之善吸血者，附于血瘀之处，必能钻入，喜此物善能吸血，无论牲畜皮肤多么坚壮，一经其帖附，立即能破皮入内而将血吸出，故为破血之妙品，以前人多谓其不易死，虽经火炒焦脆，入腹还能复活，故多炒焦用之。后经临床屡次生用于活血化瘀方中，效果很好，且无一点副作用，以此知俗传不确。是以本方仍用之。并用炒黑大黄直入瘀血之中，将坚积推开，排之于大肠而后驱至体外。犹恐排不迅速，故再用莱菔子之滑肠消食之品，以协助其力，必欲一鼓荡平。

依方服三剂，大便连泄黄色粘浊若干，腹内坚积见软，仍未尽去，饮食精神体力均好，睡眠已正常，脉象沉缓略弦，舌苔微白，知其沉寒瘀积还未尽除。病人坚决要求再将药力加大，一定要将病根除尽。因将方中姜、附、水蛭、莱菔子减去，加重大黄至45g，又服三剂，大便仍有粘物。病人食欲体力更觉增加，因思沉疴痼疾，寒滞瘀结，轻描淡写之剂，犹如隔靴搔痒，终难彻底解决问题，遂遵《内经》"有故无殒"之旨，放胆投以大力峻猛之剂：

锦纹军 60g（醋炙）　玄明粉 17g（冲入）　江枳实 13g　广木香 10g　香附 30g（醋炙）　陈皮 10g　延胡索 13g（醋炙）桃仁 17g（研）　红花 10g　肉桂 10g　当归尾 27g　制鳖甲 17g　赤芍 13g　炮山甲 10g（研）　降香 13g（碎）　制龟板 17g　柴胡根 7g　槟榔 10g

服如上法。

方解：本方在前方基础上增加柴胡，有舒肝和肝之义。柴胡禀少阳春生之气，《神农本草经》谓其有去肠胃食积之功用。本病主要在肝，所用之药，大多是活血化瘀、理气破气、平肝镇肝之剂。肝为将军之官，其气刚急，不宜遽折，故用柴胡之得春阳

178

甚胜者，顺将军之性，以舒之和之，如此则其气自然不逆，而病邪自可以早日得解。用山甲之大力穿透者直攻坚瘕堡垒，导引诸药，一拥而上，各施其力，瘀血可升，邪气可去。龟板之为物，善能通调沟道，滋阴潜阳，协同鳖甲能软坚化瘀。玄明粉为朴硝之原体，性能滑下润肠，协同大黄更可增加其推荡之力。再加降香、槟榔泄下之力益强，使积秽尽去，全无留滓，则病根可除也。

按方服药一剂，无什么感觉，又服一剂，大便连泻五次，每次都有黄色粘滞物很多，摸腹内硬块，大见缩小。病人体力食欲益见强健。即依方又服二剂，大便泄粘物不甚多，即照原方再加：芒硝30g（冲入）　五灵脂13g（炒）　生大黄改为90g

照方又服三剂，大便虽泻，黄黏物不多，多夹杂粪便，其硬块已消失，诊其脉象缓微弦，舌色正常，饮食睡眠劳动均如常人，知其病已愈，遂停药。

（七）风痰痫厥症

王×× 　女　20岁　长清

病史：十二岁时由气恼引起疾病。发作时，胡言乱语，手舞足蹈，仆倒于地，不知人事，经三、四小时方苏醒，后经服药，病愈。今已结婚，分娩才两个月，因触恼怒，病又复发，较前加重，几乎每夜都发病。病来时先发寒热，头晕目眩，不能睁眼，口内喃喃，不知说何语，随即不省人事。经 3～4 小时方苏醒，醒后一如常人，甚或一夜发两次。分娩后，月经反照常来潮，精神惛惛不清，体力渐弱，食欲不振。多方治疗不愈。于1968年春天求予治疗。

检查：面腮浑红，唇赤，额紫赤，精神呆钝。舌质深红，苔白，尖艳红，脉象沉弦而数。大便常干，小溲黄色。常有恐惧感，若触气恼则发病尤剧。睡眠不好，发病时四肢发凉。

179

病机分析：据脉症论断，沉脉主里，主气，弦脉属肝主风寒，数脉主腑，主热，主阴虚。其病由气恼所得，先动肝气，木郁则风生，肝风内动，必然引动胆火。肝风胆火，互相煽动，致浮阳飞越，故有头晕目眩等症。《内经》云"诸风掉眩，皆属于肝"，又云"眴蒙招尤"，都说明肝风内动，则头晕昏摇，目花缭乱，不能正视之状。风火相煽，亦可灼津液化为痰涎，障碍神明，因见糊涂，喃喃自语，不知人事。肝为厥阴之经，厥则逆，逆则四肢冷。厥阴病阴阳相争，故发病时先作寒热。目为肝之上窍，故病时不能睁眼。其发病于夜者，因厥阴主时在丑，夜又属阴，故发于夜间，病由恼怒而得，故触动恼怒即发之更剧。分娩之后，气血大虚，水无力以涵养肝木，故易怒，而病亦重发作亦频。本病人元气尚未大亏，故发病过后一如常人。若迁延日久，病邪弥漫，正衰邪盛，则病变即不可思议。

治法：以舒肝养心，开窍化痰，祛风活血之剂。

处方：朱茯神 14g　熟枣仁 27g（研）　远志肉 10g　广木香 7g　白芍药 13g　广郁金 7g　全蝎 5g　全当归 13g　粉龙骨 27g　粉牡蛎 27g　天南星 7g　化橘红 7g　双钩藤 7g　东沙参 14g　丝瓜络 10g　蝉蜕 10g　甘草 7g　石菖蒲 10g

水煎温服，渣再煎服。

方解：方用龙骨、牡蛎潜阳育阴，以镇摄风火之势。枣、远、茯、菖以安定神明之志，钩、蝉、蝎以去风静。南星，橘红以化除经络之痰。当归、芍药以和血柔肝，肝得血养而不燥，风可平息。木香、郁金以理气化痰，气调郁自解。沙参养阴以清利肺金，金壮而风木之邪自平。甘草和中兼调和诸药，仍有解毒之功。

按方服药二剂，厥病发作减少。白日仅有恶寒发热的感觉。精神已有好转，脉象弦数有滑象，舌苔白，面腮红色退，二便正常。因其病于产后加重，考虑有瘀停蓄，即将原方再加以活血化瘀之品：

桃仁 10g（研）　　生地黄 10g　　琥珀 3g（研末冲入）

依方又服药四剂，厥病未再发作，寒热症状已消失。精神、食欲、体力均近常人，脉沉缓略带弦象，症状悉除去。因弦象脉未除，应是肝气还未尽平，难免病再反复，即将原方再加养心安神之药，继续服之，以除病根：

麦门冬 10g　　柏子仁 10g　　白僵蚕 7g　　枳壳 10g

依方再服药四剂，一切均如常人。诊其脉象沉缓，右手稍强于左手，此在女子为正常脉象。是此病已痊愈，遂停药休养。

（八）惊痫证

石×× 女　17 岁　长清

病史：孩提时好淘气，无备之中，被其母击打，猛受惊恐，因而得病。每发作时，先觉头发晕，耳发聩，心里恍惚，渐至不知人事。稍时即苏醒，醒后呆呆如木偶。迄今已十余年。病症日益加重。本来在学校读书，病重时每天发病多至十数次，因此废学回家。参加农活劳动时，常在坡中发病，倒地不起，因此农活也不能参加。于 1967 年春天求予治疗。

检查：面浮红，舌质赤，苔薄白，尖赤艳。精神呆钝，有时言语不论，脉象沉数略弦，二便正常，饮食一般。每日发病数次，常觉头懵懵不清，智力大减。曾入医院检查，诊断为"癫痫症"，服西药及注射药针，均不愈，遇气恼时病情加重。

病机分析：据脉证论，沉脉主里主气，弦脉主肝主气，数脉主热主阳。病由惊吓而得，怒恼亦在其中，气郁动肝，肝木郁逆，内风暴发，胆火随之，风火交炽，故脉现沉弦而数之象。风火既炽，津液必受煎熬而化为痰涎，阻滞精明之窍，使人昏迷不知人事，且惊恐能伤肾气，肾气伤则精却，精却而气降下，不能上养肝木，而致肝木之气益燥，燥气上冲于脑，故使人头懵懵不清。热气上浮使人面红，痰滞精明致使人言语无伦次，精神呆钝。热炎于心，故舌质赤而舌尖艳。

治法：以舒肝解郁，开窍化痰，安神镇惊，兼祛风清热之剂。

处方：石菖蒲17g　朱茯神13g　炒枣仁27g　远志肉10g　广木香10g　生龙骨27g　生牡蛎27g　青、陈皮各10g　麦门冬10g　净全蝎3g　锦纹军13g　僵蚕10g　双钩藤10g　净蝉衣10g　全当归10g　江枳实10g　甘草7g　柏子仁10g

水煎温服，渣再煎。服牛黄镇惊丸一丸，随药冲服。

方解：治则云"木郁达之"。本方用青、陈皮、柏子仁以舒肝之气，龙骨、牡蛎以柔肝之性，僵蚕、全蝎、钩藤、蝉蜕以熄肝之风，麦冬、柏子仁、当归以润肝之燥，如此舒之、和之、柔之、熄之、润之，则肝郁可达。肝木畅达，则风火可熄，病势可解，又再用菖、茯、枣、远以养心安神者，以复其精明，陈皮、木香、枳实以调理中气。犹恐其中有郁滞不除，故用大黄以推荡，使之尽出于体外。如此布置，是常规战法。若要其出奇制胜，还须再派奇兵，因此，另用牛黄镇惊丸冲服，镇惊丸有开窍化痰，清热镇静，平肝凉心之妙用，其力甚捷，其功尤专，用以镇压风火之邪，使其不及发作，先遭袭击，大队兵力随后而至，包围歼灭，一鼓荡平。

按药服药二剂，发病程度已减轻。又连服四剂，发病更少，每日只1~2次，持续时间亦短了，精神意识也清醒许多，惟大便稍干，脉象沉缓略弦，面色仍红。依原方加入：

元明粉7g（冲入）　白芍药17g

按方服药四剂，惊痫症状基本消失，惟言语有时还恍惚，舌苔白，舌尖红，二便正常，脉象沉缓，略有滑象，疑其心肾交通有碍，因于原方减去蝉蜕，又加：

活磁石13g（研末冲）　地骨皮10g

182

依方服药二剂，言语已好转。为不妨碍其参加农业劳动，服药便利，节约起见，着其停止用汤药，改服丸剂：

每日，早服磁朱丸 10g，晚服，朱砂安神丸 10g。

俱用温开水送下。

按时服用丸药，十日后，精神已逐步恢复，言语，举止均已正常。诊其脉象沉缓。每天劳动，观察一月余，未再发病。

（九）痫厥并妊娠症

王×× 女 成年 农民

病史：得病已五年，由气郁引起，初时只觉头晕目眩，逐渐加重，渐至晕倒，昏不知人事，再进一步，又添紧牙关，手足抽搐，吐白沫，经日方苏，先是数日一发作，渐至每日都发作，后来每日或数次发作。每发病一次，周身酸痛，数日方解，近来咽中又觉如有物阻塞，梗之不去，吐咽都不除，多方治疗，终不愈，自去年八月，未见月经，是否怀孕，于春月来诊治。

检查：面色枯黄，精神不振，舌质色淡，苔薄白，二便一般，脉沉弦细数，有搏指象，尺脉稍有及滑状。病发时仆地不知人，呼吸紧迫，口中出白沫，手抽足搐，瞪眼唇青，经时渐苏，醒后如呆鸡，病发时脉搏快，一着气恼病即发作而加剧。

病机分析：据脉象沉弦细数，是气郁痰热，壅滞为患，尺部数滑，月经停止是怀孕之候，倒仆昏不知人，牙紧抽搐是风痰痫厥，发作之候，是病由气恼，致伤肝气，肝郁动火，耗损津液化生痰涎。肝木气郁，则上伐脾土，下耗肾水，兴风作浪，逆气上冲，发为痫厥，由逆气上涌，五液逼而上出，故口出涎沫，风动筋急，故手足抽搐，牙关紧闭，肝木动则火生，故病来眩晕，《内经》云："诸风掉眩，皆属于肝。"即此之谓，肝逆则冲脉冲，逆气上冲，故使咽中如有物梗，此所谓"梅核气"。皆属郁症，若怀孕之妇，发现此证。即所谓"子痫"症，亦即此类，综其病机，是因怒恼伤肝，肝木郁逆，风火内发，殃及脾肾，痰涎内生，致发痫厥之候。

治法：以舒肝解郁，祛风化痰，佐以理气养血之法。

处方：石菖蒲 12g　白茯神 12g　熟枣仁 21g（研）　远志肉 9g　广木香 9g　龙骨粉 24g　牡蛎粉 24g　柏子仁 9g　东沙参 12g　双钩藤 9g　白僵蚕 9g　净蝉衣 9g　白芍药 12g　麦门冬 9g　丝瓜络 15g　全当归 9g　化橘红 9g　炙甘草 6g　青皮 9g

水煎温服，渣再煎服。

方解：病由郁而生痰，痰而生风，风动火发，致成痫厥，治法必须解郁为先，方中用青、陈、芍、木以舒肝柔肝以解郁，用龙、牡、瓜络、菖、远以化痰，并收敛肝阳上逆，用蚕、蝉、钩、络以祛风兼化痰而息风之煽动，用菖、茯、枣、远、柏、麦以养心安神，开窍镇静，因已受孕，故用当归、芍药、麦冬、沙参等等涵养阴血之品，以安养胎元，解郁必先理气，故方中之木香、青陈皆理气之品，甘草为缓和之药，调和诸药，有益于脾胃，为了保全妊娠安全，故不用剧烈之药。

按方服药二剂，病未大发作，惟药后二日口吐清涎很多，精神亦见清爽，诊其脉象弦数有滑搏之象，此是妊娠之脉象，因服药而显露，虽发亦是痰涎未清之征候，即依原方加

贡白术 15g　净全蝎 3g　明天麻 9g

煎服如上法。

方解：白术健脾和胃，补气化痰，为安胎之圣药，同归、芍配合益气和血，将胎孕保获安全，蝎子镇惊化痰，为祛风定痫之要品，配合蚕、蝉又是治惊痫风必用之良药，天麻又名赤箭，风吹不动，具有祛风定惊，除痹，解厥，通经活络，诸种功效，配合龙、牡、钩、络为定风化痰惊痫病的仙丹，如此配药，即治其痫厥，又顾其妊娠，方达到两者俱全。

依方连服三剂，痫厥未再发作，精神、体力、食欲均如常人，胎元亦常跳动，咽中梗阻症亦消失，脉象已无弦象，二便正常，病已痊愈，停止服药。

十三、痿证

痿证是指四肢软弱无力，不能活动，久则肌肉萎缩的一种疾病。一般以两下肢较为多见。根据其病证特点，类似现代医学中的运动神经系统或肌肉损害所引起的肌肉弛缓性瘫痪。临床常见的多发性神经炎，早期急性脊髓炎，进行性脊肌萎缩症，周期性麻痹，重症肌无力，肌营养不良症和表现软瘫的脑炎后遗症等，均可按痿症的辨证施治原则处理。

引起痿症的原因很多，有因于外感，有由于内伤。如久居湿地，湿从外受，滞留不去，或饮食不节，运化失常，湿从内生，均可郁而化热，以致湿热壅阻经络，浸淫筋脉，而使肢体弛缓无力。也有在温热病中或病后，邪热耗伤肺胃阴津，造成肺胃津液不足，不能滋养筋脉而致肌肉弛缓。还有由于久病体虚，肝肾不足或因外感疾病，迁延日久，导致精气阴血亏虚，阴虚又复产生内热，更加消灼津液，以致筋脉失养，肌肉弛缓而成痿症。总之，本症的发生与肺、胃、肝、肾有关。在病理上有虚、实的不同，湿热浸淫者属实，肺胃津伤、肝肾阴亏者属虚。

对本症辨证施治，应首先分别虚实。实证（湿热）应清热利湿。虚证则补养阴津，如果湿热与阴虚同时存在，则应祛邪、扶正兼顾。若病程迁延日久，正虚更甚，则补益之法尤为重要。

临床所见，湿热浸淫及肺胃津伤证，一般多为神经系统感染性疾病（如感染性多发性神经炎，急性脊髓炎，脑炎后遗症等）；肝肾亏虚证多为神经系统非感染性疾病及肌肉病变（如进行性肌肉痿细症，周期性麻痹等），但感染性疾病，日久亦可表现为肝肾亏虚证候。

《内经》分皮、脉、肉、筋、骨五痿。肺主皮毛，血主血脉，脾主肌肉，肝主筋膜，肾主骨髓。惟喜怒劳色，内脏虚耗，使皮肤血脉、肌肉、筋膜、骨髓无以运养，方致痿症。

其症状：皮痿，皮毛憔悴，发为痿躄，足软不行，口渴脉数，小便短热，舌光而红。脉痿，心中烦热，胫节纵而不能任也，夜眠不安，口渴，脉数舌绛。筋痿，筋失所养，拘挛不伸，畏热而烦，易怒，口渴，舌燥。肉痿，肌肉不仁，不知痛痒，口中作渴，四肢疲惫，脉濡而涩，苔黄而腻。骨痿，腰脊不举，坐不能起，起则日无所见，惟见黑影一团。

治疗：宜养阴清热，养血活络，兼补肝肾。忌用风药。勿作寒湿治疗，如乌、附、乳、没、灵仙之类药物休用。

验案附录于下：

痿躄证

程×× 男 38岁 教授

病史：病得于1963年11月初旬，当时课外活动较频。有一天，在酒后遍身汗出，自觉受些外感，腰部作痛，继又觉腹部亦感不适，次日益加重，渐渐周身有不正常的感觉，同时伴有发烧症状，夜间不能入眠。由此逐步加甚，后经医疗诊治服各种抗生素均无效。一次突然两下肢发软，由床上跌下来，即不能起立，自此成为瘫痪。肌肉有些痛感，知觉尚未消失，大便秘结，经常需要灌肠，否则大便难下。常有自汗。经医院检查，诊断为"格林－巴氏综合症"。住院治疗，中西药兼用，症情虽平妥，但痿软症依然如是。于1964年春天来疗养院疗养，求予会诊。

检查：面色呈晕红，形体颇瘦，精神呈紧张，舌赤，苔白滑，动作时扶双拐，举步倾斜欲仆。唇色艳红，言语声音高亢，喉间作痒有咳声。两手握拳不紧，下肢痿软无力，大便干燥，小便微黄，汗自出，颈项强直，不易回顾，能饮水，食欲一般，有恶心症状，睡眠不好，多梦。脉象缓滑，两尺细小而数。

病机分析：据脉证论断，脉缓而弱，为胃气不足之候，两尺细小而数，是肾阴虚弱之象，发热汗出，是营卫虚而不固，津液耗损之候。病起于劳动之后，饮酒汗出被风，可知风为阳邪，酒性燥烈强悍，两阳相煽，熏蒸于肺，肺金受炽而失其主权，致使卫气不固，故自汗时出。肺为宗气之主，为清高娇嫩之脏，肺受火伤则化源涸绝，不能宣发敷布，致筋脉失养。《内经·痿论》云"肺热叶焦，则为痿躄"，就是因为肺金被燥热所刑，不能敷布津液。肺叶既焦，肾水来源亦乏，不能涵养肝木，肝主筋脉，筋脉失养则弛缓无力。又云"湿热不攘，则大筋软短，小筋弛长，软短为拘，弛长为痿"。故筋脉弛缓而不能举，成为瘫痪之症。肾精既虚，不能生骨髓，宗筋不荣，故骨力不坚，不能起立。口渴能饮，为胃液不足之候。食少欲呕，形瘦脉弱，亦皆胃气不充之象。此等证候已显出肺胃肝肾虚亏之征。

治法：《内经》："治痿独取阳明。"因阳明为水谷津液之府，是一身资生之大源，为宗筋之长，资生虽赖于胃，胃全赖水谷，谷入于胃后，又全赖脾运输之力，将精微运于周身化为滋养之料。故《内经》谓"食气入胃，散精于肝，淫气于筋"。所谓阳明主润宗筋，正由于胃之水谷精气，流转敷布，使筋脉柔和，运行自如。今胃阴不足，津液涸乏，筋脉失养，故筋脉弛长无力，伸屈不能，形成痿症。《内经》指出"治痿独取阳明"，实为追本求源之法，兹遵守经旨，疏方于下：

建百合10g　天门冬10g　明党参10g　大元参10g　五味子5g　生白术10g　血丹参13g　霍石斛10g　冬瓜仁13g　嫩桑枝17g　瓜蒌仁10g　柏子仁10g　生地黄13g　当归身7g　天花粉10g　麦门冬10g　炙甘草7g

水煎温服，渣再煎服。

方解：方书云：太阴脾土喜燥，阳明胃土喜润。今胃阴缺乏，热气内炽，正如涸泽之鱼，立盼天空，油然作云，沛然落雨，侠此涸泽之鱼得救，旱苗亦可因之勃然而兴。今以大批凉润之品，直入于胃，使胃阴可生，枯朽得荣。二冬、玄参、花粉、生地俱为甘寒凉润之品，甘寒以去热，凉润以生津，是以口渴可解，燥热可消。百合、明党参益肺养金，借助诸药协同，可使肺叶舒展，重整清肃、敷布之功能，治节之权亦可恢复。石斛生津养液，为调治肺胃之良药。白术用生滋而不燥，补充胃气以壮阳明之生气。三仁俱有滋润宽中和胃之力，并能增进食欲。用五味子滋肾水以敛肝木之气，兼有益肺之功。血属阴液，阴液不足，则可以济阳而热邪之气自然消失，故方中有当归、丹参。因肌肉有痛楚，故用嫩桑枝既能镇痛又可清热。加甘草以和之，可以尽独取阳明之旨义。

按方连服十三剂，病情逐步好转，已能站立行走，热证大减，精神食欲均有增长，知方已对症，又依原方加入：

东沙参13g　　肥玉竹13g　　肉知母10g　　杭白芍10g

依方又服十二剂，病情亦见好转，行步较前渐稳定，每天不断增加行步距离，睡眠已正常。脉象缓微，大便已近常，虚汗亦止，颈项已不强直，转顾自如，咳、渴之症状俱去。又依原方减去：柏子仁、知母，再加以和胃益气之品，以帮助纳谷进食：

台党参10g　　忍冬藤14g　　广陈皮10g　　香谷芽10g

按方服十二剂，行走日渐稳定，精神亦渐充沛。喉间有时又作痒微疼，舌苔薄白，脉象弱缓，二便正常。再依原方加减：

建百合10g　　天门冬10g　　麦门冬10g　　大元参10g　　五味子3g　　生白术10g　　血丹参13g　　霍石斛10g　　嫩桑枝17g　　瓜蒌仁10g　　柏子仁10g　　肉知母7g　　白芍药10g　　冬瓜仁13g　当归身10g　　生地黄13g　　枸杞子7g　　东沙参13g　　台党参7g　炙甘草7g

煎服如上法。

按方连服九剂，行走仍逐步加强，食欲也很正常，因喉间仍有痒疼之感，即将原方中当归、柏子仁减去，再加入：

川牛膝10g　粉丹皮10g　生地黄7g

按方又服十二剂，行走已显著坚强，有时可将双拐丢去，只持一手杖行走，以前往洗浴室都是坐车由人推去，后逐渐自己走去，但所用时间颇长，开始需50分钟，现在只用5分钟，自己就可以走到了。病人非常高兴，治愈的信心愈加坚定，服药益努力。又将原方加入：

淮山药13g

继续又服药十五剂，走路已很强健，惟将两膝对起向前弓，即很容易跪倒。于是又继续服药，时休歇几日再服。至年终，病人每天往山下游逛，不用扶杖亦可，有时还参加打羽毛球等活动，跳跃扭转均能如意，一切均似常人。通过检查是病已痊愈。计算治疗时间整整一年，服药近百余剂。此症之缠绵可知。

又例

1965年夏天，余随地区医疗队往莱芜县巡回医疗。有一日到某村访问病人。忽有该村学校教师某××来求给其家属治病。至其家中，见病人年约五旬许，辗转床上不能起立，手不能握，腿足瘫痪，起行不能。面色暗红，形容消瘦，精神尚好。惟大便干燥，小溲微黄，时自遗，时自汗出，舌深红苔薄白，唇干燥，脉弦数。口渴能饮水，食欲不振，大小便须人抱持，据云得病已年余，屡求医服药治疗不愈。因家中困难无钱买药，故教师自求退职，得到退休金，给家属治病。顾其家中情况困难，因此余每天前往诊视，详予诊察治疗。据其脉证表现亦属津液亏虚，筋脉失养之痿躄症。即遵"治痿独取阳明"之旨，依前案所用之方略为加减。连续服药十七剂，病情大见好转，已能起立行走至室

189

外数十步之厕所，而不用人扶持。食欲体力均有加强，口渴、便、燥、自汗等症状均消失。诊其脉象微缓，知其胃气渐复，津液渐充，筋脉已得濡养。因医疗队期满将撤回，即与原方略为加减，嘱其继续服用，以达到病愈为止。后年余，闻其乡来人说，病人已痊愈，现又能参加农业劳动了，身体亦很强壮。

十四、肺痈症

肺痈症是肺组织局部化脓性疾病，即现代医学所谓肺化脓或肺脓疡症的范围。

本症原因为：由于感受风热外邪，自口鼻侵犯于肺；或由于热痰素盛，复感外邪而发病。风热外邪郁于肺卫，则出现恶寒、发热、咳嗽等症状。肺受热灼津液被炼成痰，痰热壅塞肺络而致血瘀。痰热、瘀血交阻，继而热盛于内，血腐肉败而化为脓，形成脓肿，咯出脓痰或血痰。若病久热邪不清，耗伤气阴，则可成为正虚邪恋的慢性病变。若或异物误入肺管，或因外伤受损，或由肺脏外部（邻近脏腑）的脓疡瘘管之贯通，伤及肺脏，肺受邪热熏烁，热积不散，血败成脓。

其症状：病始急剧，间或较缓，恶寒发热，日晡尤甚。颧部艳红，口干咽燥，胸中隐隐作痛，咳嗽气短，甚而喘满不得卧，口吐浊痰涎沫，量多而涌，久久状若米粥，色如败卤，脓血相兼，腥臭异常，甚而面浮肢肿，手指似槌，苔薄白或黄腻，脉象数实或洪数有力。

治疗首先要辨明虚实。病初为风热犯于肺卫，治以辛凉解表。继之瘀热蕴结，形成脓肿，则应以清热解毒，化瘀排脓。病久正虚邪恋，则应扶正祛邪。一般用清热涤痰，佐以排脓为大法。

附 治疗验案

韩×× 女 31岁 长清 农民

病史：春月由外感引起发热，恶寒，咳嗽吐黄痰，曾吐一次血，量不甚多。当时在医院检查确诊为"肺脓疡"症，服西药及注射药针，一月余后稍见好转，出院。未几时病又发作，而情势加剧，咳嗽吐痰，发烧甚重，于春来求予治疗。

检查：面色萎黄，形容削瘦，精神萎惫，咳嗽频频，黄痰上涌，呼吸频促，声音嘶呛，胸膺作痛，发热，午后加重，频频出汗，周身酸痛，稍动即喘促不止。舌质红，苔白糙。口渴能饮水，食少，不能入睡。大便一般，小溲色黄，脉细弦而数，曾用青、链霉素及四环素等抗菌药物及异烟肼、眠而通等效果不佳。

胸部透视：右肺下野见有直径均4mm之圆形透明区，周围伴有斑片状模糊阴影，为"肺化脓症"。

病机分析：肺为娇脏，居至高清虚之地，为周身之华盖，最恶火热熏蒸，金之所畏如此。病人由于外感风寒，遏阻卫气，玄府闭塞，使卫气交通隔离，呼不得出，吸不得入。由是热气壅遏于肺，阴津为热邪熬炼，脏器受伤，血络瘀塞，热盛肉腐，久而成脓。当热正盛时，鼓动络脉破裂，渗出之血由上窍而出，因有吐血症状。溃疡已成，肺叶已烂，故吐出脓痰，咳时震动损伤之外，故胸膺作痛。热邪内蒸，外现烧灼，肺金值时在申酉，故午后日晡发热加甚。卫为阳气，卫气不固，故自汗出。肺主皮毛，为宗气之府，今被火刑，气运大伤，故周身有痛感，肺气损则气机不利，故呼吸困难。食少、失眠皆中虚之候。脉象细弦而数，是阴液不足，火亢风热之象。大便干燥，是肺被热制，失去通调之功，致大肠津液涸少。

治法：以清热解毒，化瘀排脓，生津养液兼以扶正祛邪之剂。

处方：苦桔梗13g 川贝母10g 瓜蒌仁10g 薏苡仁17g 炙桑皮10g 江枳壳10g 地骨皮10g 肉知母10g 牛蒡子

191

10g　炙杷叶 10g　东沙参 27g　天门冬 10g　麦门冬 10g　白茯苓 10g　鲜苇根 30g　金银花 13g　净连翘 10g　炙甘草 7g

水煎温服，渣再煎服。

方解：此方仿千金苇茎汤之义。用桑、桔、地、知、天冬、银、翘以清热解毒，除风热之内扰，解溃疡之邪毒。银花、连翘尤为消毒治痈疡之圣药。桔梗清利胸膈，为祛肺毒之专品。地骨皮得土精之气最厚，善治有汗之骨蒸。牛蒡子化痰止风热咳嗽，能透达十二经络。薏苡仁除湿化痰止嗽益肺，能祛湿痰之根。苇根用鲜，滋阴养液，除热解毒，且止消渴，为治肺阴不足之妙品。沙参养阴利肺为肺痨之神药，蒌仁、贝母滑痰润肺止咳之功尤著，枇杷叶降逆定喘确有殊功。枳壳宽中降气以开胃化痰，更有增助饮食之力；桑皮能泻肺热，亦可奏止咳化痰之功，又助之以茯苓利肺，合甘草同用以除祛痰根，合众药为一剂，清热解毒，排脓化痰之力雄，又何愁肺家痈疡。

按服药四剂，咳嗽吐痰减少，其他症状：热汗及舌质脉象等大致如上，即依原方再加以上止汗养阴之药：

嫩青蒿 10g　元参 10g　阿胶珠 10g　浮小麦 17g（炒）

依方又连服四剂，发热汗出俱止。咳嗽吐痰已大减，亦不再感觉胸膺痛，食欲好转，舌苔薄白，二便正常，脉微缓略弦。惟有一次唾痰中带有血丝，疑其肺之络脉有破裂之处，即依方又加补伤之品，以使其疮伤愈合，达到痊愈：

白及粉 5g　粳米 17g

依方服药三剂，诸症状尽消失。病人自认为病已痊愈，又因家计困难，遂自动停药。一个月后，又来求诊。病人自述：我自觉病已好妥，身体亦已很强壮了，就开始照常参加农业劳动。近因挑担过重，竭了力，又吐了几口血，同时也受了点外感，又起病，又出现咳嗽吐痰、发热、胸痛等症。诊其脉象，浮弦略数，舌苔白腻。二便无变化。

胸透：右肺下野见有直径约 2mm 之圆形透明区，周围有模糊阴影。肺脓疡已在吸收，为好转期。

据脉证论及透视现象观察，是本病通过服药治疗，已经大大好转，但尚未痊愈，病人以为好妥，竟停药劳动，因体力未恢复，病根未除，实不堪过劳，况又负重过度，即使不受外感，也难免病再复发，何况又挟感受外邪，是以病复发作，吐血、咳嗽、吐痰、发烧、胸痛等症一齐拥至，故脉象又呈浮弦，舌苔仍为白腻。外感证候已见于脉，幸来诊及时，肺脏尚未重新恶化，犹可再治而愈。

治疗仍按原方加味方减浮小麦，服三剂，症状大减，食欲、体力俱又增进，嘱病人务必要好好休息治疗，不可再轻易轻易妄动。即依原方再为之疏方：

东沙参 27g　川贝母 10g　天门冬 10g　麦门冬 10g　肉知母 10g　金银花 17g　白茯苓 10g　净连翘 10g　苦桔梗 10g　阿胶珠 10g　大元参 13g　鲜芦根 30g　白及 7g　粉甘草 7g　冬瓜仁 13g　鱼腥草 10g　鲜茅根 30g

煎服如上法。

依方服药五剂，诸症悉除。再经胸透，见脓疡之处已愈合。嘱其停药休养，暂时先不参加劳动。一月后，访问病人，其已复健，可以参加劳动了。

十五、流注

流注是祖国医学外科常见疾病之一，除头面部及腕踝远端不发生外，身体其他各处均可发生。其主要特征为漫肿无头，发无定处，好发于深部肌肉或骨髓等处。最常见的部位为背部、少腹部及四肢。且往往是此处未愈，彼处又起。

其病原因多由风寒客热，或暑湿交蒸，或病后余邪未尽，或寒邪侵袭，或瘀血停留，或湿痰汇滞。

本病的症状多在发病后六、七天症状才较明显地表现出来。病人有低热，或高热不定，常有肌肉或骨节酸痛，甚则有纳呆，头晕，虚弱之象。局部漫肿无头，皮肤多不变色，或只有稍现微红。汇结日久，按之微有灼热，后逐渐酸痛，如因跌打损伤所致，则肿而成块，皮色微红。五、七日后，板硬可触及，按之酸痛。若按之已有波动，皮肤灼热，皮色或现微红者，为脓已成。脓液多见粘白色，或金黄色。由于发病之原因不明及季节关系，在临床上最常见的有以下几种：

（一）暑湿流注：多见于夏季。

（二）瓜藤流注：由于毒邪太盛所致。常见为此处未愈，彼处又起，形成多发性流注，其状如多数大小不等之瓜缠绕于藤上，故名瓜藤流注。

（三）疔毒流注：此乃疔毒内陷所致，也有因疔毒余邪未尽，而致毒势流于它处而发生，症情多险恶。

（四）缩脚流注：本病生于髂窝，多发生于夏秋之间。患者大都体质虚弱，阳气不足，风湿邪毒深陷于里，营气不从，经络痹阻，蕴积而成。由于本病在初起三五天即见腿逐渐吊紧，上收屈曲，形成直角，不能伸展，故命名为缩脚流注。

此外还有多种，兹不枚举。

治疗之法：以温经通络为主，晚期以培补气血为主。挟有湿热者，佐以清热化湿之药；有表证者，以辛温发汗之法；如因跌打损伤所致者，以行瘀消肿之法。下附治疗验案：

风寒流注

高×× 女 42岁 长清 农民

病史：夏季在农田劳动，似觉感冒风寒。继而出现恶寒、发热、头痛，周身酸痛。经过十数天后，发热似略轻，但左膝关节，右膀、背，左胁下、项后等处均痛，并且发现漫肿板硬，渐之加重，不能行走。食欲大减。曾服西药治疗，效果不显，以至不能起床，来求予治疗。

检查：面色浮红色，舌质赤，苔白厚，中心微黄。时时呻吟，腿痛，腰躯佝偻不能挺直。左膝肿大，皮色不变。两手肿痛，右肩连背亦肿痛，胁下痛漫肿，皮色俱不变。发热较甚，脉象弦滑而数，大便干燥，小便黄色，口干不甚欲饮，头晕，肿处痛较剧，手按其皮较他处更为热甚。

病机分析：《内经》云："邪之所凑，其气必虚。"在劳累之余，周身汗出，腠理空虚，玄府开张，外来风寒，乘虚袭入，阻塞经络。风寒化热，热蒸于内，化为热毒，气血瘀滞，营卫不通，故渐发肿痛而见寒热。风性善行而数变，流窜经络，故不定地处，随处可见。久之气血瘀而腐败，化为痈脓，深在肌里，不易泄出，故属险恶之症。发热面红，口干，苔黄，脉数，便燥皆为阳盛之候。俗有"十二流注九头痛"之称，是言此症一发多处，不易消失也。

治法：以清热解毒，通经活络，兼以化瘀止痛之剂。

处方：金银花50g　净连翘10g　防风10g　牛蒡子10g（炒研）　大独活10g　炮山甲10g（炒）　花粉10g　黄芩10g　当归10g　元红花10g　川牛膝10g　赤芍药10g　乳香7g　没药7g　公英17g　川大黄5g　甘草7g

水煎温服，渣再煎服。

方解：此方主为清热解毒，化瘀活络之剂。金银花清热解毒为痈毒之圣药，公英、连翘亦清痈毒之邪热，穿山甲透达经络走而不守，驱赶疮毒，使之立即消散。乳香、没药化瘀止痛，消散痈疡并能排脓。红花、牛膝活血散瘀以通利经络，独活、防风祛风邪以解除发病之因。天花粉善清深沉之热瘀，解除溃疡之腐化。黄芩退热解毒清除浮游之热。赤芍活血化瘀，凉血清热，牛

195

蒡子通行十二经络，化痰利壅以消除毒疡。当归活血调经，为痈疡中必用之药。大黄推荡血中瘀热更消肿痛。甘草补正祛邪，为祛毒之妙药，和诸药更有安中之功。

按方服药四剂，左膝关节肿痛减轻，胁下，项后痛亦减，而右膝关节又发肿痛，右肩背肿痛俱甚重。大便干燥与发热等症俱改善，口干差，舌苔脉象大致如上。知病邪已减退，遂依原方加以祛风通络之药，减去大黄。依原方加：宣木瓜 13g　秦艽 13g

依方服药八剂，发热退去，各处肿痛大部消失，惟觉肩背还有拘紧症状，此是热毒尚未尽清除，经络尚未流畅之候。即依原方加重其量，再加：血丹参 17g。

依方又服五剂，诸症悉除，食欲精神、体力、二便等均如常人。诊其脉象微缓，知病已痊愈，遂停药休养。

十六、奔豚证

奔豚，是五脏积聚之一种。《难经》云："肾积名奔豚。"凡坚硬难破，牢不可移，且有定处的硬块就叫积；凡无定块，推之不移，忽聚忽散的就叫做聚。积聚略同癥瘕。大抵积在脏，属血病；聚在腑，属气病。

《难经》载："积者阴气也，聚者阳气也。气之所积名曰积，气之所聚名曰聚。故积者，五脏所生也，其始发有常处，其痛不离其部，上下有所始终，左右有所穷处；聚者，六腑所聚也，其始发无根本，上下无所留止，其痛无常处。"

奔豚积起在少腹，结成硬块，按之筑筑而动，疼痛甚剧。有时能上冲至胸，痛如锥刺，甚者使人昏厥。胸脘痞闷，吞酸嗳恶，大便秘结或溏泄不畅，或头眩耳鸣，体瘦腹胀，不得入睡。着寒气病益重等症。

其病因多由饮食劳倦伤脾，七情伤肝，嗜酒尚怒，不慎寒

196

凉，食物失宜，房劳后不避风寒，肾阳受伤，脾胃虚弱，邪正相搏，气涩不宣，血涩不利而成病，病不久而体壮者易治，若病久体虚，积块过重者难治。

治疗之法：以温运肾阳，健脾利水，散寒化瘀，兼理气和胃之法。

附治疗验案：

（一）奔豚证

李×× 男 64岁 长清 农民

病史：常年劳动，饮食起居不加谨慎，遂发肚痛症。越病越重，经过一年多时间，即不能支持了。每疼痛时，自觉脐下有一动块如鸭卵大，按之突突而跳，有时上冲胸脘，疼痛愈甚，吞酸腹胀，消化不良，呕逆气。大便时干时溏，小便色黄。一着怒气或食物稍冷，即发疼痛，屡次求医用药，效终不显。于1966年春天来求予治疗。

检查：面色灰暗不泽，形体消瘦。舌质淡，苔白滑，湿润。精神极不振作。小腹时时作痛，连连呻吟。脉象左手沉弦有力，右手牢而坚强。触诊，其脐左下方有硬块跳动，按之痛甚，重按稍久，手并不感觉热。有时口吐清液。

病机分析：据脉证论，沉主里主气，弦主寒主痛，牢坚主沉寒痼冷，真阳亏虚之候。小腹为肾区，硬块动而痛，久按不觉热者，是寒气汇结之征。有时上冲至胸，疼痛欲死者，是阴邪犯阳之候。《伤寒论》有因误汗损伤肾阳，寒水之邪藉肝木风威，兴风作浪，上冲心阳，是为本豚。此症本患者俱备。其劳动之际，饮食寒冷全不在意，又加时常情志气恼，遂使肝气不舒，寒气侵于下焦，久之使肾阳相火受困，不能上温脾土，健运之力减弱，水邪得势，阴寒之气，汇集痼结，故少腹疼痛。邪气上冲，胸阳被害则痛昏欲绝。脾阳不振，故食欲不振而作胀。胃气失脾之

197

助，故干呕而作酸。脾胃虚寒，影响大肠失调，故大便时干时溏。感气寒之邪即发病，是由于病自寒气而得，且其脉见沉弦牢坚之寒象。

治法：以温运肾阳，散寒化瘀，兼健脾和胃之剂。

处方：川楝子10g（用巴豆米八个，炒后去豆）　肉桂心10g　川椒7g（炒）　八角茴2g　炮姜10g　广木香10g　陈皮10g　白芍药10（炒）　焦白术13g　吴茱萸10g（盐炒）　制附子7g　青皮10g　全蝎3g　麸枳壳10g　槟榔10g　炙甘草7g　砂仁10g　煨生姜25g　白茯苓10g

水煎温服，渣再煎服。

外用法：大葱一斤，切碎，食盐二斤。先将盐入锅中炒黑，再将葱放入拌匀略炒，即全取出用布包裹，放肚脐上熨之，凉时再炒再熨。

方解：治则曰："寒者温之。"此病由大寒之气汇结而致，故方用大温之药。川楝子有益肾固精镇痛之功用，巴豆燥热性烈，善破水邪，用此二物合炒，使川楝子得巴豆热烈之性味，直入肾经，镇压水邪之气，以止其痛。桂、附、姜、萸、椒、茴等大温之药，涌入下焦，散其寒邪，暖其水寒，以恢复真阳之气，阴邪被化，自不能上冲，冲痛之势自可缓解。青、陈、香、砂等调理中气，使脾胃阴阳二土得温煦之气，不但能制水邪上犯，更能帮助纳谷健运，消化食物。蝎之为物，善能抗拒风邪，每当北风刺骨，蝎必迫风相向，其拒风寒之性力可知，今用之既镇风邪，以免其兴风作浪，又能温肾壮元阳，尤为镇痛之妙品。白术大和胃气，大健脾气；吴茱萸大祛寒气，温肾定痛，更能镇肝风之横逆。芍药，甘草安中和胃，又善治腹痛，槟榔降气更有逐水之功。枳壳开胃进食又能宽中，白茯苓淡渗善能治水邪为患，故仲景用之为专治奔豚症之主药。生姜能散寒温中，故用以消除寒汇结瘀，大葱能温散通阳，用之熨脐使助生姜之力，如此内外两治，其功效当更捷速。

按方服药二剂，腹痛减轻，饮食好转，精神亦较好，脉象较前稍和，此为病情有好转之象，即依原方加：台乌药 10g　草果仁 10g

依方又连服五剂，痛已消失，触摸其腹，硬块已不见，二便亦调，食欲体力均增强，脉象缓，略弦，知其病邪已平，即改服丸剂，以恢复其健康。

归脾丸，每服 1 丸，早晚各一次，白开水送下。

（二）奔豚气

董×× 男 42 岁 供销社

病史：得病四年。初病时小肚子发凉，肾囊时有冷汗出。以后小肚作痛，越痛越剧，自己渐而感觉到小肚上脐之下有一硬块，时常跳动，有时上冲胸脘，其痛尤剧。自去年又发生胃脘痛症，时疼作胀，消化不好，胸口发烧，恶心作酸，夏天好些，冬日加重。服药很多，病仍不愈。于 1966 年秋天求予诊治。

检查：面色萎黄，形瘦，舌质淡，苔白滑。精神不振，大便干溏不规，小便微黄，食欲不振，时常胸腹胀满，着寒气则病加剧。脉象沉缓无力，两尺弱，头晕，耳常鸣，腰酸软，下肢无力。

病机分析：据脉证论断，脉沉主里主气，与缓并见则主胃气虚寒，两尺微弱，主肾阳不足，合而断之，是寒气郁于中，肾阳虚寒，相火不足，不能温运脾土，脾土弱不能制水，阴寒之气汇结，上冲胸阳，君火亏虚，不能光照胃阳，中气虚弱，纳谷少而消化迟。气寒冲痛，恶心作酸，胸中发烧，是胸阳被阴邪所冲，虚阳外散之候。肾囊出冷汗，是相火虚弱不能温运之征。阳弱者能夏不能冬，故冬天加剧。豚者是水畜，奔者，为疾驰，病名奔豚，正说明病由真阳虚弱，水邪作怪，行为则冲驰不定，时而上犯胸中至阳之位。

治法：以温运肾阳，暖中散寒，佐以理气固精之剂。

处方：川楝子10g（巴豆米炒，去豆）　肉桂心10g　川椒5g（炒）　制附子7g　炮干姜10g　补骨脂10g（盐炒）　广木香10g　陈皮10g　吴茱萸7g（盐炒）　白芍药10（炒）　肉苁蓉10g　台乌药10g　焦白术13g　白茯苓10g　菟丝饼10g　五味子5g　炙甘草7g　煨生姜10g

水煎温服，渣再煎服。

外用法：大葱一斤，切碎，食盐二斤先炒，至黑色，再入葱拌匀略炒，用布包裹，放肚脐上熨之，凉时再炒再熨。

方解：本案症情与上案有不同处，是肾气过亏，阴阳俱虚，故方中用故纸、苁蓉、菟丝子大补肾精，其中有桂、附、乌、椒相助，自然补阳之力，要大于补阴。苁蓉、五味、茯苓虽有益阴之作用，但又可不使水气太过，如此寒邪散而精固，阳气充而脾胃健，食欲可调，消化可壮。加之以理气之药，调和气机，通则不痛，其病可除。

按方服药十二剂，病去强半，食欲大增，上焦烧退，下焦变暖，肾囊亦无冷汗再出。诊其脉渐见缓和，遂依方再加扶阳固肾之药：

淮山药13g　炒杜仲10g　巴戟天10g（盐炒）

按方服药五剂，诸症悉除，食欲，体力，精神均如常人，脉象缓弱，知病邪已平，再将原方改为丸剂，继续服之，以巩固效果。

先服金匮肾气丸，每服10克，日服二次，开水送下。

继服归脾丸每服10克，日服二次，开水送下。

经月余，再为检查，腹内积块已消失，疼痛亦未复发，身体已恢复健康，整日工作，已不感疲劳。

（三）奔豚积

王×× 男 34岁 农具厂 干部

病史：得病七、八年，病因生气后吃了寒凉东西所得。初时小肚子痛，越痛越重，后渐觉痛处有一硬块如鸭卵大，按之跳动，有时上冲胸脘，时其痛更剧。胃口作胀，干哕，吞酸，头晕，腹常鸣，大便时干时溏，小便亦时黄时清，一着气恼或寒冷，病发作更厉害，食欲也不正常，时好时坏。屡次服药治疗，全无效果，近来已影响工作。于1966年秋来诊。

检查：面色灰暗不泽，形瘦，舌质色淡，苔白滑，根部有黄褐色。食欲不强，食后作胀，干哕吞酸，小腹痛，左边在脐下有一硬块，如鸭卵大，时跳动，按之上冲胸脘作痛更甚。口内时常流清水，不敢着凉气。大便时干时稀，小便色黄，腹内常作响声。脉沉弦略快。头晕时作。

病机分析：病由郁怒后饮食寒冷，侵犯胃阳，久之侵及下焦，致使肾阳受损，相火无力，水邪之气乘机作乱。因其病自怒郁，致肝气不舒，郁而横逆，风火暴动，激起水邪，乘风作浪，上犯心阳，君火受其侮害，痛势欲昏。胃阳不足，纳谷减少，并吐酸水，相火既虚，不能温运脾土，健运力减弱。消化不强，大便失常，时干时溏之症发现，此亦必然之势，肾弱精力不足，即见头晕。胃寒无力温运，故口吐清水。逆气冲窜，故作腹鸣。寒气在里，汇结于内，故作腹痛。

治法：以温运肾阳，散寒化瘀，兼健脾温胃之剂。

处方：川楝子10g（巴豆米炒，去豆） 肉桂心10g 川椒7g（炒） 大茴香1.5g 广木香10g 吴茱萸10g（盐炒） 制附子7g 炮姜10g 公丁香7g 焦白术13g 白芍药10g（炒） 砂仁10g（炒） 陈皮10g 白茯苓10g 全蝎3g 青皮10g 炙甘草7g 煨生姜25g 麸枳壳10g 槟榔10g

水煎温服，渣再煎服。

按方服药八剂，痛胀大减，大便亦近常，硬块不再上冲，胃气亦好转。脉象渐和，口不吐清水，食欲有增加，小腹有温暖感觉，病已好转。依原方加：

台乌药 10g　　肉苁蓉 10g　　巴戟天 10g（盐炒）

依方又服药七剂，诸症悉除，小腹硬块已摸不见，体力亦强，脉象缓弱，食睡均如常人，即改服金匮肾气丸，每日二次。一月后恢复正常。

（四）奔豚积并发反胃症

刘×× 男 46岁 临沂

病史：自幼年即嗜酒兼鸦片，身体瘦弱较甚。后来发生小腹痛，脐左下部有动块，按之痛愈甚，有时冲胸作痛，甚至昏厥，后又发生呕吐不能纳食，食入即吐出。大便不正常，渐至不能行动。夏月来求诊视，病程已十余年了。

检查：面色萎黄，形体削瘦，行动佝偻，不能直腰。舌质淡苔白腻，两眼突大，大便干燥不规，小便微黄。不能进食，食入即吐出。嗳气作酸，腹痛阵阵，呻吟不止，头晕，腰痛。脉沉细而弦，呼吸甚弱，曾屡次服药治疗，均无效果。或告知为噎膈倒食病，病人十分恐惧。其病情夏月稍见轻，于冬月更重。

病机分析：据脉证论断，脉沉细而弦，沉者主里，弦者主气滞而作痛，细为血少而气亦衰。病因嗜好烟酒，恣食寒凉生杂之物，致使胃气受寒气侵激，阳气衰愈，久而下侵，肾脏虚寒，相火失去温运之力，水寒之气汇聚，结成积块，上冲侵犯胸阳，发为昏厥。胃阳不足，纳谷不强，反而吐出，谷气日乏，资生之料日减，故形削气微，并作酸嗳气，中气几至绝境。大便不规，干溏不定，传导紊乱，头晕腰痛，肾气已虚愈。诸虚证见，故脉细息微。两眼突大，为肝气已失调。证至于此，已极危险，此皆烟

202

酒色欲之害所促成。

治法：以温中和胃，扶阳固肾，佐以理气补血之剂。

处方：川楝子10g（炒）　肉桂心10g　川椒5g（炒）大茴香1.5g　广木香10g　白茯苓10g　陈皮10g　白芍药10g（炒）　砂仁10g（炒）　炮姜10g　焦白术13g　槟榔10g枳壳10g（炒）　吴茱萸10g（盐炒）　制附子7g　青皮10g乌药10g　姜半夏10g　公丁香7g　煨生姜15g

水煎温服，渣再煎服。

方解：本方和上案诸药大致相同。因本案病反胃呕吐，不能纳食，亦为重要症状，故本方加入半夏以安胃定中，健脾燥湿以止呕吐。再助以温胃暖脾之丁香，上止呕吐，下暖二土，藉其香窜之力，以驱散寒邪，和同诸药以竟其全功。

按方服药五剂，呕吐止，痛减轻，大便已形成。其痛有时间歇发作。呕吐即止，能少量进食，精神自然也有好转。即依原方加：

净全蝎3g　巴戟肉10g

依方又服五剂，痛去强半，食欲益增，体力亦有所增强，走路已不佝偻，二便基本正常，其脉象缓弦无力。小腹之硬块周围已软缩，跳动差，已不再上冲。知药已投证，依方再加以扶阳固肾之药：

怀山药13g　小茴香7g　炒杜仲10g

依方连服八剂，痛证已极轻微，脐下硬块已缩小，不再跳动，腰痛亦减轻，食欲、二便、精神均正常。脉象弱缓，尺脉小，不任寻按，知肾气尚虚，再为处一丸药方，嘱其常服，以除病根：

盐杜仲27g　小茴香17g　巴戟天27g　补骨脂27g　淮山药30g　山萸肉30g　白茯苓45g　黑附子17g　熟地60g　菟丝子45g　肉桂心20g　吴茱萸17g　焦白术30g　枸杞子27g

川椒 17g　缩砂仁 17g　陈皮 17g　芡实米 30g　均青皮 17g
大茴香 10g　炙甘草 17g　狗脊 27g　肉苁蓉 27g　乌药 27g

　　诸药共为细末，炼蜜为丸桐子大，早晚各 10g，淡盐汤送下。

　　服丸药一剂，诸证悉去，腹内积块已消失，身体较前已渐胖壮，面色亦较前润泽。患者坚决要求再服药一剂，使身体更加强壮。从此患者将烟酒戒绝，两年后再见时，其人已身体胖，气度雄健，和病时迥若两人。

十七、血臌证

　　血臌，是臌病之一，临床上不是常见之证。其证与水臌、气臌有所区别。水臌症，按之如泥，陷而不起，鼓之音浊。气臌症，按之轻软，并不如泥，随手而起，鼓之音清。血臌证，按之硬韧而不甚坑陷，鼓之音浊而无声。水气二臌为遍身统肿，而血臌却四肢头项皆瘦，唯肚腹独肿大，且有蟹爪纹突现于外，色青黑。水气二臌，腹虽胀大而不痛，血臌则腹大作痛。水气臌多是小溲短少，而血臌之小溲却不很少。依此辨认，自易分析。

　　血臌病因，多是积血所致。如跌打损伤，血不得出，或失血症用药骤止，致其已离经之血停留不得出，或内脏经络之脉损伤，血出渗入经络之外，或经血瘀阻等等，时间积久，均能致成血臌症。

　　血臌症状：肚大筋青，血脉突出如蟹之爪，腹大如瓮，按之稍硬，时常作痛，胀满，食少难化，四肢削瘦，大便干燥，小溲色黄，口干不能多饮。大便多呈黑色，唇色紫绀，体温不高。淹缠岁月，生死皆不得速。

　　治疗之法，多以活血化瘀，必要时主以开破，但要照顾中气，勿使伤损。药宜温运开通，不宜寒凉攻破。

下附治疗验案：

（一）气郁血臌证

刘×× 女 43岁 临清

病史：病起冬月分娩未几天，因触恼怒，恶露停止未下，由此发生腹痛。数月后腹痛更重，在脐左边起一硬块，食后胀满，消化不良。求医服药，治疗不效，而肚腹日渐增大，食欲亦逐渐减少，胀甚时即不能仰卧，四肢日见消瘦，体力日见下降，行动渐感困难，腹胀痛逐日加剧。经地方医生治疗无效，乃往济南求医就诊，服药200余剂，症情并无好转，形势日见危笃，经医生介绍，求予治疗。

检查：面色紫绀，干枯不泽，唇绀带青色，眼睛无神，黑暗斑满面，腹如抱瓮，上至咽部，下抵小腹，按之硬韧如鼓皮，青筋突起如蟹爪，腹皮呈紫绀色，按之不如泥，指印下出血性，舌质青紫，苔白腻，活动困难。声音嘶哑，言语呛浊，呼吸畅快，气短，间有咳嗽，肚腹胀痛，消化不良。大便有时干燥，有时下黑粪，小溲黄，睡眠不好，白天病重，夜晚稍轻。有医曾用治水药物，病益加剧。脉象沉滞，重按不绝，两尺稍有力。

病机分析：病由冬寒分娩后不久，感怒气致恶露停止。恶露即瘀血，即受寒气，又感气恼，其即汇结为积块，积块久而愈大，障碍新陈代谢之功，新血不能流通，败血愈积愈大，以致闭塞经络，血液横溢，充斥内外，其肚腹日益胀大，致成臌胀。观其外表，血脉青黑，突出于皮表，足堪证明其瘀血充斥之甚。大便干燥，时见黑粪，是瘀血内渗入肠之候。腹胀消化不良，是瘀血排脾挤胃不得舒畅之征。瘀血阻塞气化之流通故作痛。唇青肤绀，皆瘀血之象。脉沉滞不畅者，为血管内有瘀血阻塞，流通不畅所致；两尺有力者，为下部有瘀血实物充斥之候。

治法：瘀者化之，塞者通之，此治则定律。此久瘀之血已至成膿，其汇固可知，非大力攻破不易为功，故治以活血化瘀攻遁之剂。

处方：锦纹醋军 10g　怀牛膝 10g　桃仁 17g　当归尾 27g（酒洗）　枳实 10g　赤芍 10g　厚朴 10g　雷丸 10g（苍术水煮）　鸡内金 10g　红花 10g　焦山楂 13g

水煎温服，渣再煎服。

方解：此方仿傅氏荡鬼汤加味。以桃、红、牛膝、归尾活血破血之品。置大黄统帅之下，直入血分，以攻其血瘀营垒，将瘀血冲开，排出于肠外。鸡内金能化铁石，为破血最有力之药，焦山楂能化肉食之积，亦是活血化瘀有力之品。雷丸能下恶虫鬼胎，为祛邪攻坚最有力之物，加之枳、朴调理气机，使攻下之力益速。因病久体弱，故先以轻剂渐进，以免发生不任攻伐之反应。

按方服药三剂，毫无反应，大便亦不泻下。此缘病重药轻之故，依方再加活血降气之品。减去雷丸、鸡内金，加：

生水蛭 10g（研末冲服）　粉丹皮 13g　槟榔 10g　将醋军改为 27g

煎服如上法。

方解：水蛭之为物。最善吸血，见血即入，不拘皮肤何等坚厚。水蛭一经贴附皮肤即可破皮吸血，其咀之锐利，可想而知，用之治瘀血结聚之症，张寿甫曾称之为神品。惟因过去俗称水蛭不易死，虽炒黑研粉，入人腹后，仍可复活化成水蛭，以至无敢生用者。经张寿甫反复开解，并举出生动之例，证明水蛭生用不但无害，而效果更为良好。予屡生用之，以治血瘀诸症，均取得显著疗效，故今日生用放胆不疑，再加以解毒化瘀之牡丹皮，降气下郁之槟榔，其药力更加迅速。

依方连服五剂。前四剂仍无感觉，最后一剂，大便仅有少量脓液泻下，色红稍黏，其他症状如故，惟脉象略有滑伏。知药已

206

对症，惟力量尚小，不胜病邪，再为疏方：

当归尾 27g　元胡索 10g　蓬莪术 10g（醋炒）　醋锦军
30g　江枳实 10g　厚朴 10g　桃仁 13g　粉丹皮 13g　赤芍 10g
焦山楂 13g　降真香 10g　广陈皮 10g　均青皮 10g　荸荠粉
17g　生水蛭 10g（研冲）　玄明粉 17（冲）　槟榔 10g

水煎温服，渣再煎服。

方解：欲活血者，当先行气，气为血帅，气行血行，此先医
之名论。故将方中多加行气理气之药，用之协同活血化瘀之药，
互相帮助，使瘀血沉积可以扫除。荸荠粉能破坚积，为消食化瘀
之妙药。玄明粉滑肠软坚，同大黄有相使之功。降真香性能降
下，配合血分药有下达之功。青陈枳朴调和胃气，消化进食，不
使中气受病，此即所谓勿伐生气也。

按方服药三剂，大便下三次，为白色脓状粘物，其中夹杂红
色血条数条，量不甚多。病人感觉少腹有凉感。脉呈缓滑象，知
大便所下之物是瘀滞所化。泻后少腹发凉，是触初寒气之征。方
中少温运之品，故寒邪仍现本象。即依原方再加温运之药：

上边桂 10g　吴茱萸 10g（炒）　紫厚朴 13g　五灵脂 10g
（炒）　炮姜 7g　黑附子 7g　桃仁 13g（研）　全当归 23g
麸枳壳 10g　牛膝 10g　广陈皮 10g　荸荠粉 17g　槟榔 10g
锦纹军 45g

煎服如上法。

按方服药四剂，大便下白色脓性粘物，夹杂血条血块，较前
量多。腹臌仍不见少，体力亦不减，食欲较前好，脉如上。知其
久瘀痼结，根深蒂固，不易就除，因改用精简力锐之方，以驱逐
其瘀，消其腹臌。

醋炙锦军 13g　桃仁 10g　生水蛭 10g（研碎）　生甘遂
粉 7g（冲服）

醋水各半，煎药汤冲甘遂粉，一次服。

按方制剂一剂，大便连下数次，俱是赤白相杂，粘滑恶物，量极少，稍时即皆变为黑色，其为瘀血可知。腹臌已见消，自胸部渐往下软，饮食逐步增加，体力亦增。觉腹痛，有欲呕感，脉象如上。

根据病人大泻之后，体力不但不减，反而增加，食欲亦随之加强而论，证明致人体虚弱者是病之邪气，故服此大攻大泻之药，人体非但不衰，反益增强。大攻大泻，仅折其邪气，邪气既折，正气自壮。可见扶正之品并非仅参茸，凡能折病邪者皆含扶正之意。世人仅欲求助于参茸延寿者，在此意之上正如缘木而求实，实难偿愿。《内经》称谓"有故无殒，亦无殒也"。可见大积大聚之疾，虽用大剂剧毒之品，亦当无害。又足以证明《内经》为先人屡经实践之总结。患者药后腹内有痛感，此为药力过于峻猛所致，兹再为疏一半攻之方：

全当归30g　小桃仁23g　醋锦军60g　麸枳壳17g　紫厚朴17g　花槟榔13g　广陈皮13g　川牛膝17g　降真香17g　炮干姜10g　元红花10g　焦山楂27g　清半夏10g　茯苓13g　均青皮13g　赤芍药27g　吴茱萸10g　生水蛭10g（研末冲服）煨生姜25g

水煎温服，渣再煎服。

方解：《内经》云："大积大聚，岂可犯也，衰其大半而止。"此说大攻大破之药，不可连连尽用，以防止元气有损。今已用迅利剧攻之剂，泻其胃肠，不可再接连攻逐，所以改用半攻之方。因病邪堡垒已被突破，若不继续攻击，恐其复聚合，故仍须再用攻破之药，继续涤荡，方中大黄、桃、红、楂、芍、牛膝等加重份量，志在将病邪驱逐尽净为止，当然，方中健胃益胃之药亦不能少。

按方连续服药九剂。每服药一剂，大便即泻下二次，所下之物，白黑褐诸色相杂，如粘胶状，量较多。有时泻下白色油脂状物，如掌大数片，置日光下俄而即变为紫黑色。如此连续服药在十天之内，所泻下的恶物，约有一桶之多。经此一泻，臌大的肚腹已消去强半，食欲体力逐日加强，一切活动及睡眠均有好转。肚腹已不再觉凉了。舌苔微黄，脉象微缓。知病情已大有好转，若乘此时继续加攻，不难将病邪一鼓荡平。乃遵依"大积大聚，衰其大半而止"之论。继续调整方药，因其连日攻伐，邪气衰尽，诚恐正气亦有损，故下改用缓和之剂以调之：

全当归 17g　粉丹皮 10g　广木香 7g　小桃仁 13g　广陈皮 10g　白茯苓 10g　焦白术 7g　花槟榔 10g　均青皮 10g　麸枳壳 10g　川牛膝 10g　制香附 10g　炒枣仁 10g（研）　远志肉 10g　白芍药 10g　荸荠粉 17g

煎服如上法。

方解：此方将大攻大泻有力之药大部减去，又加以和中理气，养心安神之药。用此轻描淡写之剂，满以为服后正气当日渐强壮，邪气日渐减退，其病情可逐步消失。此是拘泥经旨，不能灵活变通之误，以致推迟了疗效。

按方服三剂后，体力饮食尚无变化，惟肚腹臌胀，又逐日加大，胁下之坚块，突出显著，脉象滑实有力，呈现出腹内有实滞，邪气又复聚之征候。知大病未除，扶正反助长了邪气，亟为之依原方再处一消瘀之剂：

锦纹军 90g　川牛膝 13g　紫厚朴 13g　当归尾 27g　江枳实 17g　小桃仁 13g　降真香 10g　白茯苓 13g　槟榔 17g　焦山楂 17g　赤芍药 13g　广陈皮 13g　生水蛭 17g（研末冲服）黄酒 120g（兑药冲服）

煎服如上法。

方解：此方仍继承前上方之意，加重泻下药，仍以排除恶瘀为主。加入黄酒者，以黄酒为谷米所酿，气味和平，为补正和血之品，与脾胃有益无损。虽为大攻大泻之药，黄酒能有调和作用，并能资助血药，有力消除瘀血。

按方服药八剂。每服药后，大便下黄白色胶粘状滑物很多，内中夹杂成块者，腹臌逐步减缩，惟肚脐上下突起如食磨，按之稍硬，胁下积块亦明显。体力饮食如上，脉有滑数象。肚脐为冲脉、任脉所过之处，瘀血结滞多系于此。此根不除，病邪难消，欲净其根，仍需重剂，即依原方加破瘀之药：

蓬莪术 10g（醋灸）　　三棱 10g（醋灸）　　大腹皮 10g（酒洗）　　木香 10g　黄酒 120g（兑药冲服）

服如上法。

依方连服九剂。每服一剂，大便两次，赤白相杂脓状粘物，量亦很多。腹臌已消，脐上下突起处亦消，胁下坚积尚在，按之微痛。体力饮食近常，已能做轻微生活。面色渐润，舌色及二便等均如常人。惟月经尚未见，脉象沉而微弦。

按此臌消胀去，腹内瘀血将尽，显露出内脏虚寒之征，但月经未来，胁下积块未除，仍未根清，再拟以调经活血之法，缓缓图之。

当归 13g　川芎 10g　赤芍 10g　怀牛膝 10g　红花 7g　制香附 17g　丹皮 10g　小桃仁 10g　益母草 10g　元胡索 10g　广陈皮 7g　丹参 17g　焦楂炭 13g（为末冲服）

服如上法。

方解：本方以调经活血为主。因其久为瘀血盘踞，冲任二脉失其常度，血液不能正常运行，月经不以时下。今瘀血已除，然正常规律尚未恢复，故用归、芍、芎、丹生之和之，以助长血脉之充盈，桃、红、牛膝以通其血脉之闭塞，开其经络，楂炭直入血分以导之使下。益母草活血散瘀，丹皮消瘀兼化血中之滓秽，二药相配合，有行血化瘀止痛之功，并且除肝郁气滞之积块。香附、陈皮有调气活血之功，协助药有气行血行之义。

按方服四剂，大便带有少量白色脓液，恶物较少，胁下积块亦是缩减，食欲体力精神均近常，面色亦日见润泽，唇亦变红，肌肤亦显胖些。脉沉微弦，月经未见。

本病由气滞血瘀扩大成臌胀，经络尽瘀，隧道闭塞。瘀血不去，新血不能生，月经涸闭不行，势所必然。虽用药将瘀血逐去，症状消失，但所用之药多是迅利之品，攻破有余，补养不足。陈旧虽去，新血未充，故月经仍不来潮，此犹如久涸之泉，虽经浚淘，而水源久塞，亦难立即泛涨，必然天气发润，地气应潮，方能徐徐而盈。至月经来时，病亦痊愈矣。再以消瘀调经，活血补血之剂：

全当归 13g　白芍药 10g　大熟地 17g　制香附 10g　粉丹皮 10g　安边桂 7g　丹参 17g　白茯苓 10g　生白术 10g　炙龟板 13g　益母草 13g　陈皮 7g　红鸡冠花 17g　焦山楂 17g（研冲）　红月季花 10g　黄酒 120g（兑药冲服）

煎服如上法。每三日服一剂。

方解：本方之义是温生导引之法。用归、芍、地、丹以生血，桂、附以温运，使血易畅行，用鸡冠、月季同气相求之品以导引之，黄酒、山楂以开通之。苓术以补气，使气壮血自旺，龟板、丹皮以滋之，以济温药之过燥。如此寒温适宜，血可至矣。

依方每三日服一剂，再加饮食调养，及至一个月时，诸症悉除，体力精神俱已充沛，胁下坚积亦消失，一切均如常人。惟月经还未见。病人必欲月经来后，方才放心，因处一单方令服，专治月经。

西山楂一斤去核，炒炭，研为细末，每日早晨空腹时服 10g，红糖开水送下。

按法服用，药未服尽，月经已来潮，血色紫黑，最后略红，来时腹痛较剧，三天始净。由此病已尽除，月经亦潮，病人已无顾虑，欢慰不尽。迄今身体很健强。

结语：风、痨、臌、膈，自古称之四大恶症。世多委为不治

211

之症。以临床治疗经验，亦不尽然。若能详细检查，善察病机，根据病情变化，灵活施治，亦能治愈。无论病情多么险恶，皆当多想办法，以图挽救。若一见病情危重，即委弃不顾，这是与医德格格不入的。

本案之病人，值新产之后，触犯怒恼，又感受寒冷，以致恶露停止不行，血瘀结聚，形成坚积。日积月聚，久而弥漫周身，形成臌胀。乏力、食减、形消色枯，直至动作困难。服药数百剂竟无好转。若只以症势严重，而不积极治疗，其必终致死亡，并还当视之为恶症，以不能治疗了之。今之不以此病症为不可治，乃详细为之检查，委曲婉转，随机应变，灵活用方，病情竟然逐步好转，以至于达到治愈之目的。可见倘一见此等恶症，即畏之如虎，退避三舍，听其自毙，是极其错误的。不过治疗此症过程中，亦得到三点教训，志之以备参考。

第一，既知其病由寒冷、气郁、血瘀成积，久蓄成臌，屡治不开，病根既深且固，用轻药剂量，不见效验，理应遵《内经》"有故无殒"之旨，用大力猛剂治疗，方为合直。乃胆弱惧怯，一再投方，俱是药不胜病，效果不大，徒迁延时间，无形中使治疗期拖长。直到第五诊之后，才用大力迅猛之剂，发生殊效，这是应当牢记的。

第二，病经用大剂猛攻之后，症状日减，食欲日强，体力日壮，其药已对证，效力已很明显。在其服药后，大便所下秽物尚未净尽，肚腹尚大，未复原来，其病尚未根除，也是很明显的。依法连续进攻，直至将病根彻底清除这也是很可以的。乃计不出此，竟拘泥于大积大聚，衰其大半而止之说，不能灵活运用，竟然把急攻之剂改为缓图之剂，使病邪得以休息生聚之机，臌胀立见肿大，几乎前功尽弃。幸而发现及时，马上恢复攻击，又使治疗顺利进展。此一教训也是应当牢记的。

第三，凡是大病或久病之后，人体气血必然大受损耗，妇人月经，每月必下泄其所泄之血，此是有余之天癸。大病之后，其血不来潮，是无此等有余之血。月经不见，并非大事，待病除去，气血充盈，其经自见。无事大攻大取，立责其经来潮。因病人有所顾虑，故一再用药调经，虽短时内将月经催下，但来时肚痛，其血色黯而量少，周身疲困，数日方轻，此等现象，正如饥人索金。其泄下之血真来之不易，幸未引起意外之麻烦。此亦属过错，是应自任其咎的，亦应牢记。望临症者对应亦应特别注意。

（二）血臌证

王××　女　37岁　长清　农民

病史：病得于夏天。新产未满月，因触怒停止了恶露，血瘀而致腹痛，胸脘及肚腹均胀满，逐日加大。因家什困难，无力治疗，拖延数月，以致肚腹大如鼓，食后胀满不能容，疼痛阵阵，头晕恶心，二便不利，食欲大减，渐至形体瘦削，行走困难，病势沉重。于1969年6月来求予治疗。

检查：面色枯黄干燥，舌质青紫，苔白滑。肚腹鼓如抱瓮，筋脉突出青色。以手按之坚硬且韧，脐突出如卵，有压痛，上抵心口，下至阴部俱肿大，四肢及面项削瘦如柴。大便干溏不规，小溲短涩，溺者有痛感。脉象沉涩无力。患者常感觉发闷，胸脘胀满，气不舒畅，口干不能多饮。

病机分析：新产之后，恶血下流，腹痛体虚，这是正常的现象。一触怒郁，使肝气违逆，恶血即停止不下，冲气因肝气不舒，亦乘机上冲，致此等恶血秽物，蓄积于中。由此日阻月塞，隧道不通，新血不能生，陈血不能去，渐至壅塞弥漫，充斥腹内，肚腹愈积愈大，形成臌胀，外撑肌肤，内挤脏腑，由是胀满不能纳食。因脾胃失去健运，不能运输精微，营养缺乏，故肢体日见削瘦。脾主四肢，脾失健运，故四肢益削，而肚腹却益大。

膀胱气化失调，不能化气行水，故小溲短少而且作痛。瘀血阻滞，气化不畅，故腹痛阵阵，此所谓"痛则不通"。脉为血府，今脉管为瘀血所阻滞，故脉象沉涩无力。此等症候，纯系气滞血瘀，经络障碍，隧道闭塞所造成。

治法：以活血化瘀，通经活络，兼理气和中利导之剂。

处方：锦纹军27g　木香10g　麸枳壳13g　制香附25g　花槟榔10g　广郁金10g　吴茱萸10g　醋三棱10g　蓬莪术10g　广陈皮10g　小桃仁13g　元红花10g　当归尾13g　怀牛膝13g　苏木10g（碎）　五灵脂10g（醋酒炙）　赤芍药13g　细木通10g　甘草梢7g

水煎温服，渣再煎服。

方解：本方与上案治血臌之方大致相同，此方特加木通者，因其小便不利，并有痛感，此是膀胱有湿热之候，木通禀清升之气，兼得土之甘淡以生，气平味薄，性降，阳中之阴，入心、肾、膀胱、小肠四经，为通利之品，能达九窍，行十二经，上行心包，降气，清肺热，使津液化生，下通大、小肠、膀胱，导湿热由小便出，利小便而兼通大便，与琥珀同功；除湿热之效又同防己，惟防己宜血分，而此宜气分。利水之功又同泽夕，而泽夕宜相火，此宜君火。以色白而细者良。更加苏木，与血色相同者，以行血活血，使瘀血升解，易于排除，其病可能速愈。

按方连服六剂。每服一剂则大便下如血状之恶物较多，疼痛减轻，肚腹自胸脘下渐消，饮食较前好些，身上亦有点力气了。脉象较前稍和。是知药已对症，放胆加攻，有故无殒也。依原方加：

茯苓皮17g　台党参10g　锦纹军17g　三棱7g　莪术7g　当归7g　怀牛膝7g　苏木7g（碎）

服如上法。

方解：本方于上方中加入台参、茯苓补气之品，是在大攻大

214

破之中，勿忘生生之气。以台参护住胃气，苓皮以消水气，血为水化，水为血本，水消则血亦去，此是连带关系。古人有破血行气药中加补脾胃药者，气旺方能磨积，正旺则邪自消也，李东垣"五积方"中用棱、术皆兼用人参以赞助成功。

按方服药四剂。每服药后则大便下紫黑恶物成块，胶粘，肚腹之臌胀大见消减，饮食体力均增长，脉象呈缓象。方药再加重剂量：

醋炙锦军60g　苏木20g　生水蛭17g（研末）　减去茯苓皮

依方又服药二剂，大便下紫黑色恶物成块，胶黏，臌胀已消强半。饮食大增，越泻体力竟越强。再依原方加以调整：

醋炙锦军60g　制香附27g　广木香13g　麸枳壳13g　广郁金10g　吴茱萸10g　蓬莪术13g　京三棱13g　广陈皮13g　小桃仁17g（研）　元红花13g　当归尾17g　苏木17g（研）　五灵脂10g　怀牛膝13g　赤芍药13g　生水蛭17g（研）　台参10g　炮山甲7g（研）　细木通10g　甘草7g

服如上法。

方解：山甲喜穿，能走十二经络，无坚不摧，本方用之为帅，统领诸药直入积血之处，纵横行窜，使闭塞的经络隧道开通，积散血行，随扫荡的药物一拥而出大肠，致祸定乱平。仍用党参以保护中气，以免损伤生生之气。

按方服药四剂，每剂服过则大便泄数次，仍是紫黑血块或白色片块，放阳光下俄而变成黑色，皆是瘀血。肚腹逐渐变软，青色蟹爪已消失，面色已渐润泽，舌色如常人。脉象缓弱，体力食欲均好转。病人自觉病势已大见轻，要求休息几天再服药。

十天后又来诊视，肚腹又有胀痛感。脐左边有一硬韧性硬块，按之疼痛，此是原始之病根，脉象沉缓，舌苔薄白，即仍然照原方加温运之药：

醋锦军改为75g　　黑附子5g　　台乌药10g　　肉桂心7g

依方服药八剂，先是大便下黑色血块，后来泄下秽水，最后所下俱是粪便，肚腹已尽消，诸症悉去，一切均如常人。不久时间即受孕，次年生一子，迄今强健。

（三）血瘀成臌

魏×× 女 37岁

病史：病得于产后数日，因事着急，兼受寒冷，恶血停止未下，继而发生胸腹胀满疼痛，妨碍饮食，肚腹日见鼓大。数月后，肚腹已胀大如抱瓮，青筋突出如蟹爪，按之较硬，上下肢发麻木，食后不消，二便不规律，头晕痛，时觉下部寒凉，渐致不能行动。曾求医服药，效果不显，于1969年夏天求予治疗。

检查：面色泛红，舌质紫，苔薄白，唇色紫，腹臌大如瓮，按之硬而痛，腹表筋脉突出，青蓝色如蟹爪，自少腹致胸中俱肿，四肢头面削瘦，两胁胀痛，左胁更重。恶心，大便不规律，小溲短涩黄色。背紧头晕痛，上身似有热感，下身却感寒冷。白带下，食后作胀。脉沉涩不畅。

病机分析：冲为血海，统属于肝，上隶于胃，胃受水谷之气而化血。下联胞胎，以生养化育。新产之后，气血空虚，恶血未去尽，新血未骤复。一着气恼，肝气暴逆，郁抑于中。下触冲脉，随之而逆，逆则气失调顺，影响血行，陈旧之血瘀结不散，新血不能生达于胞中而滞于冲胞之间，结为癥瘕，作痛作胀，久之愈积愈多，其腹部亦愈胀愈大。经过数月之后，其所积瘀血及体内未化之水气混为一起，弥漫全腹，其大如瓮，臌势已成。此即所谓清浊相混，升降失调，隧道闭塞，形成此危恶之症。因肠胃被挤迫，故食入即胀并作呕。死败之血瘀滞于下，阳气不得畅运，故下部寒凉，浮阳外泛，怫郁于上，故上身有热感，膀胱气化受阻碍，不得畅达，故小便短涩而有痛感。水气不化，蓄与血

216

结，故肚腹益臌大，二便益不利。脉为血府，血管被血瘀所阻，脉道涩滞，故脉沉涩而滞，瘀血弥漫，清气不得升，浊气不得降，故头晕痛，面呈红泛。

治法：以活血化瘀，通经活络，舒肝理气，温运元阳之剂。

处方：吴茱萸10g　广木香10g　江枳壳10g　广陈皮10g　制香附27g　赤芍药13g　锦纹军10g　六神曲13g　台乌药10g　川楝子10g　小桃仁10g　元红花10g　蓬莪术10g　血丹参17g　全当归13g　延胡索10g　怀牛膝10g　黑附子5g　肉桂心7g　柴胡根7g　甘草梢7g

水煎温服，渣再煎服。

方解：血见热则行，见寒则凝。本方用桂、附、乌、萸以温运下部元阳，使沉寒瘀血得到溶解，以瓦解其病根。用桃、红、莪、元、膝，丹等以破其坚结，使血脉有活动的余地，然后用大黄推荡之力，将瘀积之恶液排出体外。欲除血瘀，必须先理其气，故用陈、枳、香附以调理中下之气，使气机活利，血运自然通畅，而推荡之药更易得力。活利之药还当用血药以导之，故用归、芍、丹参直入血分，融会贯通，使血脉纳入常规通道，陈腐者去，新生者留。神曲能助运化，进纳饮食。柴胡能去肠胃积滞，并有舒肝和胃，调和生生之妙用，以此二味为周转中气之药。用川楝子之固涩，既能固肾气以防脱，更有镇痛之作用。甘草调和诸药，更有益于脾胃。

按方服药四剂。大便连泻数次，红色黏滑恶物较多，胀痛均减。肚腹由上向下逐渐变软，小便亦通畅。不再恶心，脉象弱缓而弦。下腹部仍有寒凉感。知病根未除，仍应大力进攻，依原方加温泻之品：

大黄10g　附子3g

依方连服四剂，大便又泻数次，红色黏滑物仍较多，腹之臌大已十消八、九，疼痛已消失，食欲大振，体力较前增长，小便赤色，量较多。脉象弱缓，行动亦近常人。为扶助其体力，使之早日康复，依原方再加以补气之品：

台党参 10g　　白茯苓 10g

依方连服四剂，大便仅是粪便而已无恶物，诸症悉去，肚腹已复常，即停药服用丸剂，以补益气血：

归脾丸，每服 10g，早晚各服一次，白开水送下。

一个月后，再来诊视，疾病已尽除，身体已壮健，精神充沛，经常参加劳动，已成为健康人。以后未再服药。

十八、皮肤疾病

皮肤疾病在中医学中尚未独立分科，亦无专科书籍记载，其内容多分散在外科各门类中。皮肤病的致病因素，主要为风、热、血燥、血瘀等。另外，某些皮肤病，如癣等，前人认为是由于"虫"所引起。其主要病理变化是皮肤经上述病因素刺激后，使局部气血津液发生异常的变化，而出现痒、痛、灼热、干燥等自觉症状，以及丘疹、斑疹、水泡、糜烂、结痂、脱皮等表现，有些皮肤症与整体功能有关，故亦可出现全身症状。

皮肤病的辨证施治，主要是从局部症状来分析其病因病理，从而确定治疗方法。如皮疹伴有瘙痒感觉，或皮疹蔓延急速的，多属风邪所致，当用祛风活血治疗；如见红赤而有灼热的皮疹，其病因多为火热之邪，故用清热泻火法治疗；如见皮肤肥厚粗糙、干燥、开裂、血痂及毛发干枯脱落等症，则是由于血燥而使皮肤、毛发失于润养所致，故需用养血润燥法治疗。

一种皮肤病可由两种以上的病因所引起，从而出现比较复杂的症状，因此治法和药物必须有相应的配伍。某些皮肤病在其发展过程中，症状常不断变化，用药也要不断随症作相应的变化。凡出现全身症状的皮肤病，要局部与整体结合起来进行辨证，治疗时也要适当兼顾。

由于皮肤病的病变在体表，所以局部处理也是治疗皮肤病的重要一环，它可以使药物直接与病变部位接触，以充分发挥其作用。

下附治疗验案：

（一）遍体癞疮

郭×× 男 37岁 公安人员

病史：得病年余。初由感受风寒湿气，先从上身起小疙瘩如泡疹状，破流黄水，逐渐蔓延头面及四肢，最后遍满全身，到处都是，疮泡瘙痒难忍，时时流出粘水，粘连成片，新陈结痂相连，日益鳞垒，继而又添心慌气短等症。于1968年冬来诊治。曾先经省立医院检查有"再生不良性贫血症"。

检查：面色枯黄，灰暗无血色。满头疮痂灰白色如秃疮。不断有黄水渗出，溃烂难看，脸上亦布满疮痂和泡疮，遍体亦是疮痂和泡疮，手足指亦如此，几无完肤。瘙痒异常，不住扰抓。皮色枯竭不甚红，唇色苍白，舌质深红，苔白腻，中心略呈黄色。心中时时烦躁，大便时干时溏，小便色黄，脉濡弱，食欲不振，入夜不能寐。

病机分析：心主血脉，周身脉络皆系于心脏。病人既有贫血症，其心血虚弱可知，血弱则脉络不充，易受外感风邪，寒湿亦杂而乘虚侵入。外湿引动内湿，外寒化热，风为阳邪，三邪混合一起，流散周身，淫于经络，发生疮疹，日甚一日，《内经·病机》云："诸痛痒疮，皆属于心。"盖心属火，火气怫郁，故作痒作痛。脾虚湿土，喜燥而恶湿，今受外感湿气，引动内湿，两湿相济。脾阳失健，无力运输，湿气外淫肌肤，故疮中时出粘水，风火肆扰，如虫蠕动，故瘙痒难忍。血脉虚弱，脉力不充，故濡弱无力，虚热熏蒸于中，故时有烦躁感，而夜不成寐。

219

治法：以渗湿祛风，清热解毒之剂，先治皮肤疾患。

处方：茵陈蒿 30g　秦艽 13g　防风 10g　净蝉蜕 10g　荆芥穗 7g　宣木瓜 13g　黄芩 10g　泽泻 7g　蒲公英 17g　金银花 27g　威灵仙 10g　苦参 13g　僵蚕 10g　胡麻仁 27g　紫草 13g　净连翘 10g　全蝎 5g　赤芍 10g　滑石粉 3g　甘草 7g

水煎温服，渣再煎服。

方解：茵陈俗称白蒿，春天发生最早，虽在雪盖之下，亦不影响其生长，得春阳之气最厚，最能清除湿热，为治肌肤发黄之圣药，消皮肤之毒炎尤为妙品，今用之为君药。紫草善解热毒，为消除皮肤疹毒之专药，配合蝉蜕为治疗温疹之良方。病有湿症用泽泻、滑石导引湿邪随小便出，银花、公英、连翘均为清热解毒之良药，配合荆防更能祛风热肿毒。秦艽、木瓜、威灵仙均具有除风湿、通经络、利水气、止痛痒之功用。蚕、蝎祛风消毒，消疮疡肿毒锐利之武器。黄芩、苦参配合胡麻，既除湿热，又消疮炎。赤芍消化血中之热毒，合紫草善除肌肤之皮炎。甘草安内攘外，为解毒之总使，和诸药更有调胃娇味之功。

依方服药十剂，疮痂干结，已不向外出水，瘙痒亦差。小便呈赤黄色，大便亦较定型，即依原方再加以清热渗湿之品：

制苍术 10g　辽黄柏 10g

按方连续服十数剂，症状已大减。病人感觉药有效果，仍按方又服十数剂。至次年夏天，病人又来诊病，见其全身疮疡已尽退去，头面光洁，毛发尽生，与从前遍体疮癞，头面肮脏之时迥若两人。病人自述从开始服药半月后，疮疡即逐步减轻，先自头面及四肢消失，烦躁瘙痒亦随之解除。服药采取服几副后，休息几天再服。现在癞疮症已彻底治愈，惟心慌气短，肢体无力。因其曾有再生不良性贫血症，即嘱其检查血常规：血色素为 6.5 克。诊其脉象，濡弱不住寻按，即与之处方，嘱其常服：

当归 60g　熟地 120g　党参 60g

220

先用水适量煮三味药，汤成，滤去渣，入小黑豆二斤，煮熟后，再加入红糖一斤，拌匀煮烂，每日早晚各服食 120 克，食后再制。

又：煮药用水，若用铁流汁（即炼铁时流出之液体结成琉珠者）三斤。放水中煮半小时，取出铁流汁，用此水煮更有效。

两月后病人述说，自服此方后，病有好转，检查血色素已升至 7 克，精神及体力亦觉有好转，因嘱其继续服用，多服有益无殒。一年后已上班工作了。

（二）遍体癞疮（风湿性皮炎）

汪×× 女 36 岁 教员

病史：病得于夏天，在露天睡卧乘凉而得。初时左手足部起丘疹作痒，搔破出水，逐渐浸淫成片，有时干燥、脱皮，此起彼落，绵延不断，逐步蔓延，已及全身，瘙痒难忍，夜不成寐，手足外更甚，几致不能工作。各种疗法均无效果，已近三年。于1968 年春来求予治疗。

检查：遍体起淡红色丘疹，浸淫成片，出粘水，瘙痒难堪，四肢更甚。面部较少，着风寒更加剧，干时脱白皮，疮面亦不结痂。此落彼起，连绵不断。舌苔薄白，脉细数。大便略干。有时烦躁，不能入眠。经用西药注射，口服均无效果，现在因手足为病邪所苦，几不能用以工作。

病机分析：病由夏天露卧乘凉，感受风湿，侵入经络所致。风湿化热，蒸于皮肤，致发疹疮，湿热交蒸，故出水而作痒。风性无定，故蔓延流窜，淫于全身，并且成片而不干瘪，脱皮却不根除。湿热内扰，故时作烦躁而不得眠，脉细数是血虚热浮之候。

治法：以清热渗湿，祛风活络之剂。

处方：苍术 13g 秦艽 17g 防风 10g 泽泻 10g 茵陈

27g　木瓜 10g　川牛膝 10g　薏苡仁 30g　威灵仙 10g　土茯苓 17g　蝉蜕 10g　滑石 27g（研）　金银花 17g　荆芥 7g　甘草 7g　紫草 10g

水煎温服，渣再煎服。

外用方：苦参 30g　苍术 30g　蛇床子 30g　薏苡仁 30g　薄荷 17g　荆芥 17g

煎水洗身上。

方解：此方为祛风除湿之法，以荆、防、灵、芄、木瓜以祛风而疏通经络。以苍、泽、苡、滑以渗湿利水，除皮炎之根。用蝉蜕以皮治皮，发散风毒于体外，紫草以清消肌肤血分之热毒。茵陈利肌肤湿热；银花解腠理邪毒。苍术为除湿有力药物，既能健脾除内湿又能发表除外湿。土茯苓导引水湿之邪从膀胱而出，川牛膝更资助一臂之力，滑石导之引之，其效当尤著。甘草和土气以渗湿消毒，配诸药仍有赞助化育之功，再用外浴之法，以开鬼门，使风湿之邪随温汗而解。

按方服四剂，皮炎已消去强半，瘙痒亦止。出水者已干燥，亦能安眠，即依原方再加：

净连翘 10g　辽黄柏 7g　白僵蚕 10g

依方又服三剂，洗浴两次。炎症全消，皮肤亦渐光滑，手足柔活，工作已无妨碍。诊其脉象，舌苔均正常。病已除，遂停药。

（三）湿热性皮炎

关×× 男　21 岁　木工

病史：夏日在太阳炎炎下赤背工作，热时用冷水浸湿毛巾后盖脊背上取凉，干则再湿，如此有日。至秋天背上发生痒泡，瘙痒，破后出黄黏水，未几蔓延遍背，浸淫连绵，上至头项，下及尻臀，几无完肤，面及四肢亦延及，只教少些。先是作痒，后来亦有痛时，不能穿衣服，睡卧粘席，肮脏不堪，以致影响工作。秋末来求治疗。

检查：疮初起来为红色丘疹，渐作水泡，破后流黄粘水，逐步蔓延，连绵成片，疮周围红色，遍脊背连及头项，面上亦有，只较少些，四肢亦较脊背为少。作痒亦作痛，粘水粘衣粘席，益加痛痒。大便干，小溲黄，舌苔白，脉象浮滑而数。经医院检查诊断为"湿热性皮炎"，用青霉素注射及药膏涂抹均无效。

病机分析：夏日炎炎，皮肤受炽，复受湿寒侵润，湿热交加，蒸炽于皮肤之上，卫气被其浸淫，不能固密，湿热之气侵入经络，引动内湿，同气相应，发生皮疹。以湿盛之故，致流水侵淫，以热蒸之故，所以瘙痒不堪。背为督脉之辖区，督为诸阳脉之领，故湿热之邪可由此遍及全身，而粘疮亦随处蔓延。经云"诸痛痒疮，皆属于心"。心为火脏，火热同气，故连及心火，故脉浮滑且数，滑数者属热炎之盛，浮者，病在表也。

治法：以清热渗湿，活血通络，解毒消炎之剂。

处方：茵陈蒿30g　紫草13g　净连翘13g　秦艽13g　赤芍10g　白僵蚕10g　黄柏10g　金银花17g　黄芩10g　生地17g　制苍术10g　防风10g　蒲公英17g　蝉蜕10g　灵仙10g　小胡麻17g　薏苡仁30g　胡黄连7g　大黄7g　甘草7g

水煎温服，渣再煎服。

方解：本方是清热解毒之法。加入大黄以泄湿热之气，而其他清热药、祛湿药、凉血药、祛风药以及利水导湿等药物则分头工作，各自发挥其功能，将湿热毒邪统归之大肠排泄而出。疾病虽在肌表，但根蒂仍属于内。将内里清肃，其症状自然消失。其他意义则已在上案方中说明。

按方服药三剂，疮渐干燥，并已不再蔓延，痛痒俱轻。大便曾下红色稀粪若干，小溲赤黄，脉浮滑无力，即将原方加：

薄荷叶7g　大青叶10g

依方又服四剂，疮皆干燥结痂，已无痛痒，又经过几天尽皆脱痂，露出正常肌肤，亦无其他症状发生，病已痊愈。

（四）臭田螺症

秦×× 女 25岁 长清 农民

病史：患者是劳动妇女，常在田间，不拘湿热干活，感受湿热之气，遂发病。两足丫溃烂，初起小泡作痒，渐渐扩大化脓，有许多脓窠，痛时如火燎。现两足肿胀至胫，各脚丫俱成脓窠，甚而两足溃如烂瓜，不能行走，每日卧于床上，起行则足肿加剧。五年之多，不能治愈，虽是严冬之日，脚上亦不敢盖被，覆盖则烧痛不能忍，极为痛苦。于1966年秋求予治疗。

检查：两足肿胀，按之成坑，足丫溃烂流黄水，疮周围呈淡红色，脓泡模糊，上及两胫，患处热于他处，痒轻痛重，不能行走，小溲色黄，大便正常。诊其脉沉细弦数，舌质紫，苔白滑满布，入夜不能安眠，致精神不好。

病机分析：据脉症论断，是湿热下注之候。湿热浸淫于肌腠，使经络生变，发生疮疡。以人之体质不同，生病亦异。倘其人体本身湿气偏重，再感受外来水湿之气（如行湿涉水，停立于泥泞之中，或久处于湿潮之地等，久之感受湿邪之类）。体内湿与外来湿气相合酝酿，因水性下沉，经过时日，则水湿之气蓄积于下，久而化热，湿热相蒸，发于肌肤，发生疮疡，脚丫曲僻处又易于发作。初生为水泡，渐受湿热蒸发，遂化成脓。湿热相浑，故亦痒亦痛，并作肿胀，久则皮肤溃烂，流水浸淫，蔓延各处。故脉象沉细弦数，此为已显出湿热下沉之兆，血伤痛肿之候，苔白滑满布，亦湿热之征，《医宗金鉴》外科所谓"臭田螺"即是此症。

治法：以清热渗湿为主，更用洗敷法，内外两治，则效可速愈。

224

处方：苍术 13g　黄柏 10g　薏苡仁 27g　泽泻 10g　秦艽 10g　威灵仙 10g　苦参 7g　滑石粉 13g　茵陈 17g　土茯苓 10g　何首乌 10g

水煎温服，渣再煎服。

外用方：薏苡仁 30g　薄荷 17g　白蔹 17g

煎水洗足，一日一次。

撒布方：梅片 3g　轻粉 7g　滑石粉 30g　枯矾 1.5g

研极细末，撒脚丫内，洗后撒用，日一次。

方解：以二妙散加味。二妙善除下部湿热，苍术燥而渗湿，可除下部湿气。黄柏祛湿热善治疮疡。薏苡仁淡渗以利水湿之气，更有健脾之功。泽泻利水湿以下行，秦艽、茵陈善祛湿热风邪，解疮疡之痛痒。滑石导水湿之邪从小便而出，土茯苓导湿利水兼可解毒。威灵仙通经活络，利水除湿更有止痛作用。苦参苦以去清，燥能渗湿，寒可解下部热毒。何首乌为疮癞之妙药，更有补血活血之功用。诸药清其内热，利其湿邪以清其里。更用渗湿祛热之药外洗，渗湿止痒，散瘀解毒之药以撒布其疮面，内外夹攻，不难将病根除。

按方治疗，服药二剂，洗、撒各二次，三日之间，痛痒止而肿胀消去强半，脓水亦大减，渐渐结痂。病人已能下床行走。即依原方加：

茵陈 10g

又服药二剂，洗、撒药仍如法进行，肿胀尽消，脓水尽净，疮已结痂。已能穿鞋行走，自来就诊。又服药二剂，病已基本痊愈。但阴道时时作痒，病人自己体验，似与脚丫处轮流作痒。诊其脉小弦，小溲色黄。按阴痒亦属湿热下注之候，因将原方加：

白芷 7g　龙胆草 7g　当归 7g　甘草 7g

洗脚方：

苍术 17g　苦参 17g　白矾 10g　薏苡仁 30g　薄荷 17g

白蔹17g

洗阴方：

蛇床子30g　桃仁7g　荆芥10g　苦参17g　白矾10g　苍术17g

依方服药次三剂，洗、撒数次，已不感发痒，阴道痒感亦消失。病症已痊愈，不再服用药。

（五）湿热性皮炎

董×× 女 43岁 农民

病史：夏天经常在潮湿地劳动，自不注意，秋后先由腿部皮肤上生疙瘩，破流黄色粘水，浸淫成片，痒不可忍，下肢尽肿，渐渐蔓延遍身，头部亦发生同样的疮疱，瘙痒流水，淫及两肩膀，日夜苦恼，多方治皆不效。于1967年秋末求予治疗。

检查：面色浮红，眼角亦红，舌质赤紫，深红无苔，大便不规，小溲色黄，脉沉而数，疮成大片如酒杯或茶杯不等，略红，周围肿胀，流黄水较多，患处皮肤发热。

病机分析：长夏之时，正是湿热当令，皮肤感受潮湿，热气蒸腾，被其乘虚侵入肌腠，使血液发生病变，以致生成疮疡，其湿热中含有热毒，故可腐皮烂肉流出毒水，侵淫皮肤而成疮。其湿热渐干于脾，故肌肤溃烂可遍及全身，流水肿胀，皆为湿热过盛之候。湿性下沉，故下肢肿甚，热气上升，沿督脉而上头面，故头面亦发疮疱。小便黄，脉沉数，皆湿热为病之征候。

治法：以清热除湿，佐以活血解毒之剂。

处方：小胡麻17g　威灵仙10g　苦参10g　苍术10g　辽黄柏10g　蒲公英17g　连翘10g　荆芥7g　金银花17g　当归10g　防风10g　净蝉蜕10g　茵陈27g　紫草10g　甘草7g

水煎温服，渣再煎服。

外用药方：轻粉5g　梅片3g　枯矾霜3g　明雄黄10g

226

松香17g

研极细末，流水处干撒，疮干时香油调涂。

方解：除湿用苍、柏、苦参，清热用连翘、茵陈，解毒用银花、公英、紫草；祛风湿用防风、荆芥、胡麻、灵仙，蝉蜕尚能以皮治皮。活血者用当归尾，更加外用药以解毒渗湿止痒生肌，内外兼治，病邪一鼓可平。

依方服药二剂，外用药撒布数次，未及几日，疮疡尽消，破处结痂，水湿尽去。再服一剂，全身疮疡悉平，又过几天，痂尽脱去，已露出健康皮肤。至此病症已痊愈，效果甚速。

（六）癞疾

王×× 女 22岁 济南

病史：五年前冬月远途探亲，途中遭遇风寒雪雨，衣服尽湿，寒冷侵肤，由此得病。初起由胫部发痒，起皮疹，逐渐蔓延于膝股，一年后上肢俱延及。曾在医院检查诊断为"皮炎"，用药治疗无效。逐渐扩展到面部及发际内俱病，瘙痒不能忍，着寒冷之气，病益加重，于1956年1月求予治疗。

检查：面色萎黄，形瘦，满面起灰色斑片疙瘩，粘连成片，皮肤粗硬起白屑，搔破处渗出黑色血，上下肢皆同，皮肤发硬如枯树皮，不时用手抓搔，破出黑血。精神不安，舌质淡，苔白滑，声音嘶浊。疮初起呈颗粒形疹点，淡红色，渐增多，颗粒粘连成片，干燥如树皮。冬月，手足皮肤裂纹，先痒，甚则痛，着风益甚，有时作寒热。月经亦失常，小溲黄，脉象滑，沉取有力，两尺略小。

病机分析：病由风寒湿气侵袭皮肤而引起。因寒湿入侵皮肤，渐入血络，络脉遍布周身，为血液循环之道路，感受风湿之后，血液循环失其常度，卫气亦失其调和，故皮肤发生疙瘩。卫为阳气，郁而不舒，久则化热，热能作痒，故瘙痒难忍。寒气收引，寒湿侵入则皮肤收敛，故患处发硬，络脉血液主润皮肤，今为风寒湿邪郁滞，不能润泽皮肤，故干燥脱皮，破时仅少许黑血，形如枯树之皮，很是难看。卫气怫郁，阴阳失调，故时作寒热之症。寒湿邪郁而化热，故脉滑且有力，小溲色亦黄，呈现湿热内郁之候。

治法：以祛风除湿，清热解毒之法。

处方：蛇蜕 4 条　蝉蜕 7g　僵蚕 7g　全蝎 5g　防风 10g大枫子 7 粒（带皮打）　黄连 10g　花粉 17g　白芷 5g　银花13g　甘草 7g

水煎温服，渣再煎服。

外用方：苦参 17g　苍术 17g　槐花 17g　荆芥 13g　当归尾 17g　白芷 13g

煎水置盆内，加食盐一把，先熏后洗，洗后再敷药膏

药膏方：消法灭定 100g　硼酸 20g　枯矾 10g　凡士林200g

和药调匀，涂抹患处。

方解：此方仿张寿甫先生治癞方加减而成。大枫子善杀灭麻风菌，为治麻风之有效药物，麻风为风症中最重之疾，大枫子尤能治疗，治其他风邪症，其力更是绰绰有余。况此症之形象，乍为俨然如麻风病人，故用之以为主药。蛇能治风，其性善行而窜，无孔不入，其皮之性犹是，故用之以皮治皮。蝉蜕善解肌表，祛风解毒亦是妙品。蚕、蝎均能除去风邪，并消皮疹疮疡之痒。防风为祛风之总药，能解表治疮疥以之为佐。黄连清热解毒，还可杀菌。天花粉清热养阴，和黄连能制约大枫子热毒之性，为监制之品。金银花为清热解毒之圣药，白芷祛风解毒，活血治恶疮，用甘草以调和诸药，成就补正祛邪之功。

按方服药五剂，瘙痒减轻，疙瘩涌出更多，皮肤渐软，脉象转浮，此是毒邪为药之力量逐之外出之候，依原方加：

赤芍药 10g　　金银花 17g　　生石膏 17g

依方又服药六剂，症状逐步减轻，痒大减，皮肤日益见软，色转红活，破处流血亦不似前之黑了。疙瘩已大部消失，即依加味方再加：

黄芩 7g　将大枫子改为 8 粒，洗敷药仍照用。

依方连续服十剂。症状已十去八九，疙瘩尽消，仅留黑色疤痕，因患者素有小便热的感觉，因将原方中又加：龙胆草 5g 继续又服八剂，诸症悉去尽。皮肤完全柔软，已复正常，虽在严冬，亦不再变化了。如此病已完全治愈。

说明：方书称癞之为病，症起之初为水泡，作痒成疮，破流脂水，奇痒彻骨或出血如疥，或干或湿，似虫非虫，久则成片，延及遍身，好浴热汤，形如风癞，乃气血虚弱，不能滋润皮肤所致。若以为风热沸腾，风寒侵袭，而用苦参、豨莶之属，多不奏效，盖气血是使经络无闭塞之虞，毛窍无干枯之患。佐以清湿散热，自无不愈。此外，有乌癞、白癞、火癞、木癞、金癞、水癞、麻癞、风癞、蟋蟀癞等等之别。近代名医张寿甫先生在其治癞方论中说"昔之伯牛之疾，自古传说，谓之癞疾，素尝疑之，今乃知癞之为病诚与性命有关也"。未言及致病的原因。今以案中病人来说，风寒湿实为本病之根，依其症候观察，亦属于风寒化热，与湿气交结，淫于络脉，阻塞卫气，使循环失度，故有颗粒疙瘩，粘连成片，以及皮肤干燥，脱屑瘙痒等症。其脉象滑而有力，已属显然湿热之证。再依张氏所用方药观察，亦是以祛风、清热、除湿齐头并用。兹用之于短短月余，即能将五年之久的顽固疾病出去，彻底消失，更可知也。

十九、湿温证

湿温多见于夏秋湿热相搏之际，病情极为缠绵；重者如发现神昏谵语，或大便下血情形，症属危急。

其病因多在长夏初秋之时，感受湿热之邪，湿热壅遏，酝酿，而发为本病，其证候，邪在卫分：午后身热，头痛恶寒，胸闷不饥，苔白口腻不渴，脉濡数。邪在气分：因湿热阻滞，郁热羁留，因而形成朝轻暮重的灼热情况，同时胸痞烦闷，舌苔白腻而厚，甚或黄腻。白㾦不时出现，在此阶段往往出现湿与热偏重的倾向。

湿邪偏重者：脾阳不振，湿邪留滞，出现身重，热反不扬，胸痞出冷汗，头昏且胀，两耳重听，神疲乏力，两胫厥冷，口渴不引饮，甚者则神昏嗜眠，便溏溲赤，苔白滑腻，脉濡缓。

热邪偏重者：阳明胃热，呈现高热不恶寒，面赤汗出，胸腹热满，按之灼手，口苦渴而不欲饮，嘈杂仍饥而不欲食，头眩、口臭、大便粘腻或燥结，溲短赤，舌苔黄燥或焦黑起刺，脉濡数或弦数。

湿邪留恋气分者：无论湿邪偏重，或热邪偏重，如果治疗得当，常能顺利治愈，或者由战汗或白㾦，而趋于向愈。如治疗不当，则病邪侵入营血，发现神昏谵语，或直视发痉，或大便下血，舌质光红干绛，脉细数等症，病属深重难治。

湿温证：一般病程预后较长，易生病变，不易速愈，故治疗中必须配合妥善护理。如治疗或护理不当，兼之体质素弱，在严重阶段，可产生虚脱亡阳，预后多不良。

湿温证类似西医之肠伤寒、副伤寒或波状热等症，祖国医学早就认识到湿温缠绵不易速愈，尤其入营入血之际（即肠伤寒第三周），应注意肠出血及穿孔的危险。中西医对本病的认识上基本是一致的。

附治疗验案：

（一）湿温并发黄疸结胸

王×× 男 44岁 莱芜县 上游公社 农民

病史：患者是个劳动很好的模范社员，勤俭细致，每日早起晚归，灯下不息，受到群众的一致的表扬，公推他为生产队长。于1965年7月中在田间劳动，感觉不适，头痛，身痛，发烧，略有恶寒等证。晚间归家，经大队医生诊视，未断为何病，即注射青霉素及服中药丸等，病不见轻，两天后，腰胯痛加重，并有胸脘痞闷等证。再经注射药针及服药丸，病情益剧，渐至精神昏迷人事不清。当时正值地区巡回医疗队驻该公社，该村卫生所来电话告知抢救，时予在医疗队中，即经诊视见其症情严重，为了便于服药治疗，即将病人抬到公社卫生院，当时集合中西医会诊检查，情况如下：

面色赤红，唇色深紫，眼睛发红，周身浓黄如橘皮，表层浮晕暗灰色，舌苔根灰黑，周围黄厚腻而滑，舌夹赤艳，唇干燥，胸脘痞硬，高起下至脐，拒按，周身肌肉触之皆作痛，颈项强直，小腹也发硬，按之痛，烙手。神识不清，头上似汗出，不能动转，言语不清，声音嘶哑，喘促间有咳嗽，喉间有痰声，口渴不多饮，时作谵语，循衣摸床，病气极盛。大小便一日未通行，数日未能吃东西，头痛及腰胯、背、肩均痛甚，体温40℃，肌热烙手，躁扰不宁，日见发昏，两手脉象呈细数（阳濡而弱，阴小而急）之象。

病机分析：叶氏云"温邪犯肺，逆传心包，始卫终营，变化多端"。此指一切温病而言，湿温亦温病之一。其证情虽有区别，其病邪并无大异，病人初感时，发热头痛，有恶寒症状，此即所谓温邪犯卫之轻证，虽经治疗，若不中症，故病不减，而温邪进一步加重，恶寒症状亦很快退去，而发热亦相应升高，以胸脘硬疼的证状判断在其初病时医生所用丸药，必是泄下之药，致使胸中大气受损，湿热随之内陷，致成结胸证候，因其胸脘及腹坚硬满痛是湿邪与温邪郁结无疑。尤其周身发黄色浓如橘显见为湿热相蒸之候。凡湿热相蒸而发黄疸者，无不有小溲不利之证候。《伤寒论》中有不少证例可查，兹不赘举，其病机因湿热相蒸耗伤津液，使膀胱气化受到影响之故，湿热之邪，干犯大肠，亡液耗涸，故大便秘结而不能下，造成阳明腑实之证。故有谵语神昏之证，湿热之邪蒸于太阳经故有颈项强直之状。《内经·病机》云"诸颈强直，皆属于湿"，又曰"因于湿，首如裹"。其神昏谵妄，躁扰不宁等症，亦显然于温邪侵犯心包有关。舌为心之苗，其舌尖之赤艳亦可证明，舌苔灰黄厚腻而滑，是湿热蒸熏心胃之征。渴不多饮者，因湿气非干温之比，故虽渴而不欲多饮。或问其湿从何而来？然未发病前其人先受湿气之侵，或其人内中先蕴有湿气，既病之后，内湿吸收外湿。与温邪相胶结，故其身重不能转动，周身作痛，统体发黄，可为明证。

《沈氏尊生书》云"湿温之病，是先伤于湿，后中于暑，湿邪缓而潜，故不即显，暑邪迅而速，故即发作。故湿温之脉象，浮之则濡而弱，沉之则小而急，浮为阳，沉为阴，湿伤血故沉，暑伤气故浮，故脉如此。"今病者脉象细数，正是此类，严格分析，该病症正是湿温典型症候。西医诊断为"金色葡萄球菌败血症"。病重不治。

治法：湿温之症，最为缠绵难愈。因发汗不能解，清里不能除，湿热交结，弥漫周身，古人比之："如油入面，很难折出。"益湿邪非火邪之比，除之不易，张仲景在《伤寒论》中已有明文，兹不烦述。为该病人已至胸满硬痛，神昏谵语，二便秘结，周身发黄，高热炎炽，病情已极危笃，《伤寒论》云："表急者先攻表，里急者先攻里。"此症里证急，若不急攻，缓则邪热益深，津液耗竭，必至不能挽回。治法，首重开通上下，以折热邪，藉以排除湿邪，使湿热之邪稍开，则神明之机得明，其命可

232

保，其病亦缓缓可除之。以清热祛湿，开窍化痰之剂。

处方：锦纹军 27g　川黄连 10g　黄芩 10g　山栀子 10g　大元参 10g　生石膏 50g（研末）　肉知母 10g　菖蒲 10g　麦门冬 10g　远志肉 10g　茵陈蒿 27g　玄明粉 27g（冲入）　前胡 10g　天花粉 10g　生地黄 17g　净连翘 10g　金银花 27g　枳实 10g

牛黄清心丸，一丸先药服下，药用水煎服。

方解：此方以三黄石膏，白虎承气等方加味而成。热结于胸腹肠胃，阻塞不通，湿热之邪充斥于内，已至上下坚硬作痛，非予以攻下不能解决，用白虎承气汤，直入胃府攻之使下通达肠道，使郁热得泄，解除阳明之郁热，避免受邪火煎熬，即所谓存阴液之法，复以三黄之苦寒以泄其湿热，清营凉卫，养阴退阳，协同承气为全方主力。茵陈得春阳之气最早，清热泄湿为治黄疸之圣药。与大黄栀子等药，配合成茵陈蒿汤是仲景治发热黄疸之主方。菖蒲、远志、麦冬清心养神，开豁心窍。银花、连翘、花粉、元参清除其热毒，前胡内清外解，除温邪之风疫。用牛黄清心丸以开窍化痰，镇静安神，取其出奇制胜，则热可除，湿可退，精神清，郁结解，可完成治疗功效。

西药：用青、链霉素注射，酵母，各种维生素及输液等治法。

依方于晚八点将药服下，至十点，大便即通下，接连三次，俱是红色粘液，夹杂血片，量较多，小便亦通行，尿赤黄，体温渐降至 37.5℃，精神苏醒，谵妄消失，头身疼俱轻，喘促亦平，接着又服二剂药，大便又泄红色涎状物较多，摸其胸腹亦渐软，诊其脉象微浮而收，舌苔渐脱，次早晨喝鸡子汤两个。

据脉证论断，热降神清，便通喘平，是温邪有削减之征。便下的红涎，是热瘀于蒸熬津液所化，热邪退，心神清，故谵妄亦除。热势即减筋脉解除熏蒸，故身疼亦轻，舌为五脏之上苗，热

233

邪熏于内则舌苔厚而色变，热邪即减，则舌苔相应亦渐退。脉沉小数，转为微浮而数，是由里而出表之候。综上证候，观察是病有好转之佳兆，即依原方再服，服药前先服牛黄清心丸一丸。

隔一日再经诊视，料病势复发，较前更重，体温达40℃，仍神昏、便闭，渴饮、咳嗽吐痰血，胸脘胀痞等症状俱全，因很惊异，询其家人，称西医来看见症状大减，说这是西药之力，不用中药就好了，竟将中药停掉，将病人转移别处，单用西药治疗，一天一夜，病又发作如此……因见病人危急，不及他顾，即诊其脉象左手浮洪而数，右手洪数，舌干燥，舌尖艳红，谵妄，循衣摸床，胸脘又硬疼拒按。

按温热之邪当炽盛之际，犹如焚烧车薪，虽一服清泄之剂，犹如杯水之救，热势虽少见煞，但其烈焰之根尚存，若不乘胜急追，必然邪气复燃，一再爆发，其势必较前益剧，兹据其症状诊察，咳吐痰血，明系湿热之邪炎炽，熏蒸肺胃，津液受煎熬，络脉有破裂之处，故有痰血吐出。渴饮加重，明系胃液耗涸之候，发现此种情况，很明显是既停中药，邪火又复燃起，再加服温燥之品，如酵母、维生素及注射葡萄糖等补益生热之剂，使温邪热上加热，其脉象浮大洪数，体温升高，就是铁证，其病之复剧，咎由孰归，已很明显。

综上症状，总是湿热之邪过胜所致，急予以清热育阴之剂，尚有挽回之机，惟小溲不见是一恶候，因膀胱有危急之象。仲景云"小便利者，可治"。依原方加重药量。

处方：锦纹大黄30g　川黄连10g　黄芩10g　山栀子10g
元参10g　天花粉13g　生地黄17g　连翘10g　金银花27g
枳实10g　石菖蒲10g　肉知母10g　远志10g　生石膏17g
（研末）　麦冬10g　净芒硝17g（冲入）　前胡10g　茵陈27g
鲜茅根90g

水煎温服。

牛黄清心丸一丸，先服。

药取到尚未煎服时，某医生又来诊视。谓病家曰，此症是"金黄色葡萄球菌败血症"，肯定是无药可治的。可即速将病人转到省立医院去，缓则有危险。病家既因经济困难，无力往济南去，又怕以危重病人，等到济南中途死亡。因此坚决依靠中医治疗，急煎中药服下，虽西医仍频促其转院，病家亦无力办到。病人服药后，大便连下数次，皆红色粘液，夜间又发生鼻流血量亦较多，至次早往观病人虽精神不振，谵妄，循衣摸床症状都减轻。小便亦通行，惟不甚畅快，体温39.5℃，睡眠较好，脉象浮滑而数，其他症状未变，舌苔脱落。

按大便下红涎，鼻中衄血，皆热邪外泄之吉兆。舌苔脱落，脉转浮滑而数，亦为热邪外出之候。此皆病情好转之象，精神不振，萎靡欲睡，是邪气将退，正气将复之候，体温虽仍高，以脉证较比仍相符合，若在温热病攻下之后，热盛脉大，是为逆候，在湿温症则属常侯，因湿热胶结，如油和面，发散不能就解，攻泄不能就清，所以称为缠绵之病，惟鼻衄一次，则瘀热由之减轻一次，故《伤寒论》有"衄乃解"之文，二便通调一次，则湿热也可减轻一次，故症状得以减轻，惟恶小溲尚未大通，若或闭而不通，湿邪无从排出，病必不愈，此应深切注意的一点。

治法：以养阴救液为主。

处方：黄芩10g　连翘10g　大元参17g　天花粉13g　生地黄27g　麦冬13g　栀子10g　瓜蒌仁17g　滑石粉27g　细木通10g　竹叶10g　大黄10g　生石膏60g　肉知母10g　天麦冬13g　沙参13g　枳实10g　金银花27g　霍石斛13g　甘草7g　鲜茅根90g　茵陈27g　丹皮10g

服如上法。

方解：方药大致如上，因先经两次攻泄，此次将攻下药物略减其量，因口渴较前加甚，故将生津养液之药加重，因小溲还不利，故于方加滑石、木通、茅根等利水之药。以利小便藉以导引湿气下行，因咳嗽有痰血吐出，故加二冬、蒌、知、沙参以养阴清肺以止咳吐，因身黄尚未退去，故仍用茵陈以清热利湿，消除黄疸，丹皮以消血中热毒，若能得小便畅利，湿邪有排出之路，则其病方保无忧。预后良否。现在为时尚早。

当病人鼻中流血时，西医力主用止血剂，并仍促将病人送走，因病家坚不听从，遂按方将药服下，大便通调，下黄色粪便，证势大减，体温降至38.5℃，舌质深红，苔变白，仍能饮水，胸脘较前软，身黄见轻，吐痰仍带红，有时鼻中少有血出，因向病家解释，此种流血并非恶候，乃热瘀血妄行，或名曰"红汗出"，随血出而热邪可减轻，病家亦深信不疑，病人精神已清晰，渐欲进食，小便还不甚畅，脉象浮略快。

据脉证论断，病情逐步好转，脉象与证相符，食欲渐起，是胃已有起色，惟小便还不甚畅。是因温热之邪，弥漫，壅遏肺气，下塞膀胱，使气化不得舒畅，再因大热耗伤津液，一时不能复原所致，仍应以清热养阴、兼宣发肺气之品，即以原方减大黄，加：

杏仁10g　桑白皮10g　泽泻7g

煎服如上法。

按方服药二剂，小便较前稍顺利，大便已正常，精神益见晴明，饮食亦渐增加，鼻中流血时有点滴，舌苔白不干燥，头身痛大减，胸腹已柔软，吐痰稍带红色，饮水较前少，午后体温仍高38℃，睡眠较好，脉象左手浮缓，右手浮略洪。

按浮而洪缓是热邪出表之象，故体温虽高而内不觉热，饮水减少。小便渐调，是津液有转生之机，大便正常，睡眠安稳，亦是神无邪扰之候，仍应以清热养阴以期小便畅利，用利水除湿之剂，使邪热得出，则可望病愈。

处方：猪苓10g　茯苓10g　泽泻10g　木通7g　车前子

10g（布包）　连翘 10g　元参 13g　天花粉 10g　麦冬 10g 栀子 10g　知母 13g　沙参 13g　大黄 10g　枳实 10g　瓜蒌仁 13g　杏仁 10g　金银花 17g　甘草梢 10g　灯芯 1.5g　鲜茅根 90g　粳米 13g

煎服如上法。

方解：以五苓散减术、桂加木通、车前子直入膀胱，以开利水道，使湿邪有外出之路，以知、栀、元、粉、银、翘等以清温热之邪，而复阴液。以蒌、杏、沙、麦以利肺止嗽，加茅根以清止痰中之血，并利小便，大黄利大便以排除湿热于外，甘草和粳米有和胃祛湿之功用，但得湿邪不再缠绵，其病不难治愈。

依法服药二剂，小便渐通利，黄疸亦逐步退，口干不饮，舌苔薄白，咳嗽大减，痰中带有咖啡色血点，体温午后仍升，夜间有时睡语，体仍沉重，动转困难，脉象左手微浮，右手有洪弦象。

在这同时，西医给病人服药安乃近，维生素，注射青、链霉素等药，又用针刺气海、关元、中极、三阴交等穴，大泄其气。

按体重转动困难，是湿邪之本证，体弱气少是大病应有的现象，况又经用针刺泻气海、关元等穴以泻气，其虚益甚，午后热升，是湿温自然的现证。脉浮洪弦，苔白，口干不饮，是内热减弱之候，拟用补气养阴之小方，以生其气阴。

处方：生石膏 30g　知母 10g　台党参 17g　粉甘草 7g 粳米 50g

煎汤当茶饮。

依方服茶，次日往诊，病人精神较好，体温降 38℃，小便已通利，舌苔薄白，口不渴。身黄将退尽，食欲亦增，惟身重尚不减脉象大致如上。按身重仍是湿邪为患，拟用轻清疏散之法。

处方：薄荷叶 10g　净连翘 10g　通草 7g　净蝉蜕 10g 黄芩 10g　滑石粉 10g　金银花 17g　杏仁 10g　瓜蒌仁 13g

（研）　桑皮10g　生石膏27g　沙参10g　栀子10g　前胡10g
甘草梢10g

煎温服，渣再煎服。

方解：方剂中"轻可去实"。湿邪重浊缠绵，清除不易，用重攻之药则湿邪不去，反益增其里虚，用发汗之药则湿邪不能随汗解，反增益其表虚。惟用轻清及利湿之药，即扬散其湿气，又导引其水湿之质，方能将湿气驱除，故方中用薄荷、通草、蝉蜕、银、翘、桑皮等轻清疏散之品，以扬其温气，用滑石、杏仁、石膏等淡渗之品，导引水气以去湿邪之本，蒌仁、前胡、沙参、杏仁等清利肺气而治咳痰，栀子、黄芩去热除湿为臣使之药，如此，可能将湿热制伏。

按方服药二剂，体温上午37.3℃，下午38.2℃，二便已基本正常，睡眠较好，梦话亦很少，舌质深红，苔薄白，身黄已极淡，痰中还有咖啡点，体重稍轻些。肛门有下坠感，脉象浮略缓，肛门下坠（有痔漏病史）。

按脉缓，热轻，二便正常，仍是好转之候，惟体重仍甚，湿邪还在缠绵，故午后热还上升。仍按原方减薄荷，加轻清利尿之品：

竹茹7g　灯芯1.5g　茅根60g　粳米20g

煎服如上法。

依方服药二剂，体温如上，大便正常，小溲黄色，不甚顺利，舌苔白，痰中带有黑点，食欲较好，脉象左手浮濡略快，右手浮略大，小溲不畅，溺黄，身重仍属湿热绵缠之候，依上方加减。

处方：金银花17g　连翘10g　黄芩10g　滑石粉17g　泽泻7g　生石膏27g　茵陈17g　葛根10g　栀子10g　黄柏7g
车前子10g　通草7g　猪苓7g　知母7g　陈皮7g　灯草心1.5g　甘草梢7g

238

煎服如上法。

方解：方义如上，加以茵陈祛湿热、除黄疸，葛根发阳明温邪，性燥能除湿，为湿温重药。黄柏苦燥能退湿热，猪苓、泽泻利水除湿，淡渗以利小便，配合车前子更加迅速。

依方服药一剂，症状大致如上，惟胸脘发闷，二便不甚通畅，因将方剂调正。

处方：锦纹军13g　元参10g　寸冬10g　木通7g　枳实10g　金银花17g　黄芩10g　连翘10g　泽泻7g　茵陈17g　生石膏27g　栀子10g　葛根10g　通草7g　猪苓7g　知母7g　灯草心1.5g

煎服如上法。

按方服药二剂，二便俱通畅，食欲增加，体温37.5℃，睡眠很好，舌质红，苔白，面色近常，痰中稍带微黑点，脉象浮濡略快，精神很好，遂依方加：

蒌仁10g、沙参10g以滑痰，猪苓7g、茅根60g以利水，生地10g以滋胃液。

服二剂，体温未再升，痰少其中仅带些微黑点，二便正常，食欲益增，舌质深红，苔薄白，脉微小略有数象，自己不感发热，有时大便不畅。

按前人有"湿温证百泄不厌"之说，今看来这是经验之说，病人几天不服利便之药，即感不通，一经利便之后，症状即随之减轻，实可发人深省。今病情逐步好转，惟偶见大便不畅之症，尚有湿热之滞，依上方再加：

香薷10g　滑石粉17g

煎服如上法。

方解：前人称香薷为暑温疟中麻黄，能发散暑湿之邪，驱逐疫气。故中暑药中用为主要药，今病人原由暑热得病。月令云"湿润濡暑"，故热气夹湿方为暑，香薷能驱暑邪，亦可以驱逐

239

湿邪，方中用之配伍滑石即发散又渗利，在方剂中可能起很大的作用。

按方服用四剂，症情大有好转，体温 37℃，病人已能起坐床上吃饭了，食欲逐步增加，二便均正常，舌苔薄白，夹红，惟夜间盖衣单薄，受外感，今天身痛头晕，脉浮濡而数，遂给以清解之法。

处方：黄芩 10g　前胡 10g　栀子 10g　菊花 10g　连翘 10g　香薷 7g　金银花 13g　知母 7g　通草 7g　枳实 10g　蝉蜕 10g　麻仁 17g（研）　滑石 17g　蒌仁 10g　冬瓜仁 13g　甘草 7g

煎服如上法。

服药后，症状不减，体温反增高 38.8℃，头痛、肋腹亦痛，胸脘发闷，大便秘而不下，脉浮数，思饮水。

以腹痛，便闭，胸脘发闷而论，是胃肠瘀热结滞未清之候，只用清解，不能解决问题，恍悟病情的规律，几天不泄，即感不通，古人说"温病不厌多下"。事实诚然，若表在不能攻里之说，亦不尽然，遂与处方，似用泄下之方。

处方：锦纹军 17g　枳实 10g　元明粉 10g（冲入）　青皮 10g　石菖蒲 10g　净连翘 10g　瓜蒌 17g　滑石粉 17g　知母 10g　栀子 10g　黄芩 10g　甘草 7g

煎服如上法。

依方将药煎服一剂，大便未动，胀闷痛均不减，体温升高至 39℃，知药力不足，不能胜病，即将方中增加大黄为一两，其他药物亦加三分之一，更加石膏一两，厚朴 10g。

煎服后大便连泄数次黄色稀粪，腹胀痛等症均消失，体温下降至 37℃，小便黄色，舌苔板白，脉象浮之濡，沉之小数。食量稍减，其他无异常。

按此次病变，虽由感冒而起，亦由内热瘀滞未清之故，只考

240

虑湿邪绵缠，忽视热瘀未清，更易反复，所以除奸不尽，终遗后患，由此一度教训，遂得出正确治法。

吴鞠通医案治王某湿温证曾一下、再下、三、四、五下，方才清其余邪，本案症亦如此。

处方：大黄27g　芒硝17g（后入）　枳实10g　前胡10g　黄芩10g　滑石粉17g　连翘10g　香薷10g　泽泻10g　黄连7g　石膏27g　蒌仁13g（研）　栀子10g　苍术10g　甘草7g

服如上法。

方解：此方即原方加减，仍用利肠通便之法，加入苍术一味，能燥湿发散，驱除温邪之气。苍术若同温燥之药并用，能燥土生热，今同诸凉泄之药并用，则不燥土生热，反有除湿驱温之功用，不但无弊，而且有利。

按方服药三剂，大部症状均消失，食欲大振，二便正常，病人面色舌色肤色均复正常，体力渐充，已能起来在室内游走活动，体温在午后稍升在37℃左右。精神睡眠均很好。脉象微浮略快，病已近愈，即嘱其隔二日服药一剂，更在饮食上加以调养，休养半月，病已基本治愈。病人要求回家休养，并将药方带去，准备再服几剂，以巩固效果，于8月25日回家，于9月19日病人家来人告诉说病人已完全痊愈，并带来公社党委的表扬致谢信。

体会：湿温是温证中最缠绵难治的一种，古人比之："暑热与湿气胶结，如油和面，攻之不能清，汗之不能解，最难治疗。"在临床经验的确较他种温病治疗困难，足证前人是早有这种经验的。如本案病人，证系湿温，是毫无疑问的，惟其来势迅速，证势凶恶，较一般湿温证来势缓慢不同者，盖因得病之初，用药失当，卒使内热亢盛，邪热炎炽，瘀结痞塞形成结胸重症。并发现种种危急症状，如大热身黄，喘促及胸腹硬痛，昏迷谵妄，循衣摸床等，这都是与湿温一般症状不同处，症状既有不同，治法就不能拘泥于常规之例。因此遵循《伤寒论》所指"表急先攻表，里急先攻里"的办法，以便闭胸满阳明腑实的治法，与以急攻猛泄，取得立竿见影的效果，若继续前进，顺利无阻时，病虽险恶是不难治愈的，惟初步才能效果即发生障碍，不能按计划进行，遂使症情有所变化，继而又因经验不足，拘于湿温不能仅下之禁，泥于轻清淡渗，芳香、化湿辛开苦降，宣透和解等法，冀图散湿邪于无形，讵料迁延时日，湿热之邪纠缠不清，最后仍从实践中得出经验，以清泻最后收功。无怪古人说作为一个医生要"胆大心细，智圆行方"。若拘泥成规，固执不化，一日纵敌，终身遗患，这是一个深刻的教训。

香薷，先贤称它是治疗湿温证中之麻黄，本案病人在治疗过程中身常发热，而始终无汗出，虽屡用发散之药，亦不相应，自加入香薷之后，病人即有汗出，而体重转动困难，立即减轻，可见实践经验是宝贵的。

（二）温疟结胸

朱×× 女 26岁 临沂县 农民

病史：秋忙之时，早期做活，因天凉露潮，衣服单薄，感冒得病，初得有寒热身不适等症，有人教她服巴豆可以发汗病除，讵料服巴豆后不但不汗出。大便连泄数。病反加重，胸脘胀起，心中火烧，症势严重，乃抬来求诊治。

检查：面色红，舌质深红，苔深黄，干涩，气促似喘，心中烦躁不安，问其所若，则以手指心曰：胸中痞闷发烧，喘不上气，浑身难受，解衣露胸，时时呼饮，询其始末，自称初得病时，头痛、发烧、浑身痛，稍有恶寒，自服巴豆后即觉心内火烧，胸腹胀满，口渴不止，大小便俱不通，数日不能吃饭了。诊其脉左右洪实，胸腹满硬拒按。

病机分析：张仲景曰"太阳病，下早者，邪陷于内，乃成

242

结胸"。此症初得头痛、发热、身痛之时，正是太阳经证。乃服大热性烈之巴豆以泻之，伤其胸中阳气。阳气下陷，邪气乘虚内陷，与胸脘痰水相结，故作胀满痞塞，因巴豆性燥热，与温邪两相感召，同气相求，耗涸肠胃津液，故口渴，大小便秘结，已成阳明腑实之证，热邪郁于内不得发泄，故觉胸中发烧，舌苔黄、干燥，是热盛津涸之候。气不上仍喘促，是胸中大气被巴豆泻伤不能上充之候，脉象洪实，是热郁阳明腑实之现象，已形成典型结胸证。

治法：陷胸汤合剂。

处方：锦纹大黄 13g　净芒硝 13g（冲入）　全蒌仁 13g 枳实 10g　甘遂粉 3g（冲入）

水煎温服。

方解：此方是仲景大、小陷胸汤合并之剂。凡结胸之证，俱是热邪内郁，阻滞清气，不得上升，大气因之下陷，津液受热煎熬，化成痰涎，粘塞胸中，故现胀满气促等症，故用迅利之品，荡涤郁热以大黄为君，以去肠胃之热实，开通清气上升之道路。以咸寒软坚，清热润肠之芒硝为臣，以清利肠胃郁热留滞，咸为水精结成，不惟能清热，且善润肠胃之燥坚。《内经》云："热淫于内，治以咸寒，佐以苦甘。"即此之谓。枳实苦寒而降，能宽中下逆气，用之将胸中浊滞推平，帮助硝黄以涤荡肠胃，用之为佐，瓜蒌含糖多液，善能清心润肺，宽胸降浊，生津止渴，为结胸之要药，以之为使。甘遂为逐水化痰之剧药，功能通利水道，下趋膀胱，驱水气而出二便，结胸证由热郁阻塞膀胱气化，津液蒸化为痰，遂使水痰郁结于胸脘，而成结胸胀痛。以甘遂之猛于驱水化痰之品，不难豁然贯通，有一鼓荡平之妙。

本方之义，用硝黄走而不守者，以荡涤肠胃结滞，从大道进攻以取其正面，用甘遂翻江倒海者，以破除胸脘痰水，从水路进攻，以取其侧面，用瓜蒌、枳实宽中降逆者，以开降膀胱浊气，从中路进攻以取其巢窠，三路齐进，直捣贼穴，胜等在握，不难立擒贼王，一战成功。按方中小陷胸汤应有黄连、半夏，今方中不用者，以黄连性缓苦涩干燥，能厚肠胃，恐影响硝黄的迅利。半夏燥热耗津，健胃燥脾，恐其为热伤液，故而不用。此所谓因证治宜，灵活运用，遵古不泥古，方得古方之妙。

按方服药，次日早晨病家来告称，病人服药后，须臾腹内作响，大便连泻两次，有红色粘液，小便亦同通畅，胸腹顿觉松畅，诸症患除，何其神也，予曰：方若中病，大抵如此，无足为奇。再往诊视，精神已复，行动语言，均如常人，惟感少有烦渴，如其为巴豆遗热之言，诊其脉象微缓略数，再为疏一轻方，以除余邪。

处方：天花粉 10g　金银花 10g　生石膏 17g（研）　生山药 10g　黄连 3g

煎当茶饮。

方解：本方为清热解毒之剂。黄连能解巴豆之毒，本草已有明文，亦是小陷胸汤应用之药。前方恐其涩缓之性，阻碍迅利之药为功。本方用之取其能厚肠胃，更能清除余热。天花粉有生津养阴，更有清热解毒之功，配合银花，能清解一切温热毒邪。石膏清热解肌为温病圣药，更能解一切毒药烈创，常用之以救服砒霜中毒者，皆能随手奏效。惟方中山药一味，具有补益之性，乍一看来仍非所宜，不知病人自发病以来，即受毒药热泻，大气遭受损伤，津液被热药剥夺，继经迅利泄下药攻破，正气已大受伤耗，况当病在高热之时，火邪内炽。《内经》："壮火食气。"其气阴受损，自不待言，若只备清热，而不顾及气分之虚，必致拖延恢复，故用山药之补养真气之品，以滋补先天元气，以固其根抵，则后天之气亦可随之而复。

依方连服二剂，诸证皆除，一切均复正常。

说明：或曰：何为先天之气？然人身之中，有元气，有宗气，元气者何？方书称乃未生之前，父之先天一点真精，泄与母血之中，蓄养成胎。迨其肢体完全，脏腑具备，其气遂上通鼻息，随母气而作呼吸，更能贯充脏腑，温养百骸，前透冲任，后度跻督，使周身血脉循环贯串，无一处隔阂，是以无一切寒热饥渴。及至十月满足，一落母腹突然一声。此气即存于少腹，贮于丹田之中，作为百年寿命之根。此时元气一经贮藏，则胸中宗气立即而代任，鼓动肺脏而作呼吸，自此遂于元气隔离，各司己责。凡于饮食消化，声息出纳，躯壳撑持，手足握步，血脉循环，皆赖此胸中宗气。所以又曰后天大气。但此气既于呼吸之际，赖先天元气之接补，又全需饮食谷气以养之，若饮食一绝，则此气亦随之而微。是以人离开母胞之后，全赖日用饮食以养生，若一绝食，则性命立见危险。至先天元气，自生人以后，既藏贮少腹丹田，又名气海。遂于任督断绝往来，为一生性命之根柢。凡人之智慧强弱，寿数修短，俱为此气之所司，虽一丝一毫，不准妄泄！惟在呼吸上下交接之际，隔膜透过与宗气些微相通，以补助胸中之气。以免其下陷，所以又称之为先天祖气。历详各丹经所说，凡修真者，必须将此气练足，冲开任督二脉，恢复婴儿在母胞状态，然后方能避谷绝食，返老还童，而得长寿。若此气一有虚损，则胸中宗气，亦必须随之下陷，宗气一陷，则胸中必然顿觉痞闷，呼吸亦必顿形短促，饮食亦顿时停止，上下交通，同时亦感阻塞。此伤寒温病之结胸，皆因下早伤气之所由来。查伤寒温病治法虽有不同，其传变却无稍异。《伤寒论》曰：太阳病下早成结胸者，盖太阳属表证，表证自当治已病之表，故古人有麻黄，桂枝发表之剂，使表证从汗而解。若表病而用攻下之剂，不惟不能治已病之表，反而伤及未病之里，是为殊伐无辜。况药本毒物，有病病受之，无病则人受之，而气血皆受其伤，里气既受伤，则表邪乘虚内陷，里气不能支，亦随之下陷，则胸中失去大气的撑持，则空廓之府，翕然闭塞，是以顿觉痞闷胀满，气陷于下，不能上贯呼吸是以顿形短促，脾胃饮食失大气之运动，是以消化顿停，上气即痞塞不通，下窍亦因之不泻，兼以温热蒸耗，津液涸竭，是以二便俱不得通，尝以空桶盛水，以指塞其上窍，则下窍水不泄，一开其上窍，则下窍水自流出，以此义治结胸便闭，不难立得效果，大、小陷胸汤立法之妙，于此可见一斑。

（三）温病发狂

王×× 男 63岁 临沂县 农民

病史：时当七七事变，日寇侵入中国，他当战区，房舍被焚尽。仲冬遭母丧，居住无屋，身卧露地，既痛其亲，又伤其心，由此受寒气所感，于春初发生温病，发热，恶寒，头痛，身痛等证。或教病人服胡椒末加红糖发汗，服后病加剧，几致不起，求予诊治。

检查：面色红，舌质深红，苔微黄，渴欲饮，气粗，头痛，发热，略恶寒短即去，小便微黄，自称自服胡椒后，心中发烧，口中常作渴，不想吃东西，起来头发晕，诊其脉左右俱呈浮而微洪之象。

病机分析：《内经》云："邪之所凑，其气必虚。"病人于寒冬之月痛悲母哀，以伤其气，露天身卧房舍为虚，以伤其心，营卫俱虚，已其显然，如此严寒之气，乘虚侵入体内，伏于募原，适感春和暖气，引动伏邪，发为温证，故《内经》云"冬伤于寒，春必病温"。初见头痛，身痛，恶寒发热，短时恶寒退去，等症，此正是太阳经证，亦所谓卫分之证，本不应有口渴，苔黄等症。因其听信或言，误服胡椒，红糖温热之品，增加热邪，遂将热邪引入阳明，亦所谓气分，因此发现口渴，苔黄，面红，溺黄脉洪等症，此因治疗错误造成。按太阳证以解表为主。阳明证以清里为主，宜用清解之法。

治法：症虽传变，表证犹在，太阳宜解表，阳明宜清里，拟用清解汤。

处方：薄荷叶 10g　净连翘 10g　肉知母 7g　生石膏 50g（研末）　净蝉蜕 10g　生甘草 7g

煎温服。

方解：此是辛凉解表之法，仿麻杏甘石之义，方中薄荷一味，其性辛凉，其味芳烈，善能发表透窍，其力不减于麻黄，为温病中第一味妙药，惟汉代以前不列入药品，只作为菜蔬，是以《伤寒论》，未曾使用，凡发表之剂，多用麻黄，因麻黄之性辛温，以之治伤寒，固为妙药，以主治温病，有汗出不解之弊。故不用麻黄而用薄荷，既能驱除外出，又无留热之弊，之为完善，石膏为温证良药，《新本草》称其为硫氢氧钙化合而成，《神农本草》称其性微寒，能清热解肌，为阳明热渴之妙品，以主治温病，既能清胃腑之热，又能使热邪随发汗息息从毛孔透出，诚为热证之仙丹。惜乎，俗传其大寒，不敢重用，多将其用烧煅，使其硫氢氧失去，所余钙质，用之反能伤人，故方中用生不用煅。连翘其形象心，故善能清心热，并能排除一切温毒，虽本草未言其发汗，但多用之其发汗之力绵长，隔夜不绝。能使病根尽除，此物力不可思议者。知母能润肺以滋化源，不使为热蒸，而作为咳嗽。甘草安脾胃，调和诸药，以免汗后外邪内侵，为善后之药，蝉蜕虫在树上飞鸣不食，饮风餐露，其皮轻清，无色无味，善行皮肤，清热解毒，为解肌发表之神品，更有预防温疹之妙用，一方之中发散及预防，面面俱到，凡温病用之，无不效如桴鼓。

按之服药一剂，周身微汗出，诸证患除，饮食精神脉象均正常。数日后又延予诊视，且云病又反复，形势甚重，闻后甚感诧异，因病已痊愈，何遽反复如此。既至见病人面红，口渴，手扬足掷，揭衣露体，胡言乱语，目红，周身壮热，小便黄赤，六脉

247

洪弦，重按有力，大便秘而不通。以脉论证，是属郁怒致使肝气亢盛之象。询其家人称，病人服药后，病已好了，饮食大进，盒内有肥肉，病人必欲吃之，家人恐与病有碍不与食，病人暴怒大骂不休，终将肉烹食，其病就又发作了云云。

按病人新瘥，气未复原，最忌气恼，已经怒郁，则肝气易横，肝气一横，则肝气必逆上，而热势亦随之大作，况病人既动肝阳，又犯饮食之戒，荤肉是动火生热之物，在温病中有忌食，荤肉之说，今病人壮热，口渴，面红，扬手掷足，狂言谵语，脉洪且弦，实与以上缘由有绝对的关系，即予疏方，以亟治疗。

处方：黄芩10g 黄连7g 栀子10g 元参7g 生地13g 大黄13g 花粉10g 连翘10g 知母10g 枳实10g 石膏30g（生研） 蒌仁13g 芒硝13g 桔梗10g 羚羊角粉3g（冲服） 甘草7g

水煎温服，渣再煎服。

方解：此是复方，内有三黄，石膏，承气，白虎等汤合成，以承气汤泄阳明燥热，通调肠胃，以除热瘀发狂等症。以白虎清气燥热，以除口渴，面赤，壮热，烦躁等症，三黄石膏清除心肝肺胃肠膀胱诸经之热，滋阴养液驱逐温热之邪。桔梗载药上清胸咽，瓜蒌宽利胸膈，润燥化痰，以消结郁于中。羚羊角为清热之神品，清心益肾，平肝降逆，祛除脑中邪炎，清头目，镇惊悸，逐邪魅，尤为舌上妙药，大剂清凉，下咽后，心脾凉胃，而肝火自熄，发狂妄言，渴饮，便闭之症，不难立解。

依方服药一剂，大便泄数次，皆赤色粘液，热势随之下降，诸证悉除，脉亦平和，精神亦正常，唯食欲尚差，知温邪已去，再用平凉之药，养其胃阴，则食欲可振，病可痊愈。

处方：柴胡10g 百合10g 黄芩10g 蒌仁13g（研）枳实7g 麦冬10g 栀子7g 白芍10g 川贝母10g 羚羊角粉3g（研末） 花粉10g 桔梗7g 元参10g 甘草7g 灯芯

248

1.5g

服如上法。

方解：此方即陶氏柴胡百合汤加减而成。于清热药中用百合一味，自能开胃进食，其中实有妙理。百合白如凝脂，其体力为囊瓣合成，有百脉朝宗之象，故能健补胸中宗气，其色白象肺金，又能补益肺气，其味甘淡，禀土气而又能健脾和胃，生命之根，在于肾中先天祖气，能补养祖气者，全凭后天宗气。能生宗气者，全赖脾胃水谷之气，脾胃之所以能消化水谷而进饮食，全藉胸中宗气鼓动之力。凡受病之后，大都涉及脾胃，因此饮食减少，食少则气衰，气衰则羸弱，甚至卧床不能起，饮食不入者，此宗气衰弱之故，虽如此而不至绝命者（伤寒、温病亦有此现象），实因先天祖气，尚未断绝，仍能接续宗气而复原。本方用百合，正是因病人经温邪焚炽蒸烧，宗气受损，食欲不振，用此以补之，即能补养宗气以振作食欲，又不助温邪复炽，又有与宗气同性相感之妙，讵料以无上之妙品，竟于日常菜蔬之中，益见仲师《伤寒论》百合症，独用百合汤之妙。

按方服药一剂，余炎尽退，食欲大振，一天食四次，犹感不足，气力亦增强，嘱其食勿过饱，勿过劳，短时间勿食肉鱼腥荤，以清淡之食调养，不日恢复健康。

说明：《难经》云："伤寒有五，伤寒，中风，湿温，热证，温证"。盖温证亦是伤寒证之一。因发热季节与症状稍异，故以温证别之。凡在气候严寒之时，人的衣被单薄，感受凛冽之气，侵入肌腠，当时发病是为伤寒证。其证有在表在里之不同，治法有发表攻里之殊异。大致在表者宜发散，在里者宜清里，半表半里者宜和解，总宜活法，随机应变为妙。若其人感受邪，而不即病，邪伏于募原之间（所谓潜伏期），饮食起居，一如常人，迨春日阳气暖和与人身阳气相感召，引动伏邪发而为病，是为温病。《内经》云"冬伤于寒，春必病温"即此之谓，其他感受四时不正之气，亦可成温证，此为时气温证。与此稍异，大抵中寒病热，中热病寒，此虽物极必反，亦是病理规律，故《内经》云"今夫热病者，皆伤寒之类也"。故温证初得有发热、头痛，身疼或稍恶寒等证，与伤寒大致相同。惟恶寒很少，在治法上虽有卫气营血之分，但亦可按六经辨证。治法与伤寒略不同处，因伤寒是冬月感寒当时发病，治用辛温解表，如麻黄，桂枝，青龙之类。温病多在春天，为伏气化热。其证热较比迅速，治法用辛凉解表，如本症初用清解汤之例。此即《内经》云"必先岁气，勿违天和"之旨。伤寒证之季只限于冬令严寒之时，所以辛温发散，亦适用于冬寒之日，若温证则春夏秋三时俱有，季节虽不同，其辛凉解表的治法，皆可使用，如本案所用辛凉解表剂，无论春秋俱能适用，用之得当，无不应手取效。

二十、无黄疸型传染性肝炎

无黄疸型传染性肝炎这个病名，近年来已成为这一疾病的统一名称。但古祖国医学文献上，却无这种记载，若以临床所见肝炎症各种症状观察，实符合祖国医学里："肝气不舒，肝郁，肝气郁结，内伤"一类的症候，其主要症状有肋胁痛，呕逆，胀闷，头晕，肢体酸懒等。故赵羽里云"盖肝善怒，其气上行则顺，下行则郁，郁极则大动，而诸病生矣，故发于上则头眩耳鸣，而成目赤。发于中则胸满胁痛，而或吞酸。发于下则少腹痛疝而或溲溺不利。发于外则寒热往来，似疟非疟，凡此诸症，何莫非肝之象乎"。已很具体将肝炎病症描述出来，惟此病症比较复杂，虽名肝炎，但其发病机制，实不只肝之一脏，在讨论治疗时，不能仅仅把病机即定在肝上，要以整体的观点，联系起来，辨证论治比较是全的。

本病的发生，多是脾胃素弱，或饮食不慎，酒食失节，或情志不愉，劳逸失常等以致脾胃运化功能失常，复感时邪而发病。本症预后比较缠绵，若治疗适当得法，短期间或能消化，若治不得法，迁延时日，常致肝脏硬化，或发现水肿，则不易就愈。

附治疗验案。

（一）慢性肝炎阳虚胀满

刘×× 男 53岁 某出版社 干部

病史：病得于1959年，主要症状：体痛乏力，食欲不振，恶心，腹胀，周期性失眠，头晕，记忆力减弱，肝大，肝区常痛，大便干，小便数等症，经省立医院检查确诊为："慢性肝炎，神经官能症，十二指肠球部溃疡"等，经治疗无效，于1962年秋来院疗养，住在肝炎病区，服药注射约十个多月，治法以肝郁脾滞为主，中药用枳、朴、陈、半、麦、曲、香、槟等药，病日弥剧，于6月求予治疗。

检查：面色黄不泽润，两眼睑微青，舌质红，苔薄白，手臂有蜘蛛痣，胸脘与少腹稍高，言语重浊，声音噪，自感气短发闷不舒畅，检查中有肝大缘稍硬，肝区时痛，饮食一般，喜热恶冷，腹胀已有4、5月之久，现在更加剧，食后夜间益加剧，有时彻夜不得安眠，常有呕恶，头晕，小腹下坠，矢气时较觉轻松些，恶闻油气，消化很差，阳事萎靡，体力弱，行走稍远，即感疲乏无力，触诊自脘下至少腹均有硬感，肋部有压痛，肝脏肿大，听之有气流音，右上腹胸胁击之声如鼓音，少腹硬度较甚，脉象左手缓弦无力，右手沉而细弦，两尺微弱。

病机分析：据脉证论断，弦为肝气郁抑不舒，缓弦为脾胃困惫，沉为积气不散，细为气损血失，两尺微弱，为肾阴不足，相火不能温运脾土，肝冲之气失调，气失运转，脾土虚寒而消化迟，因而作胀，冲气逆而上冲，故胸腹满而气下排，故闷而不畅，矢气轻松，肝气横逆故胁痛，呕恶，脾土受木困。故肢体酸懒，细弦微弱皆是虚弱之象。鼓之如鼓，亦是虚胀之声，《金匮》云："腹满时减，复如故，此虚寒从下上也，当以温药和之。"此正为脾气虚寒之胀，指出治法。

治法：肾为一身之根柢，亦为本病关键，肾阳足则能温运脾土，脾阳振则消化调，而胀满自消。相火和调。而肝冲亦得安戢，则胀痛气逆亦可解除，拟用温运肾阳，健脾和胃之剂。

处方：安边桂7g（去粗皮）　补骨脂10g（盐炒）　熟附子1.5g　吴茱萸7g（黄连炒）　覆盆子10g　广陈皮7g　厚朴7g　焦白术7g　八角茴1.5g　川楝子10g（炒）　六神曲10g　核桃仁3枚

水煎温服，渣再煎服。

方解：方书称"脾属阴土，能消化饮食，必须命门之火以温运，胃属阳土，能纳谷进食，必须心主君火以资生。今病者能食而不能消化，胀满不能忍，显见脾阳不足，必须于命门相火，故方中用桂、附、脂、萸、覆盆等温肾益火之品，以壮命门真火，使命火强壮，则可上温脾土，脾阳充实，则转运有力，助胃以消饮食，则胀满可除。《内经》云"脏寒生满病"。使脾脏不寒，则满病自不再生。核桃禀火之气以生，大能补益相火，固精填髓，并能强壮骨力，因其形像人脑，更有直接补脑的作用，配合温肾诸药，其力更大，再加菟丝子补肾阴益精髓者，同舟共济，益火之源，则脾土得此多面帮助，则消化之力自强，更用曲、陈、厚朴以扶阳消化，白术以健补胃气，茴香以开胃进食，川楝子以敛肝止痛，吴茱萸、肉桂最能镇伐肝木，不使横逆，则胁痛可定，而呕吐可除，不难将病根拔掉。

按方服药一日一剂，连服六剂，病情大有好转，腹胀程度差，矢气增多，夜间腹胀较白日甚些，其他症状均减，舌质红，中心微黄湿润，脉象左手沉细，右手虚缓，尺弱，二便正常。

按左脉细小，右脉尺弱，肝肾两虚之象，大批温肾益阳尚未

252

能恢复，实因久冷之炉不能立即红……多日之冰，不可一刻即释，但症状已见好转，药已中病，自当放胆追击，依原方加味。

炮姜7g　紫油朴10g　肉苁蓉10g　广木香7g　沉香3g（研）　枸杞10g

减去川楝子、八角。

煎服如上法。

方解：炮姜温中健脾，固阳除湿，沉香能引命门火归原，理气行滞，能升能降，使阳气振发，更有止痛，调便之功用。枸杞子形同心肾，善能补肾兴阳，生精益髓，并有补心之妙，木香理气调和脾胃，温中进食，和厚朴有助长消化之力。

依方服药三剂，嗳气多，矢气亦频，腹胀于夜间略著，白日已很轻微。食欲较前好，其他症状俱不觉，舌苔薄白湿润，脉象左手稍弱，右手缓弦无力，二便正常，仍依原方略减其量。

依方服药四剂，腹胀已很轻，惟在停药时胀又甚，近几天肝区常作痛，小腹隐隐有痛感，小便黄色，知其由肝炎本症未除，故肝区时痛，引及少腹，即依原方再加治肝之药。

均青皮10g　广郁金7g　台乌药10g

服如上法。

依方服药四剂，自感病情平妥，乃停药观察，据病人自感每日吃饭后不久，即觉先由少腹作气，逐渐向上冲，气冲到何处，何处即作胀，虽有嗳气及矢气，胀仍不消，在睡眠起床时，必有一阵胀，食物无香甘味，脐右下方如鼓音，二便正常，脉象左手弱缓，右手缓弦无力。

按脉证论，肾气不足则肝气不舒，肝气不舒则冲气不伏，少腹为冲气之所出，冲气不伏，必然妄动，故先觉从少腹发起，上冲胸腹而作胀，冲气一冲，则肝气必起而响应，故肋胁作痛，脉象之弦之又弱，是肝气未和，肾气未足，甚为明显，仍依原方加减治之。

处方：川楝子 10g（炒）　桂心 7g　川椒 3g（炒）　八角茴 1.5g　缩砂仁 10g（炒）　焦白术 10g　炮姜 7g　白芍 10g（炒）　肉苁蓉 10g　麸枳壳 7g（炒）　广木香 7g　槟榔 7g　茯苓 10g　青皮 10g　广陈皮 10g　熟附子 3g　全蝎 3g　炙甘草 7g

煎服如上法。

方解：方用桂、附、姜、椒以温运肾阳，暖冲散寒，以平其下。香、砂、陈、青、枳、术温胃健脾以和其中，苁蓉、茯苓助肾精气，以协温下之药力，槟榔、芍、草降气温胃以协助健中之药，蝎子之大温独立傲风寒之品，以镇压风水之邪，使冲气不再乘水邪以上冲作害，白芍和肝益血之药，以缓敛木气，不使其兴风作浪，则脾胃之气可舒，胀病即可消失。

按方服药四剂，腹胀已大减，夜间也很轻微，惟在活动过度时还作胀，但稍一休息，即消失，病人仔细体验，向者由少腹向上作气地方，现在似感断根了，食欲很好，睡眠也很好了，还时常有矢气，二便正常，体力也增长了，舌色正常，脉象左手微缓，关部略弦，右手沉缓，略带弦象，两尺较前强些。

以脉象论，右手脉转沉缓者，是气机下降之候也，左关见弦者，是肝木之本脉，弦在左关，而离开右关，是脾气渐舒，而肝气渐复之候，尺脉渐强是肾气渐充之象，皆是佳兆，依原方加：

茯苓 7g　吴茱萸 7g　砂仁 3g

煎服如上法。

依方服药四剂，症益好转，矢气频数，腹胀不起。惟腰带束紧时还觉有胀，不束腰带则不胀了。肝区痛减轻，小溲色赤，量略少，舌质紫，苔薄白，脉左手微缓，右手沉缓。

按其胀满惟形论，有食胀，无食亦胀，是胀非由食而作明也，得矢气或嗳气胀即减，是胀由气而作，亦明也，气之转与不转，实与肝冲肾之调和与否，亦有绝对的关系，盖因肾脏具有水火两种机能，实为生气，纳气之枢纽，贯串三焦，总司二阴，肝主疏泄，为二阴行气，本症之愈否，机在于肾亦很明显，仍依原方加味。

制香附 10g　鲜橘叶 7g

煎服如上法。

依方服药四剂，胀证已基本治愈，惟睡眠起来，稍觉有胀意，不睡则不感觉胀，矢气仍常有，较前有力，病人自感上下气有调和之象，食欲，二便均正常，体肌亦增肿，脉象沉缓无力，仍依原方再加。

吴茱萸 3g，继续服之。

次日天方明，病人趋来求诊。据称自昨晚胸腹满又加剧，矢气嗳气俱无，胸脘塞闷，通宵未能眠，体力疲倦，小溲黄而且短，舌苔微黄，诊其脉右关有滑实之象，因思其病经治疗已近痊愈，何遽反复如此，依脉滑实在右关，是积食之候，因询其昨天吃的何菜何饭？病人称昨晚吃的清炖羊肉，颇觉可口，不知不觉的就吃的多了。夜间就胀起来了。以此得出病变缘由，盖羊肉性能温补，多食则不易消化，病人久病脾胃即虚又加过食，致使运化壅塞，焉能不作胀满，《内经》云：“饮食自倍，肠胃乃伤。”伤寒或热病初愈时，有因……食肉食致犯病而死者，方书不少记载，此等食物之变，亦是常见的，即依原方加化滞之品。

山楂连核 10g

煎服如上法。

按方服药三剂，诸证悉除，一切俱正常，检查肝功已正常，体魄亦增胖壮，每日习坐气功，观察一月，全无变化，于 9 月中愉快出院。

说明：《内经》云：“肾者主蛰，封藏之本，精气之处也。”又云：“肾者主水，受五脏六腑之精而藏之，坎中一阳，为生气之本，三焦之原，一名守邪之神。”案中病人虽是肝脏病，其本

255

实在于肾……缘于肝，牵动于冲，致成该症，盖病者肾精先受亏损，肾精亏则气无以生，肾阳因减弱，弱则气机鼓动无力中气因之虚寒，生化之机亦发生迟钝，故病初先感关元处隐隐有胀痛，有时有气上冲至胸，胀而且满，此为冲逆之气，是谓病邪。初时尚轻，渐至竟夜作胀不得安息，冲脉者是经脉之海，亦精气之海，起于气冲，并少阴之经，挟脐上行，至胸而散。证之胀痛气逆，时作时止，皆冲气为病，《内经》所谓"冲脉为病，逆气里急"之候。究其原因，由肾气先虚，肝木因之失养，木气郁抑之故。郁则气不舒，不舒则逆，血不流畅，故有肝脏肿大之证。肝脉循胁肋，均有肋胁疼痛，肝郁则土不舒，故有呕逆憎恶油气等症，所谓慢性肝炎，即由此生也。肝失涵养则气自燥，肝中所寄之相火由燥而发，故有头晕目眩等症。肾中真阳不足，则不能温运脾土，脾之健运消弱，故有胀满食不消。白日属阳，尚略有帮助，则胀满略差。夜晚为阴，益助阴邪，故胀益加剧。冲脉原隶于肝，故肝气逆，而冲气亦随之而逆，因此自下冲上，塞于胸腹，形成胸腹胀满等症。而始者不知病根在肾，以为是脾胃之故，大批枳、朴、麦、曲等耗气损精之品，使精气愈虚，肾阳愈损，脾气亦愈愈，故终不得病愈。即知其病机在肾阳不足，直接投以温运肾阳大补命门真火，故很快得到效果，不惟肾气恢复，而肝病亦随之而去。此盖因脾胃为后天之本，脏腑皆赖其资养，尤其肝脏首先沾光，《内经》称"食气入胃，淫精于肝"。即所谓木得土培，就在于此。故《金匮》称"见肝之病，当先实脾"。实际治脾亦即治肝，即所谓"调其中气，使之和平"。《内经》又云"厥阴不治，求治阳明"，亦是肝家有病，治脾胃的指示。故本病因脾而治肾，脾和而肝病亦愈。此所谓隔一隔二之治法。

（二）肝炎并发胃下垂

周×× 女 37岁 四川 峨眉 ×厂科研人员

病史：得病十余年，原因是在新产后触犯恼怒，血气凝滞，致生胸脘胀闷腹痛，恶心干哕，心中嘈杂，胁胀痛等症，屡治不愈，经医院检查断为"慢性肝炎，胃下垂"等证。曾服用中西药治疗，效果不显，症情逐步加重，以致影响工作，身体亦渐羸怯，于1973年夏入青岛本部署医院疗养，数月不见好转，于秋月求予治疗。

检查：面色萎黄，形容消瘦，体力怯弱，舌质色淡，苔白滑，恶心干哕，有时呕食，口中无食味，消化不良，食欲很差，经常不思食，食后即作腹闷，头晕，失眠，多梦纷纭，脊背沉，胸脘引胁作胀痛，大便不规律，小溲一般，月经不正常，痛经，经常腰痛，脉象沉缓，略带弦象，稍能饮水。化验室检查血色素，白血球均减少。

病机分析：病得于新产之后，触犯怒气，遂使气滞血瘀，腹痛胀闷，脉沉弦，正是气郁于内，肝气不舒之候，所以经检查，断为慢性肝炎，因肝木犯胃，胃气郁而且虚，遂致质体怯弱，因又有胃下垂之证候，肝胃不调，中气不舒，故干哕，呕恶，消化不良，食欲不振，心肝之阳气怫郁不畅，故心中常感嘈杂，口中无味。肝气逆郁则魂魄失和，故多梦纷纭，睡眠不沉，肝脉行于季胁，故胀及两胁，而作痛，冲脉主于血海，而隶属于肝，肝郁则冲脉失调，故月经失常，而作痛经，脾胃功能必相调和，而成其纳谷消化之功，今受肝气之制害之故，纳谷消化俱不强，纳谷不昌，则血液来源缺乏，故血色素等减少，此相因而致，故形成此复杂证候。

治法：以舒肝和胃，温运脾阳，佐以宽中理气之法。

处方：广陈皮10g　姜半夏10g　广木香7g　青皮10g

257

吴茱萸 7g　六曲 17g　麸枳壳 10g　莱菔子 13g　川楝子 10g
槟榔 10g　全瓜蒌 17g（炒）　佛手 10g　香附末 13g　柴胡
10g　白豆蔻 7g　砂仁 7g　甘草 7g　生姜三片

水煎温服，渣再煎服。

方解：方用二陈理气化痰，安胃止呕，以舒郁气。用木、青、枳、佛、槟以调理中气，开胃理中，而进饮食，用菔子、神曲清食健脾胃以和中，川楝子、柴胡舒肝解郁，并收敛肝气以镇痛，砂仁、豆蔻温运脾胃之阳气，以消纳饮食，平治呕逆，瓜蒌宽中降逆，以祛胸中浊气，消胸脘之胀痛，香附是血分中气药，即能理中，又能活血舒肝，为两用之妙品。甘草调胃和中，生姜通神明，除秽恶，为进饮食之必需之药。

按方服药三剂，胸脘松畅，胸闷痛呕俱减轻，脉象微缓而且弦，知其白血球偏少，气分有不足之因，即依原加以变通。

处方：全当归 13g　白芍 10g　丹参 13g　首乌 13g　茯神
13g　炒枣仁 17g　远志肉 10g　柏子仁 10g　寸冬 10g　沙参
13g　白术 10g　合欢皮 10g　大荆子 10g　菊花 10g　炙草 7g
木香 7g

水煎服如上法。

方解：方用参、术、苓、草四君以补气，归、芍、丹、乌以补血，枣、远、柏、冬以养心安神，菊花、荆子以清头目祛晕眩，合欢皮、枣、远、柏以安眠，木香以理气滞以止痛，丹参活血化瘀并调肝气。白术补脾胃以健中，白血球减少，得之有益，归、芍、首乌补血，血色素不足用之可增。

依方服三剂，睡眠好转，头晕，心慌亦转轻，惟食欲尚差，心中仍嘈杂，再为处方。

处方：焦白术 13g　茯苓 10g　半夏 10g　陈皮 10g　广木
香 7g　枳壳 10g　神曲 17g　柴胡 7g　佛手 10g　枣仁 20g
（炒）　柏子仁 10g　益智仁 5g　沙参 13g　远志 10g　炙草 7g

258

服如上法。

方解：此方基本上方加减，补气理气，多于活血补血，以六君建立中气，调和胃气以进饮食，枣、远、柏、智以安神定志，以补养肝气，枳、曲以助消化，柴胡舒肝解郁，清肠胃积滞，佛手理中气，有舒通经络之妙，益智安神镇静，更有安眠之功。

依方服药三剂，食欲大振，睡眠正常，嘈杂已去，脉近缓和，白血球已近常，再为疏方，以巩固疗效。

处方：白术13g 茯神13g 黄芪7g 台参7g 远志10g 木香7g 枣仁17g（炒） 当归10g 陈皮7g 阿胶10g（炒） 柴胡5g 炙草7g

煎服如上法。

此归脾汤加减之法，专为调理气血之剂，加阿胶血肉有情之物，以补助血液，血体液可复，依方服三剂，诸症悉除，再做各种检查，皆复正常，即将此方改作丸剂，作常服以恢复体健，即停药出院。

二十一、乌梅汤治疗胆道蛔虫症的经验和体会

胆道蛔虫症，是由现代科学医学透视检查出的蛔虫钻入胆管所引起一种剧烈腹痛症，近年来，在各地文献里有许多的报道。同时临床上亦常见到此症，以前对此症治法，认为除手术外别无办法解决，但是，手术治法，不但多少还存在破坏性，同时对患者肉体、精神及物质上消耗亦较大。

自从党的中医政策号召发扬祖国医学以来，广大卫生医务人员，重视了祖国遗产，技术不断的革新与提高。对胆道蛔虫症运用了祖国医学上经方乌梅丸（改为汤）法，治疗上取得了显著的疗效。不但解决了该病患者无限痛苦，亦节省了精神及物质上许多的消耗，同时开辟了治疗胆道蛔虫症的新途径。

胆道蛔虫这个病名，在祖国医学上是无明文记载的，若以临床见到的症状是符合张仲景所著《金匮要略》中蛔厥症云："吐涎心痛，发作有时，静而复然，手足厥冷。"《伤寒论厥阴篇》云："蛔厥者其人当吐蛔，今病者静而复时烦者，此为脏寒，蛔上入其膈，故烦须臾复止，得食而呕，又烦者，蛔闻食臭出，其人当自吐蛔。"这些记载记载已很俱体的把胆道蛔虫症状表现出来，并且很明显的指出了病机。仲景治以乌梅丸，其意义宏深，细祥方中药味，酸，苦，辛，辣俱备，已深知虫性是畏酸畏苦的。故制其所畏，以降伏之，其病可除。吴云奉云"虫得酸则静，得辛则伏，得苦则下"。柯韵伯云"乌梅丸为杀虫之方，无出其右者"。这都是先辈的卓识，是值得我们研究的，蛔虫症之痛，当然由于虫入胆道所致，蛔去痛自止，但也有蛔虫去而痛仍存在者，此是何故？盖此中有它一定的原因，乌梅丸本是张仲景治厥阴蛔厥之方，殊非专为治现在所谓胆道蛔虫而设，现在用治疗胆道蛔虫症有显著疗效，这是仲景制方的妙用。但蛔虫进入胆道，引起剧痛，这一个原因是很明确的，另一个原因，蛔虫为什么要钻入胆道，这也是需要研究的，要解决这个问题，就需要按祖国医学示人以辨证施治的方法来解决。

按一般正常来说，蛔虫寄居人体内，一切依随人体气候而生活，居有常处，食有空时，本是很安静而不妄动的，所以也不会钻入某个器官，惟有人体发生了某种变化（如寒、热、伤、毒等因），使气候失常，引起脏腑的偏寒、偏热、偏湿、偏燥或饥劳中毒等，使内脏环境变成恶劣世界，使蛔虫感到不能生存的时候，它就会各处乱窜，发生骚动，这个时候，蛔虫到处乱钻，不但胆道，其他器官均有钻入的可能（文献亦常报道，蛔虫入心，入脑，吐蛔，衄蛔，便蛔等），其入胆道独多，因胆道由十二指肠进方便之故，蛔虫既因人体气候失常而逃窜，是人体已经受病无疑，人体既病，就需要治病，若不治病，单独治虫，虫虽去而病仍不除，这是必然之势，故仲景在《伤寒论》蛔厥证中，已明确提出"脏寒"二字，示人以辨证的大眼目，这是值得细说的。

胆道蛔虫与他症并发或他症并发胆道蛔虫，这是临床常见到的，如肠胃病，胃气痛，肝气痛，胸痹痛，食积痛，寒气痛，时气痛等，均可与蛔虫痛并发，又如湿热病内热胜而吐蛔虫，中寒症而吐蛔虫及胃气绝而吐蛔虫，服毒药而吐蛔虫等很多症候，与蛔虫症兼见，若只单凭乌梅丸解决全部问题，是不够全面的。

临床所见胆道蛔虫所现症状，面色：有的苍白，有的赤红。舌苔：有的白滑，有的微黄。声音：有的高亢，有的低弱，有的粗迫，有的微弱。大便：有的干燥，有的溏稀。小便：有的清长，有的黄短。体温：有的升高，有的肢冷。胸腹：有的胀满，有的软塌，有的呕吐，有的不呕吐等。脉象：有的洪大，有的弦数，有的沉迟，有的弦紧，有的涩数，或乍大乍小，乍数乍迟等等不一，这样在治疗上，若执一方而欲愈本证，虽有绝妙之方，亦不能达到要求。因此在诊治胆道蛔虫症，仍应根据辨证施治的原则，方能达到全面，兹举三例于下。

病例（一）

李×× 男 19岁 济南 中学生

病史：三月中旬，天气尚冷，在市外运动，感受寒凉，突然感觉上腹疼痛，阵阵发作，犹如刀刺，呼号不已，阵阵有欲绝之势，来院检查见其面色赤红，额上有汗出，热烧，胸脘稍高拒按，恶心呕吐，大便三日未行，小便色黄，舌质紫，苔微黄，口稍渴，呼吸迫促，声音嘶呛，手足稍凉，脉象弦数有力，询其既往，称过去曾患腹痛，服驱虫药好了，这次痛服驱虫药，虽下虫痛仍不好，且不能吃东西，以证脉论知其有感冒温证，兼有胆道蛔虫痛，即予处方：

处方：乌梅 10g　　川椒 3g　　黄连 3g　　干姜 2g　　黄柏 3g
元胡 10g　　川楝子 10g　　细辛 1.5g　　槟榔 10g　　陈皮 7g　　双花
13g　　柴胡 7g　　黄芩 7g　　大黄 10g　　厚朴 7g　　使君子 7g

水煎温服，渣再煎服。

按方服药一剂，大便通下，有蛔虫五条，痛大减，热已退，能吃东西，又服药一剂，大便又下蛔虫四条，痛已全消，精神恢复，诸症悉去，诊其脉象缓和，知其病已痊愈，即出院。

此方即乌梅丸加减改为汤剂，因其症系胆道蛔虫兼有温证，故将方中人参、附子、桂枝、当归等温补药减去，加川楝子、大黄、黄芩、双花、柴胡、槟榔、元胡、使君子、川朴等清热利便，清解之药，服后大便通利，热亦遂解，蛔虫亦去，而病痊愈。

病例（二）

刘××　男　11 岁　学生

病史：素有腹痛症史，时常犯痛，不太重，大便亦常有蛔虫，也常服驱虫药，但不除根，于秋月突然发病，上腹胸脘阵阵如刺，肋胁亦痛，呕吐呛逆，不能纳食，痛时控挚，脊背如撞击刀割喘息短气，……仰呼号，时有汗出，面色苍白，舌质淡，苔白滑，小便清长，大便略溏，脉象寸部沉弦，关部有紧数之象，痛处以胸膈为重，知其兼有胸痹证，询其前用方药，系乌梅丸方，经外科检查，西医主张作手术，病人母亲坚不同意，要求服中药，求予处方：

处方：乌梅 10g　　川椒 1.5g（炒）　　黄连 1.5g　　干姜 2g
川楝子 7g　　黑附子 1.5g　　当归 7g　　细辛 1.5g　　槟榔 5g　　厚朴
3g　　元胡 7g　　薤白 10g　　瓜蒌仁 10g　　桂枝 3g　　陈皮 7g　　乌
药 7g

水煎温服，渣再煎服。

此方即乌梅丸改为汤和瓜蒌薤白汤加减而成，服药一剂，痛减强半，续服三剂，诸证俱除，惟因病久，胃气尚虚，食欲不振，再用健脾和胃之丸药服之，并加营养，不日恢复。

此症系胆道蛔虫并发胸痹证，曾服乌梅丸原方而无效，将原方加入瓜蒌薤白汤，病即很快痊愈，以此知乌梅丸治胆道蛔虫，固是妙方，但若兼有他证时，自应随症加减，灵活运用，方能尽其全面，否则不然。

（三）妊娠胆道蛔虫

李×× 女 27岁 长清 农民

病史：怀孕已六个月，于夏天突然上腹部，发生剧烈疼痛，呕吐，号叫打滚，一刻不能忍，抬来医院，经西医检查确认为"胆道蛔虫症"。因孕妇，无药可医，邀予会诊。

检查：面色苍白，额上冷汗出，唇稍青，舌质深红，苔白腻，上腹连胸处略高，拒按，呕吐不能食，大便秘，小便色黄，手稍冷，脉弦滑，时时号叫，辗转不宁，胎位胎息尚无变化。

病机分析：脉弦滑，滑主孕脉，弦主痛，肝脉自弦，胆附肝内，胆道有虫痛，故脉现弦象。滑脉并见是胎元无恙，因病势剧烈，故有冷汗出，四肢冷之厥象，蛔出入胆道是实证证象，故拒按。

治法：以乌梅丸方加减，既照顾胎孕，又可治痛之法。

处方：乌梅13g 细辛1.5g 当归13g 黄连3g 川椒5g 吴茱萸7g 木香10g 陈皮10g 紫苏7g 白芍13g 乌药10g 六曲13g 莱菔子13g 川楝子13g 甘草7g

煎服。

此以乌梅丸减胎不宜诸药（如附子、干姜、桂心等）加补血理气诸药（如木香、陈皮、当归、芍药、紫苏、卜、曲等），既能顾胎，又能治痛，服药一剂，而诸症皆除。后依此方，治疗数人，无不随手奏效。

二十二、头痛、眩晕

头痛是病人的一种自觉症状，在临床上比较常见，可以出现多种急、慢性疾患中。头痛可由头部本身的疾病引起，也可由全身性疾病或脏腑病变引起。其他外伤跌仆以及久病气滞，血瘀或过劳及精神刺激过甚，亦是导致头痛的产生，所以头痛涉及的疾病非常广泛。

头为"清阳之府"、"诸阳之会"，凡五脏六腑的气血皆上会于头部，不论外感、内伤，如脏腑经络发生病变，都可直接或间接地影响头部而发生头痛，故头痛牵涉的疾病是多方面的。

外感头痛：多起居不慎，感受风、寒、暑、湿等外部所引起。起病比较急，病势剧烈，没有歇止的时候，并伴有发烧、脉数。常见于感冒、流感等传染性疾病。

内感头痛，多因肝、脾、肾三脏病变，以及气血失调所引起，发病缓慢，有时痛，有时不痛，或痛在一定的时间。常见于高血压、神经衰弱、慢性鼻炎及脑震荡后遗症。

眩晕证又叫"眩运"。眩是眼花，晕是头晕，脑如旋转。这两种症状常常同时出现，所以统称眩晕，一般也叫黑眼晕，轻则闭着眼静坐一会就好，重则好像站在车船之上，稍为一动就要倒得样子，甚至恶心，呕吐，自汗，昏倒。多因肝肾气血虚亏，肝阳上扰所致。其他如治疗不当，病后失调，气血受损，也能发生，古人有虚、痰、火之分，在临床上也是很有价值的。

凡病程较长，头晕，头痛，心慌，血压增高，脉洪有力，应考虑有高血压症，病程较短，头晕，心慌，身体虚弱，面色苍白，脉沉细无力，应考虑为贫血症，发作性眩晕，有恶心，呕吐，耳鸣，听力减退，眼球震颤等，多为内耳性眩晕，头晕，头痛越来越重，呕吐，眼球震颤，闭目站不住等，应考虑有脑部肿瘤。总之，许多疾病都能出现本症，治疗应按各病的具体情况进行处理。

附治疗验案。

（一）肝阳头痛

李×× 男 55岁 某医院院长

病史：得病已多年，主要症状，在头前偏左处胀痛，每发作时，感觉痛处如气上冲之感，终日头憒憒不清，夜静及早晨头痛稍轻些，午后及有事繁忙时，头痛更甚，其他无什么症状。曾经中西医药，针灸多方治疗，终无效果。于1966年夏天求予治疗。

检查：精神，面色，行动，食欲，睡眠均如常，舌质深红，苔白滑满布，二便正常，脉象沉滑弦长有力。素有胃酸过多症，冬月较甚，夏月较轻，吃东西也不错，照常上班工作，唯头痛暴发时，则不能上班，有时血压高些。

病机分析：据证脉而论，弦而有力且长，是肝阳亢盛之候，沉为在里主气抑郁，弦脉主痛，长主阳气太过，很明显是阳气太过，肝中寄存少阳相火必随之暴发，肾为肝母，肝气急必苛求于其母，肾阴于是乎也感不足，肾阳不守亦随之浮上，上冲巅顶，故而作痛，夜间静，阳气敛藏，肝气亦稍沉寂，故头痛觉轻，头憒也稍好，白时事情扰滚，阳气暴胀，故痛即加重，冬月差者，因冬月寒水当令，气候严寒，阳气潜藏之时，肝阳亦稍敛戢。其脉象弦滑而长，沉而有力，正是肝阳过盛上冲清阳之府的征候。

治法：以潜阳育阴，柔肝降逆佐以清阳之法。

处方：生龙骨27g（研末）　生牡蛎27g（研末）　生白芍13g　生杷叶10g　生地黄13g　生白术10g　菟丝子13g　生石决明27g（研末）　怀牛膝10g　夏枯草17g　茺蔚子13g　天门冬10g　白蒺藜10g　杭菊花10g　橘络7g　甘草7g

水煎温服，渣再煎服。

方解：此方仿镇肝息风之义，用龙牡、决明潜阳以驭阴，皆用生以滋阴，和肝木之气，不使肝风妄动，以治病之根本，用牛膝、茺蔚子、白芍，生地黄以凉降其上冲之血，不使攻脑，减轻痛病的压力，用菊花、枯草、蒺藜以清头目浮阳之热气，使清阳之府，不受焚扰，则懵懵可除，用生菟丝既固肾以生精，又可补脑髓以去眩，白术安胃去痰，橘络除痰理气，疏通经络，使气舒肝和，协以门冬更滋阴液，则木得其养，则浮躁自消，而痛可解。

按方连服六剂，病人感觉上冲之气稍缓，痛的程度差，其他无什么变化，即依原方减白术，生地。加钩藤13g（研末）　生代赭石17g（研末）　白茯苓17g　丝瓜络7g　柏子仁10g

服如上法。

方解：代赭石禀轻养之气以成钙质，体重善降逆气，色赤和血，性能镇肝木之暴燥，为平肝降逆之妙品，钩藤祛风邪，清头目而止头痛，为降血压之妙品，柏子仁得秋金之气最厚，善平肝逆，更能养心安神，而定魂魄。白茯苓为千年松脂所化，善能吸引肝木之气，更能吸纳肾气，丝瓜络疏通经络，消化痰涎，为活络之引导药，诸药配合，则头脑可清，而头痛可止。

依方连服三剂，头痛减轻，不以有气上冲，脉象左手缓和，右手沉弦略有力，舌苔白滑。

按脉象及症状论，弦减长去，滑象不见，是太阳渐戢，肝气渐平之候，右手还有沉弦之象，是肝木之气尚未尽平，应继续治疗，依原方减丝瓜络　加：

枯黄芩7g

煎服如上法。

依方服药六剂，头痛大减，已不觉有气上冲了，因病人有任务到水库监工，工作较忙，半月余，头痛又渐加甚，返回再求诊视，脉象沉弦略滑，颇有力，咽中干，知其因劳累，停服药，病又有渐发之候，即依原方加：

寸冬 10g　牛膝 3g　赭石 3g

煎服如上法。

依方服药七剂，头痛已渐去十之七、八，惟感头晕较突出（此证已有年余了）。舌苔薄白，脉象缓弦略紧，有受寒的现象。即为疏方。

处方：生代赭石 27g（研末）　生白芍 13g　生龙骨 27g（研末）　生牡蛎 27g（研末）　生大麦芽 5g　生菟丝子 13g　川楝子 7g　茺蔚子 17g　柏子仁 10g　怀牛膝 13g　夏枯草 17g　茯苓 27g　天花粉 7g　双钩藤 10g

煎服如上法。

另用：藿香叶 10g　香薷 10g　开水浸泡当茶饮

依方服三剂，晕痛俱大减。病人自感在午后及上半夜，晕痛略著，在下半夜及上午晕痛轻，在服药积极不间断时，病轻，在间断服药时，病即又剧，诊其脉缓而小弦，已不弦硬，病情已大大好转，奈因病人不时外出工作，间断用药，有误效果，因与之处一丸药。

处方：赭石 60g　龙骨 45g　牡蛎 45g　白芍 27g　茺蔚子 30g　怀牛膝 27g　茯苓 45g　柏子仁 27g　钩藤 23g　白蒺藜 27g　天门冬 30g　菊花 17g　菟丝子 30g　橘络 17g　夏枯草 30g　川楝子 20g　生麦芽 13g　茵陈 27g　石决明 45g　沙参 30g

共为细末，炼蜜为丸，每丸 10g，早晚各服一丸。

丸药配好后，带药赴工地十八天，完成任务返回，丸药已用尽，病未再反复，继续再服汤药，依上前方将

白茯苓改为 45g　生麦芽改为 7g　川楝子改为 10g

煎服如上法。

依方服三剂，晕痛已基本消失，因秋天气候早冷，病人又感头脑不适，但痛不甚重，脉象浮缓略带弦象，知其病邪已极轻，即依原方加：

夏枯草 10g 双钩藤 10g

煎服如上法。

依方服三剂，病情改善，病人又外出工作，回来时，又有头晕痛感，又依方服六剂，晕痛俱去，诊其脉浮缓，右手稍大，其他均正常，遂依原方又服三剂，以巩固疗效，以后未再发病，迄今已三年余了。

（二）气虚眩晕

王×× 男 45岁 长清

病史：得病已年余，最初先发头晕，数月后又添目眩，继而又添耳鸣，头脑终日憒憒如在雾中，渐至耳聋，不闻声音，有时头晕目眩仆倒不敢睁眼，伴有心慌，呕吐，一仆则经时方能恢复，因此精神渐感滞钝，多方治疗，不能治好，深怀恐惧，于1966年冬月求予治疗。

检查：面色萎黄，形较瘦弱，精神不振，言语愦怯，舌质嫩红，苔微白，二便一般，时时头晕呕恶，心慌，视力不清，体力不充，食欲亦不强，睡眠不沉，脉微弱欲无。

病机分析：据脉证论，脉微欲无，是气血两虚之候，头为精明之府。目为肝窍，肝为藏血之脏，目得血而能视，血少则视力不足。《内经》云："上气不足，则脑为之不满，头为之倾，耳为之苦鸣，目为之苦眩。"盖人之宗气，聚于胸中，贯心胸而充于脑，五官百骸，一切活动，皆赖宗气为充斥，今宗气一虚，则气不充于脑，故脑为不满，如空虚之状，即发现倾仆之证，目不得气充，则精力不足，故发生眩瞀，有旋转之感，耳乃肾窍，精力不足，则听力不聪，久则聋不闻声，气为血之帅，气足血足，

268

气虚血虚，由于气血的不足，故现出种种虚证，脉亦随之微弱，幸先天祖气未竭，犹能支持宗气，不至灭绝。

治法：以大补气血为主，助以提举升陷之法。

处方：怀山药 27g　　山萸肉 13g　　大熟地 27g　　泽泻 7g　　白茯苓 13g　　当归身 10g　　台党参 13g　　贡白术 10g　　陈皮 10g　　东沙参 13g　　白蒺藜 13g　　菟丝子 13g　　绵黄芪 13g　　枸杞 10g　　白芍药 10g　　丝瓜络 10g　　炙甘草 7g　　鹿角胶 10g

水煎温服，渣再煎服。

方解：书云补气先补气，补气先补精，本方以六味汤，大补先天肾精，精足则能化气，以四君汤大补后天脾胃之气，后天气足则能化水谷而变精微，则宗气可充实，而血液亦可增生，用归、芪大补气血之品，直接以补气血，气血强则自能充持上窍，而头目耳自得精气的支持，则可返聪明，鹿角胶是生物血肉制成，最能补精血，充益脑髓。枸杞补肾，配菟丝子大补肾精者，更有明目之效，沙参养阴益肺，能清化源充其津液，丝瓜络透达经络，相随诸补药，有引经串通脉络之效，气虚所致之眩晕，自不难恢复常态。

按方服药二剂，又来复诊，病人高兴地说，我的病好了，头晕、耳聋、目眩、心慌、呕吐都没有了，头脑也很清楚，身体也很愉快，真是仙丹，想不到好的这样快，再诊其脉象果然缓和亦颇有力，因嘱病人你的病好是好了，但恐气血尚未完全恢复，若经劳动稍过，怕再复发，可再服补药丸，缓缓使身体壮起来，则无后顾之忧了，为之处方。

人参归脾丸，每服 10g，一日二次服。

数月后见面，据称病未再犯，身体已较前胖健了。

（三）　气虚眩晕

董×× 　女　46 岁　归德

病史：患者血亏证，因而月经早断，继而发现头晕证。今已数年，每病发则感天昏地转，眼前发黑，不敢睁眼，恶心，呕吐，痰涎，耳鸣，心慌，即仆倒不能动，经时苏醒，有时胸脘……闷不舒畅，数日方才恢复，今较前病益加重，屡次求医服药，终未治好，于1966年秋求予治疗。

检查：面色灰黄不泽，形瘦贫血面貌，精神不振，舌质色淡，苔灰白，自述头经常懵懵不清，有时在发病前即觉眼前发黑，天旋地转，即时仆倒，耳鸣心慌，待苏醒后，周身酸懒，视力不清，睡眠不好，性情急躁，二便无什么变化，食欲不强，喉间常有痰，脉象微弱欲无。

病机分析：《内经》云"上气不足，则脑为之不满，头为之倾，耳为之苦鸣，目为之苦眩"。正是本证的病理机制，盖气为血之配，气虚则血虚，五官诸窍，皆赖血以养之，气以充之，方能目能视，耳能听，脑能精明。此等功能皆胸中大气之力。今大气已虚，则所谓上气不足，故脑为之倾，目眩，耳鸣，头亦不精，俱失去作用，病将发时，天旋地转，即内经所谓"眴蒙招尤"。此等症状，皆失之于气血虚弱之故。脉为血府，血脉失气之充，发生空虚，故脉微弱欲无，病脉一致。

治法：以大补气血为主，佐以生精补肾之法。

处方：绵黄芪17g　台党参10g　白茯苓13g　贡白术10g
当归身10g　怀山药17g　山萸肉10g　五味子3g　菟丝子13g
枸杞子10g　白芍药10g　脑川芎7g　炒枣仁17g　清半夏10g
麦门冬10g　炙甘草7g　橘络7g

水煎温服，渣再煎服。

方解：此方以参、术、苓、草四君以补气，以充实后天之宗气。以芎、归、芍三物以补血，以充上供需要。以药、萸、菟、枸、五味以补先天之精气，以充实脑髓，以壮督脉。用黄芪之温煦，提升陷下之大气，则力可充而头倾目眩可定。用枣、麦、苓

270

以养心安神，以除心慌懵昏。用半夏、橘络以除痰而舒通经络，以扫清眩晕之根。标本兼治，其病可拔。

按方服药二剂，头晕目眩，耳鸣均减轻，饮食，睡眠亦好转，胸部仍有闷感，二便正常，脉象较前有力，即依原方再加调气之药。

广木香 7g　远志肉 10g

煎服如上法。

依方服药二剂，诸症大减，食欲大振，体力亦增长，脉象已近缓和，二便正常，病情已大有好转，依原方减半夏，加

贡阿胶 10g

煎服如上法。

依方服二剂，诸症悉除，脉象舌色、体力、精神均复正常，遂停药休养。

（四）　肾虚眩晕

马××　男　24 岁　××航空俱乐部　教员

病史：病得于 1954 年，先有遗精病史，于 61 年在运动中又曾受跌，脑受震荡。以后就发生眩晕，频频发作，以致视力减弱，睹物稍久，即昏花不清，同时记忆力大减，遗精症亦常发现，腰痛亦甚重，曾经医治，服药很多，终不能治愈，于 1964年秋来疗养院。

检查：精神不振，言语声音低微，有时太息一声，面色有寒惨状，舌质深红，少苔，唇色赤艳。指甲色淡，鼻上及两傍有灰暗锈斑，下眼睑下呈青色，腰酸痛，晕眩甚则不能起床，脉象缓、弦稍搏指，左尺微小，食欲亦不强，二便一般。

病机分析：以脉论证，左手微小，是肾虚精亏之候，弦而搏指，木气有躁急之候，病人原有遗精频泄之症，精愈滑而肾愈虚，水虚不足则木失涵养，相火愈不守，时时拨动，诱引肾精滑

泄，脑髓为精之所生，精虚则无力生髓，故脑力减弱，况复受跌仆震荡，愈使脑力失健，脑为精明集中之枢纽，五官皆系于脑，故产生头晕、目眩、视昏、健忘等症，目受精而能视，脑受精而能记。肾为作强之官，伎巧之从出。头为精明之府，一切思维之从出。今肾精亏而脑髓弱，故记忆力，视力随之减弱，肾阴先虚不能心火，心阳不守，游逸放荡，造成梦幻滑精之证。又且肾精即虚，肾阳亦浮游不固，因而是玉关失禁，遗精滑泄之症更加频繁，水不足则木失养，木失涵养，则躁急不宁，故脉呈弦搏之象，故晕眩益重，此所谓神经衰弱之证。

治法：以强精固肾，健脑补髓，佐以养心安神之剂。

处方：怀山药17g　大熟地17g　柏子仁10g　巴戟天10g（盐炒）　泽泻7g　肉苁蓉10g　芡实米17g（炒）　龙骨17g牡蛎粉17g　天冬10g　菟丝子17g　五味子7g　莲须10g　盐知、柏各10g　台参10g　炒枣仁17g　炙甘草7g

水煎温服，渣再煎服。

方解：此方以山药、地黄、芡实、泽泻以补肾阴之精，以巴戟、苁蓉、菟丝以固肾阳之本，用龙、牡、莲须以涩精固脱，以止其滑泄，用柏子仁、枣仁、五味、天冬以安养心神，以止其游荡外逸，杜其梦遗之诱引。知柏用盐制，直入肾经以泻游移之浮阳，参、草以固气，扶其虚弱之躯，诸药汇成合剂，自然能建奇功。

按方服药五剂，未再遗精，头晕、眼花俱轻，梦幻亦少，舌色红无苔，其他无什么变化，即依原方再加：

山萸肉10g

煎服如上法。

依方又服药五剂，两周未发现遗精，体力渐强，头晕大减，视力尚差，睡眠较前好转，脉象仍有弦搏之象，舌红仍无苔，知其为木气未和，阴尚未充之候，即依原方再加：

272

白芍药 10g　玉竹 17g

煎服如上法。

依方连服药八剂，体力大增，头晕已去，病人自觉精神愉快，乃徒步登泰山直达极顶，一日之间，早去晚归，往返达七十余里，未感大劳累，惟于夜间又滑精一次，证明病未痊愈，过劳还不相宜。《内经》云："劳则气耗。"即此之谓，诊其脉沉缓略带弦，舌仍无苔，据称夜间所滑之精颇清稀，因将方中泽泻减去，再加以固精之品。

建莲子 13g　女贞子 10g　覆盆子 10g　蒸首乌 13g　远志肉 10g

煎服如上法。

依方服药五剂，未再遗精，头晕眼花俱消失，体力已复常，舌微白苔，脉象弱缓，知其症将愈，即依原方减去白芍、玉竹、柏子仁、天冬、台参、知柏又加

金樱子 10g　粉丹皮 7g　白茯苓 10g

煎服如上法。

依方服药五剂，诸症悉除，一切恢复正常，病人要求将药方改为丸剂，带之出院，以便常服，保健身体。丸药方：

怀山药 30g　净萸肉 20g　台党参 17g　建泽泻 10g　巴戟肉 17g　肉苁蓉 17g　芡实米 30g（炒）　龙骨粉 30g　牡蛎粉 30g　菟丝饼 30g　建莲肉 30g　熟枣仁 27g　五味子 13g　女贞子 20g　覆盆子 20g　远志肉 13g　蒸首乌 30g　天门冬 17g　盐知、柏各 10g　肥玉竹 30g　炙甘草 10g

共为细末，炼蜜为丸，每丸重 10g，日服二丸，淡盐汤下。

（五）肝阳头痛

王×× 　女　39 岁　妇女干部

病史：由县到农村去，事情繁多，工作常忙，体力脑力均较

疲劳，发现头痛证。初时轻微不甚注意，逐渐加重，以致终日不停，头懵懵不清，眼花眩暗，痛重时闭目覆面，不敢稍动，整个头部都麻痹，失眠多梦。稍为过劳，病即发作，一着恼怒，更重十分，已影响工作，不能上班，服镇静西药，初时尚有作用，现已无效，于1972年秋，求予治疗。

检查：精神较胖，面色微红，舌质深红，苔薄白，口干苦，心烦，耳鸣，睡眠不安，眼花视力减弱，腰痛，大便常干，小溲黄色，脉弦滑稍有力，每痛时感觉头胀，眼抽，恶闻大声音，自己发烦，血压有时增高，得病已有二年多了。

病机分析：以脉论证，脉弦而滑且有力，为肝阳亢盛之候。面红口干苦，为肝火上升之候，心烦、耳鸣，亦为肝火肆扰之征。患者工作繁忙，终日疲劳，急躁情绪，在所难免，情志一有不和，则肝失条达，郁而化火，上犯头部，侵扰清空，即可作痛，头为精明之府，一受刺激则清空扰乱，故懵懵不清，五官之系皆系于头，故同时发现眼花、耳鸣、头胀、目抽等症，肝脏性急而易躁，故闻声则惊惕自烦，凡肝阳上亢，血压往往增高，此必然之机，此等肝阳实证，多见性急之人。

治法：以平肝潜阳，佐以活血清头之剂。

处方：生白芍17g　生地黄17g　生龙骨27g（研末）　生牡蛎27g（研末）　生石决明27g　研杭菊花10g　白蒺藜10g　双钩藤13g　柏子仁10g　酸枣仁17g（炒）　枯黄芩7g　阿胶10g　龙胆草7g　夏枯草17g　生龟板17g　橹豆衣10g　藁本 g　甘草7g

水煎温服，渣再煎服。

方解：芍药、生地凉血以和肝气，使肝不燥而火自熄，牡蛎、决明、龟板以平肝潜阳，收敛其浮躁之气，避免木邪火势动摇。清空之府，柏仁、枣仁养心安神，并能柔养肝木之燥，以定风邪，菊花、蒺藜、夏枯草、藁本，上清头脑以祛风扰之痛，并解风邪，以清明眼目，钩藤能祛肝风降血压止头痛，为良效之药。阿胶补血滋阴，柔肝降浊，为潜阳之妙品。龙胆草平定肝胆之邪火，橹豆衣清肝阳有清脑之功。枯黄芩除曲曲之浮火，生甘草和中降逆，协助诸药以成功。

按方服药三剂，头痛减轻，视力也好转，睡眠也好些，再诊其脉弦象以稍减，知其肝气渐缓和，即依原方再加清热镇痛之品。

大荆子 10g　青连翘 10g

煎服如上法。

依方服药五剂，观察两次，头痛已基本消失，其他症状亦已大减，病人自以为病已好了，又参加多方的操作，两周后又感不适，头痛又发作，再来诊视，其脉象缓弦，舌色如前，睡眠亦较好，知其因过劳以动肝气所致，仍依原方加以滋补之品。

东沙参 17g　甘枸杞 10g

煎服如上法。

依方服药三剂，头痛消失，其余症状亦不现，为了使病根除，又依原方连服五剂，诸症悉除，即停药参加工作。以后未再犯病。

（六）风火头痛

陈氏妇　女　36 岁　古城

病史：得病已三年，由产后感受风寒，患头巅顶痛，初时在顶，渐至左颧骨亦痛，痛如锥刺，日夜不休，痛苦难堪，曾经中西医药，多方治疗，终无好转，当痛极时，患者不欲再生，甚至服毒自杀，于 1956 年求予治疗。

检查：诊时见病人一手揉腮，一手握着嘴，咬牙皱眉，瞪眼呼嘘。哭笑皆非之状，令人生躁，腮颊被手揉起水泡，口唇亦起泡，两目发红，而斜歪，面色灰黄。渴引不止，无安静之时，诊其脉象，浮取似弱，沉取滑实，舌质深红，苔白，问起颟部有何感觉，答称略有麻木感，若热时周身汗出，惟痛处无汗，着热气初觉好受，久则痛益甚，见寒气则痛加剧，昼夜不能安眠，月经失调，白带频下，以前曾服中药如芎、归、荆、防、羌、芷、细、蚕等，西药多是镇痛之剂，如三溴、吗啡、索密痛之类，皆无效果，亦曾用针灸及火熏热熨等法，亦无效验，诊其脉证，显系外感化热，侵犯经络之候。

病机分析：据其脉证而论，浮之浮弱，是表虚风邪外受，沉取有力，是邪热内结，服燥热之药，与寒气所化之热同化，变成一团火气，复用冰镇法使热邪被冻，不得解散，郁于经络，而发生疼痛。故服温药初觉轻，而久益加剧者，是初见温气与病邪同气相求，故觉轻，久而温燥相济，助纣为虐，故益加剧，服寒凉药，一见即甚者，盖寒为热仇；病之所恶，激其抵抗，故痛益加重，惜病人一服不受，即不敢再服，若坚决服到底，则其病早已根除，此所谓真热假寒之象。在治法用反佐以治之，正是这个道理，综合其症状，其脉浮之似弱者，因表虚风寒之邪外于之候，沉之有力者，是风寒化热，郁于内之征，大渴引饮者是阳明大热之证，苔涩唇干成泡，皆燥热于内之象，大便干，小溲热郁膀胱之候。

治法：以辛凉清解，使从汗解，并配合西药以加药之疗效。

处方：薄荷叶 10g　　肉知母 7g　　生石膏 50g　　连翘 10g　大元参 10g　　净蝉蜕 10g　　藁本 10g　　白芍 10g　　粉丹皮 10g　甘草 7g

水煎温服，渣再煎服。

阿司匹灵 1g，每次服药用汤冲服，一日二次。

方解此是辛凉解表之剂，加入西药阿司匹灵，其发散之力更强而且迅速，其中薄荷，气清香辛凉最善解表，为温邪犯表之妙药。且其味气芬芳，上行于头角，清解风邪，透出孔窍，配合蝉蜕之轻清走表者，直接将外来风热之邪排散于外，因系寒邪化热，热郁内已深，故又用知母、石膏凉润之品，在内将热邪溶化，况石膏又能透肌解表，为阳明温病之圣药，凡渴饮之热证用之如桴鼓之效，连翘辛凉清热解表，又有绵远的解肌力量，合元参即清热，又能润燥，以分化热邪，因病邪已久，热邪延及血分，故用丹皮、芍药，以清除血中之结热，以除痛病之根，则其痛去后不复再作，藁本既能祛风止痛，又可防风邪再受，甘草调和诸药，安内攘外，其功用亦不可淹没，特配以西药阿司匹灵者，因此药解表发汗之力最速，更有镇痛之力，虽多年热郁亦能发之使出，在前辈亦有熟用之先例。

按方服药三剂，感觉鼻内有辛酸，腮颊边有汗出，痛大减，其脉象两手俱浮洪，不似从前之象，知其热郁有外透之机，渐转阳明经络外出，即依原方加以助转阳明之药。

粉葛根 17g　白芷 5g　升麻 3g　天花粉 7g　鲜桑枝 25g

仍用阿司匹灵，如上量。

煎服如上法。

依方服三剂，头痛尽除，鼻辛酸亦消失，腮颊边，汗出亦较多，再诊其脉已转缓和，病已治愈，病人犹恐再有复发，随又继用三剂，其病已彻底痊愈。

（七）头面神经痛

段×× 　女　52 岁　桓台县

病史：得病已二年，始由寒冷而得病，头痛初轻渐加重，先是鼻上至额痛，渐延及巅顶连及右边头面俱痛，牵引头脑如锥刺，脑胀使烦乱不安，有时稍轻，但少时复发，彻夜不能安眠，痛苦万状，着寒冷或怒气痛更加重，中西医药及针灸熏熨备用，俱无效果，于 1955 年春来求予治疗。

检查：面色略红，舌质深赤，无苔，口常发臭，能饮，消化不良，大便干，小便黄色，诊其脉，浮滑有力，略带数象。因痛的难忍，因此常服镇痛药片，以救目前，但久服已无效力，以致病势愈剧，昼夜不撤，寝食俱废。

病机分析：据脉证论断，脉浮而滑，是风热郁于表，沉取有力，是内热亦胜，病由寒冷侵犯于表，郁而化热，郁阻经络，使卫气失调，血脉循环，受其阻滞，头为诸阳之会，热邪从阳而上冲，故头面俱作痛，热邪内郁，涉及阳明胃经，故渴饮而烦乱不安，因病由寒冷而得，故着寒冷病更加剧，怒气伤肝，肝气厥逆，故头痛亦加重，郁热于里，肠胃津液，必然受耗，故上有渴饮，下有便燥，并现舌赤无苔之症。此等病机正为伏气化热之温症，其来势迅猛，非一般慢性病可比。

治法：以辛凉清解，祛其风热之邪，佐以大力发散之品。

处方：薄荷叶 10g 肉知母 7g 连翘 10g 元参 10g 白芍 10g 净蝉蜕 7g 粉葛根 10g 藁本 10g 生石膏 17g 甘草 7g 鲜桑枝 30g

水煎温服，渣再煎服。

阿司匹灵一支，随药冲服，一日二次。

方解：病由外感而来者，用解表之法，使邪气仍从表而出之于外，病情属热者，用辛凉之法，使邪气去，而热亦清，其病虽由中寒，但寒已化热，郁于经络，阻滞气化，发生疼痛，是其热已深，非一般辛解所能胜任，故于辛凉轻清之剂中加以发散迅速，并能镇痛之阿司匹灵，同诸辛凉药，互相协助，其功用加倍，迅速将郁邪排除于外，其效果必然有异常迅速。

按方服药三剂，痛减强半，因病人素有胃寒病，又感不适，因将方中石膏减去，加：

白芷 5g 独活 5g 天花粉 7g

煎服如上法。

依方服药三剂，痛已大减，烦乱亦去，继续又服八剂，头痛

278

已完全消失，惟有时头脑有胀麻的感觉，并且不任寒吹，常以巾围裹之，诊其脉象浮大而虚，知其素有中气虚寒史，不能多用寒凉，即另处方。

处方：薄荷叶10g　羌活10g　夏枯草17g　白芍10g　杭菊花10g　肉知母7g　石决明13g　晚蚕砂10g　酒芩7g　稆豆皮10g　防风7g　灯芯草1.5g　川芎10g　甘草7g

水煎温服，渣再煎服。

方解：方义大致与原方相同，因素患有胃寒证，不能过食寒凉，故将方中减去葛、膏、翘、元，易以羌、枯、蚕砂、芎、芩、决明等稍温或微凉之品，即可以清利头角以除外邪，又与胃寒无所损害，更可防止外来风寒之邪气侵袭不能忍受，况蚕砂、稆豆善清风中菌毒，驱除犯脑的风邪，尤为妙药，与石决明同用大能和肝明目、易定眩晕之症。如此用方，才能与病机系系相合。

依方服药三剂，头胀麻、心烦乱均消失，亦不畏外来风寒之吹了。诊其脉已现微缓之象，胃病亦未再发，饮食、二便、精神、睡眠均如常人，即停药休养。

（八）厥阳上扰头痛

来×× 男 60岁 某县县委书记

病史：体质胖壮，平素工作勤劳，接近群众，政绩显著。在大运动中精神受到刺激颇甚。致发头痛症，越痛越频繁，渐至稍一劳脑，痛即加剧，脑懵懵不清，视力亦受影响，行走如驾雾，渐渐影响工作，不能坚持上班，曾服镇静药物，不能解决根本问题，于夏季求予治疗。

检查：头痛时，面色红如酒醉，目略红，舌质赤紫，苔白薄，痛处在颞及两角，每痛时以手指，掐捺其头，自称头脑懵懵不清，记忆力亦渐退，每办公稍一用脑，痛即加剧，睡眠亦不好，在太阳下及燥热之候内痛益加，着清凉气候，痛即轻些，视力亦受影响，脉象弱弦（左手系反关脉较有力）大便不正常，食欲精神尚无大异。

病机分析：据脉证论断，弦为肝气，左关有力是肝阳亢盛之候，痛在前额及两角，是阳明少阳区域，面色红如醉，是阳气上冲之象，头脑懵懵，视力不清，是阳气上扰之候，着热痛重是热助阳威，感凉痛减，是凉杀热势，综其机制，是精神过激，致使肝气抑郁，肝为将军之官，性情躁急，郁则火发，上冲于脑，故发生疼痛，目为肝窍。肝热上冲，则影响于目，故视力渺茫，肝脏藏魂，肝郁火动，则魂不静，故睡眠不好，《内经》云"阳气者，烦劳则张。"故感受烦劳，病即加剧，经又云"诸风掉眩，皆属于肝。"故肝阳上亢，往往夹有风火之势，是以头晕目眩，烦热上冲，脑热眼赤等症。左关脉弦有力，正是厥阳上扰显征。

治法：以清阳散火、和肝降逆之法。

处方：生地黄 17g　杭菊花 13g　生白芍 17g　白蒺藜 13g　贡阿胶 10g　生石决明 27g（研）　生牡蛎 27g　双钩藤 13g　酸枣仁 17g　炒柏子仁 10g　条黄芩 10g　龙胆草 5g　橹豆衣 10g　明天麻 13g　川藁本 10g　夏枯草 17g　甘草 7g

水煎温服，渣再煎服。

方解：方义地黄、芩、芍、枯草、柏子以柔和肝木之燥急，龙胆、橹豆皮以清其火，决明、牡蛎以敛戢其燥，菊花、蒺藜、天麻以疏散其风火之势，枣仁、柏子仁以柔润肝木之燥，阿胶养血生精以涵润肝阴，钩藤、天麻、藁本祛风止痛，诸药同攻，可使肝阴得到涵养，自然风平火熄，头脑清凉，而痛亦解决。

按方服药三剂，痛已大减，再依原方加：

生龟板 17g

又服四剂，痛已全止，视力亦不再昏茫，脉象亦转和缓，而无弦象，如此上班工作，虽用脑亦不感头痛了。

280

二十三、神经衰弱

神经衰弱，是现在医学的病名，其发病原因甚为复杂，在祖国医学文献上无此明文记载，临床时常见到此病，此治疗上很少特速效方。在《内经·灵枢·大惑论》善忘症机云："上气不足，下气有余，肠胃实而心肺虚，虚则营卫留于下，久之不以时上，故善忘也。"按此证由心肾不交所致。盖心不下交于肾，则浊火乱其神明，肾不上交于心，则精气伏而不用，火居上则因而为痰，水居下则因而生躁，躁扰不宁，是以善忘。治宜补肾而使之时上，养心而使之时下，则神气清明，心思灵敏矣。

近亦有人谓神经衰弱症发源于脑、心、肝、肾、胃、脾诸经，其见解如下：

1. 脑：《灵枢·海论篇》曰："髓海有余，则轻劲多力，自过其度；髓海不足，则脑转耳鸣，胫酸眩晕，目无所见，懈怠安卧。"这就充分的说明了精液是补益脑髓的东西，精液足才能下流阴股，所以髓海有余，则足劲轻健而多力。精神充沛，就是身心劳动超过常度也可支持。相反的如果脑髓不足，身心劳动超过常度，那就会出现脑转耳鸣、眩晕昏冒，耳目不聪，视听异常，胫酸腰痛，精神倦怠，四肢酸软无力难以支持的安卧状态。这些症状和现在的神经衰弱症状对照是较为符合的。

2. 肾：《素问·阴阳应象大论》曰："肾主骨，骨生髓，入通于脑。"《上古天真论》曰："肾者主水，受五脏六腑之精而藏之。"《素问·逆法论》又曰："肾为先天，肾不足则髓不满，脾胃为后天，受五谷之精而转输精华于心肾。"故补脑先补肾，补肾先调脾胃。这就是说明了肾是人体极其重要的脏器，它是一藏精生髓的主要脏器，而脑又为髓会后之海，可见脑和肾的子母关系，是非常密切的关系。在临床所见凡是脑力衰弱、头晕目眩、健忘的患者，给以补肾填精的治疗方法，效果是较为显著的。

3. 心：《灵枢·邪客篇》曰："心者五脏六腑之大主也，精神之所舍也，其脏坚固，邪弗能容也。"《素问·六节脏象论》曰："心者生之本，本神之变也，其华在面……"又《素问·灵兰秘典论》："心者，君主之官也，神明出焉。"这些都说明心的重要和脑之关系的密切。古人认为心是人体生命活动的主宰，人体四肢百骸，五官九窍之活动，以至人的精神思维活动力，思想意识的表现，莫不依赖心与脑之功能，所以古人强调其重要性，况脑为精明之府，一切思维性灵，虽出于心，但必须发于头脑，然后才施展其精明，因神经衰弱的病人，脑力不足，故其精明及思维和智慧精神均皆减弱。

4. 肝：《素问·调经论》曰："肝藏血，人卧则血归于肝。"又曰："肝藏魂。"《素问·灵兰秘典论》曰："肝者将军之官，谋虑出焉。"《伤寒新义》称："人之周身神经流归于肝，肝为血之库，脑髓之生化，必须赖肝之藩养。"《素问·灵兰秘典论》曰："心得血而能思，耳得血而能听，目得血而能视，手得血而能握，足得血而能步。"谢利恒曰："凡肝风，肝阳，肝气，肝厥等，其病根皆在于脑，故均头晕，目眩，惊恐，失眠，若治以清脑之剂，莫不应手收效。"这些都是肝病联脑的明证，我们知道脑为人之根本，脑病能影响全身，而全身无论何处的变化，亦能影响于脑，这是人身整体互相生化、互相制约的关系。因此对治疗神经衰弱一般持取清脑舒肝、滋肾养心、调理脾胃为原则，如此方能收到良好的效果。

神经衰弱其致发的原因，上面已说过其因素复杂，但亦不外于内因、外因、不内外因三者之外。

内因者：如喜、怒、忧、思、悲、恐、惊，七情活动之失常，致使脑力受到异常刺激，以致脑力疲劳过度，精力不给，造成上气不足，这是致发本病的主要原因。

外因者：如不注意回避，虚邪贼风，感受风、寒、暑、湿、燥、火六淫之邪侵袭，伤及经络，牵连脑髓，连及脏腑，诱引起本病的发生。

不内外因者：如金创所伤，身心过劳，烟酒过度，房劳频繁，早婚致伤等，或因患病失治，治之不当，日积月累，不断演变，都是常见的因素，总之本病致发原因复杂，只要临床时详细检查和四诊观察不难探讨清楚。

神经衰弱常见的症状：

神经衰弱的症状真是千变万化，非常广泛而复杂，常常遇见些意想不到的症状，据临床所见，同样都是神经衰弱，但所现症状都各有不同大多各有各的特殊症，很难系统及规律性发现，一般常见到的有头痛，眩晕，头胀，眩冒，耳像蝉鸣，流水飘风，二目昏花，眦干流泪，记忆力减退，心慌，心悸，气短，惊惕不安，烦躁，懊恼，胆怯狐疑，怔忡不宁，失眠多梦，哀声叹气，悲观失望，恶闻人声，尤厌独居，全身疲劳，四肢烦痛，精神萎靡，胸闷不畅，食欲减退，消化不良，口渴喉干，二便失调，严重时苦闷沉沉，厌人厌事，夜梦遗精，阳痿早泄，尿频混浊，骨蒸盗汗，举止失措，神经过敏，无故发愁，喜怒不常，易疲劳，梦中言语，有时出现全身如蚁行走，或无定处麻木疼痛，口眼战动，怕光怕冷热，上腹不适，食后胀闷，甚至发生呕吐，恶心，口内发腻，心口作疼，晕甚时昏仆卒倒，大便不规律，性情不正常，甚者废掉工作，致成废品等等一系列的复杂症状，方书多主分经治疗，临床上却有很好的价值。

附治疗验案：

（一）心肾脾虚型神经衰弱症

英×× 男 36岁 莒县 军人

病史：军事繁杂，多受惊恐，饥饱不时，休息不规，寒热不常，以致精神受耗，疲劳过度，以此得病，初时只感失眠，头晕，多梦，记忆力减退等症，此后渐至晕眩兼痛，视力减弱，用脑稍多，即不能支持，腰痛，肢体酸懒，食欲渐减，易于疲劳，滑精自泄，阳事渐萎，大便时常作泄，体力日衰，肌肉瘦削，虽用各种药物治疗，卒不能愈，于秋月求予治疗。

检查：面色萎黄，形体瘦削，有佝偻状，眼神不足，舌质色淡，苔白滑，声音躁尖，言语急躁，经常头晕，腰痛肢酸，失眠，多梦，有时滑精，有时咳嗽，吐痰，严重的健忘，稍一用脑，即不能支持，每藉鸦片提精神，大便时常溏泻，易受感冒，性情急躁，易动怒，食欲极差，烟茶嗜好严重，阳事痿弱，眩晕特甚，时常卧床经日不起，脉象虚弱，病程三年余。

病机分析：《内经·病机》云："上气不足，则脑为之不满，头为之苦倾，耳为之苦鸣，目为之苦眩。"盖脑为精明之府，为人智慧出发点，脑一不足，则眩晕懵愦之症生也，脑髓生于肾，肾主藏精，为作强伎巧之所出，肾精不足，则不能作强，不但体力痿弱，容易疲劳，而阳事性能亦随之减弱，智慧亦见衰微，精神之来源，全赖心肾水火之日相交济，肾精不足，则不能上交于心，则心火浮炎于上，而使耳目虚鸣而视茫，呈虚阳上浮之象，心火不能下济于肾，则使精气伏而生寒，炉火不温，精不化气，遂发生漏泄，而阳事亦渐痿，骨力不强，智慧渐绝，而健忘多梦，滑遗等等虚证丛生。脾土不得肾阳之温煦，气化渐寒，运输力弱，故常有溏泻之症，形削佝偻，精神萎靡不振，无非精力不足之证，况日吸鸦片更使精髓暗耗，其后至不起，此势所必然，脉象之虚弱，食欲之大减，病已至危殆之候。

治法：以养心补肾，温运元阳，佐以建中之法。

处方：怀山药 27g　净萸肉 20g　巴戟肉 10g（盐水浸）白茯苓 13g　枸杞子 10g（炒）　川续断 10g　川杜仲 10g（炒）五味子 5g　远志肉 10g　熟枣仁 17g　楮实子 10g　小茴香 7g

（炒）　炒白术 13g　建莲子 17g　诃子肉 10g（焙）　菟丝子 13g（酒蒸）　炙甘草 7g　人参 10g

水煎温服，渣再煎服。

方解：方剂谓：补以扶弱，涩以固脱。本病形削色脱，行动佝偻，动则疲劳不支，其弱很明显，大便溏泻，小便滑精，阳事痿惫，其脱亦甚明显，形削气急，是后天之虚证，滑精智钝，是先天之虚证，精虚属于先天，气虚属于后天。方中用山药、萸肉、巴戟、枸杞、菟丝子、楮实等以补先天之精髓，参、术、苓、草以补后天之气，参、术、苓、枸、萸、草以补虚扶弱，莲子、诃子、菟丝子、术、味以固脱，杜仲、续断、小茴香、枣仁等既能补虚，又能固脱，安神养心，有枣、远、苓、味健理脾胃，用参、术、莲子而食欲可振，精满气足，则精神可充，智慧可以复聪，神经衰弱之症则可痊愈矣。但该病只凭药饵治疗，效果尚不能完全彻底，必须禁忌嗜好，谨守清心，少看读物，少用脑力，要心情舒畅，意志松闲，无忧无患，适怡胸怀，则其病可彻底根除。

按方服药五剂，便泄减轻，精神亦好转，其他无什么变化即依方加：

龙骨粉 17g　牡蛎粉 17g　白扁豆 17g

煎服如上法。

方解：龙骨性纯阴而含真阳之精，性能吸收，能固脱肾中流泄之真精，上交于心阳，牡蛎禀水精之真阴，能潜收心中真火，下交于肾，以成既济，二味合成潜阳驭阴之妙用。既能固涩阴精而不泄，又能吸收浮散之阳以回宫，实为治神经衰弱之精神品，所谓神经衰弱者实是神精衰弱。盖心藏神，肾藏精，神经衰弱之症，主要由心肾虚弱不能相交之证，名为"神精衰弱"之症，甚为恰当，方中再用扁豆健脾土，以止泄，更为有效。

按方服药五剂，便泄、滑精俱止，眩晕、耳鸣、视花、腰痛、体酸俱减轻，睡眠亦好转，自觉身体较前有力，诊其脉较前有力，即依原方减去诃子，加以调气温运之品。

台乌药 10g　每日嚼服西洋参 7g

按方服药八剂，症状大减，已能每天早起活动，时常到公园游逛，食欲大好转，每晨食银耳汤一碗，脉象缓弱，惟小便较频，一夜常四、五次，口中水液常多，遂将白术减去，再加：

益智仁 10g

煎服如上法。

益智仁善调气摄涎，又能固脱，功效至捷。如大肠暴泄脱气及小便频数者，最能收功，盖有安三焦、调诸气、摄涎唾，而固脱滑之妙，故医方每以治多唾症，专取其辛而能摄，非但温胃寒而已。

按方服药八剂，精神、睡眠、食欲、体力大致如常人，脉象已近常人，为避免事烦病复，乃移居于清净幽静地方，仍照常服药，并咀服西洋参，渐渐将鸦片瘾戒去，以后与之制一丸剂方，俾其常服，以恢复其健康。

丸剂方：怀山药 60g　白茯苓 45g　净萸肉 30g　大熟地 60g　川杜仲 30g（炒）　甘枸杞 30g　沙苑蒺藜 45g　菟丝子 35g（酒蒸）　覆盆子 30g（炒）　巴戟肉 30g（盐水浸）　五味子 30g　炒枣仁 45g　柏子仁 30g　杭菊花 30g　龙牡各 60g（炒）　麦冬 30g　女贞子 30g　白芍药 30g　东沙参 45g　冬虫草 17g　人参 30g

共为末，炼蜜为丸，桐子大，每服卅丸。淡盐水送下，日 3 次。

（二）心肾不足型神经衰弱

于×× 男 40岁 潍县 技工

病史：得病已近八年，由于在运动中颇受惊怒忧郁，心脑过

286

度刺激，引起失眠、眩晕等症，日渐加甚，继续现出一系列虚弱症状，头晕眼花，视力模糊，记忆力减退，多梦纷纭，滑精，阳事力衰，项背强硬，上肢作痛，耳鸣，怔忡，瘈疭，有时晕仆，昏昏不知人，小便频数，大便不规律，食欲不振，容易疲劳，头懵懵不清，以致影响工作，曾服各种药物治疗，均无显效，于1974年春求予诊治。

检查：面色灰黄不泽，言语混弱，声音慵怯，舌质深红，赤滑无苔，精神萎靡，颇能饮水，夜间盗汗，大便秘，小溲一夜数次，行走无力，常作喘。有时吐血，喉间不清，如有物梗，咳嗽不甚，头晕特甚，曾经医院检查疑为"美尼尔氏综合症"。血压170/100毫米汞柱，血色素7克，彻夜不眠，虽服大量镇静药，亦不能睡觉，脉象缓弱沉取无根。

病机分析：心主血脉，其华在面，颜色灰黄不泽，是色不华于面，心气已大虚，声音怯弱，言语弱低，是气已大虚，滑精，多泄，阳事无力，是肾精已虚之候，舌赤艳无苔，是心阴已显不足，耳鸣晕仆，是肾精已见耗涸之征，肾作强和伎巧之官，今已不能作强，智力已钝，懵懵不清，是精力不足，不能上生脑髓，以致记忆、精神俱为减弱之候。彻夜不眠，时有惊悸、盗汗，心阴不能荣养，神不守舍，君主已渐失明之象，阴虚则阳不附，浮而上越，故有舌赤无苔、口渴欲饮之症，神不守舍，影响魂亦不宁，游散于外，故多梦纷纭，幻境百出，喉间如梗，是逆气上冲之梅核气之属，有时吐血，可能食道络脉有破裂之处，脉缓弱无根，正是精气两虚之候，所以血色素和血压俱不及正常，此神经衰弱之主症。

治法：以强心补肾，养血固精，兼补气和中安神镇静之法。

处方：怀山药27g　大熟地30g　白茯苓13g　炒枣仁30g　远志肉10g　菟丝子17g　台党参13g　柏子仁10g　净萸肉13g　女贞子13g　肉苁蓉10g　白蒺藜13g　白芍药10g　枸

杞子 10g　龙牡各 27g　益智仁 7g　首乌 13g　炙甘草 7g　五味子 7g　黄芪 13g

水煎温服，渣再煎服。

方解：养血安神酸柏远，补肾益精地菟蓉。本方以枣、远、柏、苓、益智以补养心脏，安神定静，涵养心血，以使其神魂宁定，则睡眠怔忡可复正常。用地、药、菟、蓉、枸、味、女贞以填补肾精，精旺则能生髓，髓充脑足，则眩晕憒鸣可以改善，山萸肉能温补肝气，治眩花头晕有效，首乌补血力量最强，配全龙牡、枸、贞、苁蓉善能润养肾中阴精，参芪为补气良药。疲乏无力，精神颓靡者，服之可使气力陡增，蒺藜有补肾之功用，白芍和肝益血，得甘草义同人参有和中建中之力，浮阳上越，用龙牡可以潜之使下，阴精下伏，用菟丝、苁蓉可补之使上交于心，五味子收敛肝气，既益于肾，又有明目之益，枸杞既补肾阳，又可补益于心，又有交流之力。诸药配备相宜，其病治愈可期。

按方服药六剂，睡眠好转，能熟寐三小时左右，因睡眠好转，病人精神亦感觉舒服，其他症状，大致如上，眩晕证比较突出，即依原方益以安眠之品，加：

夜交藤 13g　合欢皮 13g

煎服如上法。

按方又服六剂，睡眠益有进步，眩晕亦有间歇时，自感体力有所增加，惟眼睛有发涩感，滑精未发现，喉咙间常似有痰涎粘帖，诊其脉象似较前稍有充实，小溲不如前频。以眼目发涩、头晕喉粘，应略清其上，即依原方加减。

处方：杭菊花 13g　生白芍 13g　白蒺藜 13g　双钩藤 10g
东沙参 17g　柏子仁 10g　枸杞子 10g　女贞子 10g　牡蛎 27g
五味子 5g　夏枯草 13g　熟枣仁 17g　远志肉 10g　寸冬 10g
阿胶 10g　甘草 7g　天麻 10g

煎服如上法。

方解：浮虚之阳上越，使头目不清，非实热真火之比，若用苦寒泄实之剂，反戕伤其气，必须用辛凉滋补之法，既无伤于气分，又能浮阳敛戢并助长生气，一举而两得，方才适宜。本方以菊花、枯草、蒺藜、钩藤辛凉轻清之品，以清除浮阳微炎，祛其头目之蒙懵，以白芍、沙参、麦冬、阿胶、女贞子之凉润滋阴以养阴液，既能收敛浮阳，又能生精养液，最适用于神经衰弱之症。用枣仁、远志以养心神，用枸杞、女贞、五味以养肾精，牡蛎以固涩阴精，以潜浮阳，不使再有浮越之机。天麻为治头晕定风之圣药，配合诸药其功效更大。

依方服药九剂，体力增加，睡眠已能熟寐四个小时以上，头晕惟下午较著，上午已不甚突出了，精神逐渐好，食欲显著增多，舌苔渐薄，眼涩稍好些，脉象较前有力，二便已正常，以其脉象证候论断，下午晕加甚，是阴气仍虚，眼涩体力不足，是气仍不足，应加以补气养血之药，以促其恢复健康，即依前方加减。

处方：怀山药 30g　白茯苓 17g　大熟地 30g　菟丝子 27g　麦门冬 10g　五味子 7g　枸杞子 10g　女贞子 13g　白蒺藜 13g　绵黄芪 13g　熟枣仁 30g　远志肉 10g　柏子仁 10g　东沙参 17g　益智仁 7g　蒸首乌 13g　台党参 13g　白芍药 10g　合欢皮 13g　杭菊花 10g　炙甘草 7g

煎服如上法。

方解：此方大义如第一方减去龙牡，而加沙参、菊花，用以大补气血，兼清利头眼，因病程已久。气血已大受消耗，经云："目得血而能视。"目涩昏花，是血不足之候，午后属阴，头晕甚于午后，是阴血不足之候，血不足应补充其血，只用清补，未免见功效较慢，所以大量用芪、地以助长其气血，则血足气充，则脑力得足血之供给，则症状可除，而体亦可充。

依方服药六剂，体力睡眠均大好转，睡眠达五小时以上，曾乘汽车到十里路外中山公园游半日，回来并不感觉大劳累，并且每晨早起，随同其他病员做体育活动，精神体力日渐强壮，诊其脉象渐近和缓，食欲亦近常人，值家属前来探望，给带来天麻、枣仁等药物。即将原方加入

天麻 13g　阿胶 13g　潼沙参 13g

煎服如上法。

依方又服六剂，身体愈见强壮，乃将药方要去，一同家属回家，继续服药休养。

（三）心肾不交

何×× 男 46岁 公安干部

病史：患神经衰弱十余年，屡经服药治疗，轻轻重重终未愈，所服之药多是西药镇静之剂，如眠尔通、冬眠灵、巴比妥、三溴剂及其他安眠等药，短时有安眠作用，久之无什么效用了，现症彻夜不眠，头晕眼花，视力模糊，懵懵昏昏，记忆力大减，终日如在梦中，有时头痛、恶心、呕吐、精神萎靡，一直不能上班工作，于1970年冬季求予诊治。

检查：形体削瘦，面色暗黄灰暗，精神不振，二目无神，舌质色淡，薄白苔，言语怯弱，呈恍惚之象，自称彻夜不眠，头晕目眩，非常难受，事情随时遗忘，食欲亦因之不振，易受感冒，耳鸣眼涩，心慌气短，大便溏，小便频，烟茶嗜好较甚，脉象濡弱，不任寻按，据称其得病原因，曾因有事不决，一连数月，忧虑烦闷，不得休息，自那时引起，一直未能恢复。

病机分析：忧愁思虑则伤心，凤夜烦劳则伤精，精藏于肾，《内经》曰："肾聚五脏六腑之精而藏之。"过劳使精气耗亏，精不足则智慧伎巧均为减弱，精弱则脑髓失于生长，脑力亦弱，则目不明、耳不聪，懵懵昏昏，遗忘不记。忧虑伤心，则君主为之失明不健，心藏神，心虚则神不稳，不稳则外游，故睡眠不沉，

梦中游逸，幻境百出，浮阳上越，不能下交于肾，使心肾两离，成未济之象，故出现种种虚弱证候，脉象亦呈濡弱无根之状，所谓：神经衰弱者，正是因神精衰弱之故。

治法：以养心安神，交通心肾，佐以理痰定中之剂。

处方：阿胶珠9g　茯神12g　龙齿24g（研）　白芍12g　远志肉9g　牡蛎粉24g（研）　半夏12g　柏子仁9g　琥珀3g（研末冲）　熟枣仁15g（研）　秫米120g

先煎秫米令熟，取其汤煎药服，日服二次。

方解：此方仿《内经》半夏秫米汤之义，心肾不交使人神志不宁，失眠不睡但亦由胃不和之故，盖胃之气本下行，而寐亦从阴而主下，非若寤之从阳而主上，今胃之上逐，不得从其阴降之道，故亦不寐，此方书论不寐之原因，故方中用半夏以降胃气，以安定阳明中土之气，使胃气从阴而下，用秫米以补益脾胃之气，使中气和调，使意志稳定，则神魂可不外游，而归舍，自可安眠。枣、远安神定志，茯神、柏子以益神魂，龙齿镇定肝末之气，以免风动以干扰，使心气充沛，火不上浮，用牡蛎以涵肾阴，阿胶以补精血者，滋养阴血，使阴精上奉，用琥珀之善吸引者，吸收心肾之气翕然相合，则精神互相既济，则神志宁静，睡眠可安，再用白芍药以舒肝养血之品，以和肝血使魂有所安，则肝气不躁，则浮躁之气不上遂，则神气平志意和，而病可除。

按方服药五剂，睡眠大有好转，一夜能寐四个小时左右，睡眠一好，精神亦感精爽，惟晕眩耳鸣尚未尽清，其他症如上，脉象较前稍有力，知其久虚之疾，不能一朝复健，即依原方再加。

枸杞子9g　生菟丝子12g

煎服如上法。

依方两日一剂，又服五剂，睡眠益好，晕眩耳鸣亦大减轻，精神亦日健，二便已正常，仍按方继续配药。月余，自感精神，体力，食欲均近常人，竟自上班工作，又因经数日较忙的脑劳，

又感头晕，头痛，睡眠也不好，此系精力未健，不任劳动，乃依原方加

蒸首乌 15g　淮山药 18g　益智仁 6g　合欢皮 12g　肥玉竹 15g　生白术 9g

仍用秫米煮汤煎药服。

依方又服药十余剂，诸症状悉消失，脉象缓和，体力睡眠均正常，再上班工作，观察两个月，病未再复，即停药。并将药方保存，以备病再反复时服用。

二十四、精神分裂症

精神分裂症是一种常见疾病。祖国医学名曰："发狂"症，俗称痰迷心窍，其症状多是精神失常，言语狂妄，或哭或笑，狂呼叫骂，方书称之曰，登高而歌，弃衣而走，不避亲疏，自高自居，时刻扰闹，甚而有行凶杀人者。

其致病原因，多以怒恼忧郁，或惊吓悲恐，使精神过度刺激，志郁火发，气郁痰生，阻塞灵明之窍路，发生狂妄，或笑，或怒，或悲，或歌唱，各见于痰火所重之经，初得病时易于治疗，若病程过久，往往致成痼疾，不易治癫，兹将验案介绍于下。

（一）精神分裂症

李×× 女 24岁 莒县

病史：病者是一青年学生，聪明活泼与同学钱某因爱结婚数月，感情极好，因钱从军远去，一朝分离，归无日期，情难割舍，空房孤守，只影凄凉，终日郁郁，幽怀莫吐，有时偶出散心，其婆母因是老封建，不但不知慰解，反呵斥责骂，并写信给钱，竟说其不守妇道云云。钱不知底情，反致信谴责其妇，因此

郁怒交加，由此发病，初感精神烦闷，胸中不畅，精神错乱，言语颠倒，此时未曾求医治疗，一月后，病势大发，狂呼叫闹，不避亲疏，不拘昼夜，哭闹不休，有时裸体外奔，经医院检查断为"精神分裂症"。服药三十余剂，毫无效果，其家遂将病人至钱处，于仲秋月求于治疗。

检查：面色浑红，双眼圆睁，视视暴直，时哭时笑，扰闹不休，跳动轻捷，眉间呈赤紫色，舌质深赤，苔微黄，唇干燥，时倒钱怀中，求其慰抚，声音高亢，有时歌唱，饮食不常，或一餐斤余，或终日不食，食不拘精粗，颇能饮水，大便常秘，小便色黄，彻夜不眠，不时狂奔，月经闭止，小腹较硬，脉象沉滞不畅，左关重按颇有力，曾服药很多，补泻皆有，但无效果。

病机分析：《内经·病机》云"重阳者狂"。症现高歌跳跃，躁扰多言，面红、舌黄，睁目叫骂，昼夜不安，皆是亢阳之象，大便秘结，口渴能饮，唇干溺黄，动作轻捷，亦皆实证之候。究其原因，即因离别伤情，以郁其心志，复感郁怒，以郁其肝气，志郁伤心，怒郁伤肝，君相二火，因郁而发，翕然汇扰，煎熬津液，化为痰涎，障碍了心脑神明往来之道路，致使心主失明，《内经》所谓："主不明，则十二安危。"故一切举动均失常态。热痰上塞，则神魂失精，故精神分裂，狂妄躁扰，昼夜不宁，血气郁于下，则影响血室，故月经闭止，所谓"血郁者其人狂"，亦是狂妄病的一原因，此因怒郁伤肝，肝为冲脉之总司，冲为血海，为月经之来源，肝气既郁，故冲脉亦失调，而经不行，气郁于中，则肠胃之气不调，传导失职，大便秘结不畅，便不畅则浊气冲上，益能使精神不清，其面赤唇干，舌燥皆热浊之气上浮之候，凡抑郁病脉搏，多不流畅，今郁至发狂，其郁气已其可知，脉象沉不畅，此亦必然之现象，阳主轻捷，阴主重滞，其身轻捷异于平时，亦是重阳之气所助。

治法：经云："治病必求于本。"证由郁怒所得，郁怒其本，以开郁化痰、舒肝活血、安神定志、理气行郁，使痰火下趋，更助用针刺疗法，以开其窍，效必更速。

处方：石菖蒲30g　朱茯神24g　炒枣仁24g（炒）　远志肉12g　广陈皮18g　广木香12g　槟榔片12g　枳实15g　川黄连9g（研）　粉丹皮9g　水桃仁12g（研）　当归尾15g　赤芍12g　川大黄30g（后入）　净芒硝30g（后入）　降真香20g（研）　白僵蚕10g　全蝎3g　川贝母9g　均青皮12g　真朱砂6g　真琥珀6g　金箔20张上三味共研细末，分三次药汤冲服，活磁石30g（研末）

水煎稍温，顿服之，渣再煎服。

方解：治则云："有余者泻之。"症状狂妄躁扰，舌黄面赤，便结腹坚，经闭不行，郁至发狂，实证俱备，必须用猛剂以攻之，缓弱则无济于事。方中硝、黄、桃、枳，名桃核承气汤，张仲景用治热入血室，血瘀发狂之专方。辅以归尾、丹、芍以消除血分之瘀热，通调冲脉，为釜底抽薪之力量，以根除狂妄之根柢，用葛、茯、枣、远，以开通心窍，安神定志，为恢复精明之力量，以去除狂妄之主症，犹恐心火肆扰，未易就伏，再以黄连之苦寒，直入心经，以镇戢之邪火，黄连味苦与心火同气相求，既能清除心中大邪，又有益心本之妙用。更用赤如血，重如金，通神明，驱邪祟之朱砂，安定心神，不为邪扰，以壮心主之威，心为离火，心下济而光明，故用饱含真阴吸铁的磁石，作为交通心肾之媒介，使其成水火既济之象，况其体重更能降逆化痰。青、陈二香均有开气化痰之妙，借以开达诸郁舒肝醒脾和胃，协助硝黄迅速完成扫荡瘀滞闭塞之功，《内经》云："肝藏魂。"魂为神之亚者，若肝受邪扰，则魂不能安，魂不安则昼不精明，夜不能寐，致成精神失常，故用万年老松脂所化琥珀以吸纳魂气。使魂安其所而不外移，则昼不狂乱，夜能安眠。凡木气横逆，发生狂乱，须用金平之，故用赤金箔以镇戢肝木，以免其兴风煽火，以乱神明。凡因痰火为病者，久之往往引起肝风内动，发生危症，故方中蚕、蝎有情之生物，善所而祛风化痰者以消其萌芽。则免去后顾之虑，贝母善能清痰利肺，以理清肃之气，则金气健壮，更能制伏风邪，以上诸路布置周密，专待大将军一阵扫荡，其邪可尽快而愈矣。

按方将服药前，先用针刺泻少商、商阳、合谷、十宣、人中、承浆、上星、劳宫、眉心诸穴均令少出血，不留针，以折其亢阳之气，接着将药灌下。扶置床上，使人守护约三、四小时之久，病人大便泻下，连行数次，皆红色如血，粘连如胶冻，量亦较多，泻后病已安睡，约半日又将一煎药服下，大便继续又下数次，先是红色粘液，最后带黑便。熟睡一夜，次醒来，精神顿清，言语举动，一如常人，狂妄之态尽失，隔宿之间，迥若两人，问其狂妄情景，恍惚若梦，再诊其脉象，则洪滑满部，面上红色尽退，转黄淡，早食，稀米饭一碗。

据证论断，是瘀血痰火，经过攻泻而除去，郁气已解，精神已复，火邪退去，气化已调，是以精神清晰言语举动复常，而脉搏反洪滑满部者。盖因郁甚，而脉道亦被湮瘀，一朝郁解道通，洪涛巨浪，激流而下，故其势洪大，但为时不久，自然平静，不需施治，惟病势虽平静，余邪尚未尽清，再为疏方。

处方：磁石 30g（醋为淬末）　朱砂 6g　石菖蒲 30g　朱茯神 18g　远志 9g　炒枣仁 15g（研）　柏子仁 9g　广木香 9g　均青皮 9g　江枳壳 9g　川贝母 9g　川黄连 6g　益智仁 6g　全当归 9g（全）　潞党参 6g　瓜蒌仁 12g（研）　马牙硝 30g

水煎温服，渣再煎服。

方解：凡大伤大病之后，正气必然受损，大攻大泻之后，邪气虽去，而正气亦不能遽复。犹如兵焚之区，黎民尽遭涂炭，若不亟安抚，往往一蹶不振，何况当此寇气初平之际，四境伏莽未必尽灭。若不亟顾正气，加以镇慑的安排，星火燎原方祸，也是时常见到的，故将原方中猛攻之品减去，药量减轻，仅用蒌硝滑润之品，以清除余炎，更加党参以扶助正气，补益脾胃，以固持粮道，犹兵戈之后，施以赈济，德威并济，民气可苏，必如此，邪气退，而正气复，方能达到完全治愈之功。

按方服药一剂，大便缓泻一次，粘物较少，继续又服二剂，大便均是黄色粪便，诸症悉除精神、言语、食欲、睡眠均皆正常，诊其脉已近缓和，舌苔薄白，惟月经尚未来，因告其此系大病之后，气血未复，无力以供外泄，稍待几日，血足经自行，不须急于苛求，并予之处方。

处方：全当归 15g　川芎 6g　白芍药 12g　熟地黄 12g 生枣仁 9g（研）　麦门冬 9g

水煎温服，渣再煎服。

方解：此方是四物汤加枣麦。四物汤为妇科之总方，最能补血养血，为调经和血必要之方，生枣仁善能济生新血，麦门冬滋生化源，为生津养血之妙品，二味加入四物汤中，使大病之后气血亏涸之时，服下此药，如旱苗得雨，使血液如春潮暗生，一朝泛汛，应时而至，诚生养血液之验方。

病者依方服药七剂，月经来潮，色量均较正常，未及三月即受妊，次年生一女孩，来信致谢，并求给其女孩起名。

说明：成无己《明论》云："狂者，猖狂也，谓其不宁也。"《难经》云："狂之始发也，少卧不饥，而自高贤，自辩智也，自责贵倨也，妄笑好歌乐也。妄行走不休也，狂家所起。皆阳胜致然。"《内经·病机》云："阴不胜其阳，脉流薄疾，并乃狂也。"又云："邪入于阳则狂，邪入于阴则癫。"《难经》又云："重阳者狂，重阴者癫。"《脉经》曰："阴附阳则狂，阳附阴则癫。"《病源》云："阳邪并于阳则狂，阴邪并于阴则癫，即诸经之狂为阳胜也明矣……为邪热至极也，非大吐下则不能已。"详审诸段经文，无不与案中所现症状吻合，尤其脉经并指明治疗之法，非大攻大吐则不能将疾病除去。案中治法用大吐泻之剂，亦是完全符合于经旨的，以此取得了良好的效果。

方书谓癫狂病因，多起于郁怒，惊恐，因怒伤肝，忧思伤心，惊恐则伤肾，诸脏皆藏有火气。一经伤耗，则火气暗动，尤其心中之灵液，被火气煎熬易化为浊痰，障碍了神明往来之道路。《内经》云："心为君主之官，神明出焉。"又云："头为精明之府"，盖因人的灵明智慧，虽源出于心而必作用于脑，头为脑之所藏，人之心脑间，本有神明往来之道路，现代医学称人之神志在脑，亦是见道之言，其往来道路，若被痰涎所蒙蔽，则精明立见昏乱，因此一切知觉行动言语性情，均改常态，而发狂妄无知之象，故俗语谓之："丧心病狂。"或曰："痰迷心窍。"这真是很好的诊断，盖心为一身之主宰，一切意识形态，言语行动，统由心来主导，今为痰涎阻遏，障碍了心窍，精明丧失发生狂妄，还不是丧心病狂，痰迷心窍而何？所以《内经》指出："主不明则十二官危"，将心主的重要及病变的关系一语道破，这是应当重视的。

经文指出："重阳者狂。""阴附阳则狂。""阳邪并于阳则狂。"及阳胜邪热至极等等。将狂病症的病机昭然揭出，并指出治疗此病，必须大攻下大吐的方子，方能病除，可见古人在长期和疾病作斗争当中，通过实践积累了成熟的经验，然后笔之于书，使我们今后在临床中只要辨证准确，审机详明，自不妨放胆按以重剂，将病邪一鼓荡平，这是很有把握的，如果审机不清，辨证不明，恍惚犹豫，以小方试探，不但不能去病，反使病邪顽固坚牢，结果造成沉疴不救，亦是有见闻的，孙真人曾说："胆大心细，志圆行方。"我们医人应再注意。

（二）郁怒惊狂

田×× 女 29岁 长清县 农民

病史：得病一年，于去年秋间，因事触犯恼怒，经日不解，继而发生症状，心里时常悸动，惕惕不安，如有人将捕的感觉，言语渐渐失常，颠倒不伦，进一步精神狂妄，不能自主，有时稍清醒，感觉头晕、胸闷，经来腹剧疼，因治疗不及时，遂致狂乱不可约束，于1967年2月求予治疗。

检查：面腮赤红，唇青，舌质赤紫，苔薄白，脉象沉弦、涩滞，大便干燥，小便色黄。狂闹躁扰，语无伦次，着气症更加剧，时时有惊惕恐惧症状，食欲不正常，忽多忽少，夜不安睡，时欲外出狂奔，常有怒气，打孩子，毁器物。

病机分析：沉脉主里主气，弦主肝郁风动，涩主气结，血耗，面赤唇青，主热甚动风，舌紫苔白，主心火燃炽，狂言躁扰是君主失明，惊惕恐惧是热痰冲心，便干溺黄是热耗津涸之候。据脉证而论，是因怒气伤肝，肝气伤则失其条达之性，木郁则火发，相火浮动，拨动心火，扰乱神明，故惊惕怔忡不安之症。心火肝火，两相炎炽，肝木风邪乘势煽动，故狂乱更甚，而唇青面赤。舌紫皆其症候，热郁痰阻，延及胃肠，故有便干溺黄，更见暴食症状，肝脉为血海之主，肝郁则冲脉失调，故经来则腹疼，症由怒恼而得，故着气恼病益加剧，此必然之势。

治法：以舒肝理气，镇静安神及开窍化痰之法。

处方：石菖蒲15g　朱茯神12g　炒枣仁24g（炒）　远志肉9g　广木香9g　江枳实9g　白僵蚕6g　净全蝎3g　广陈皮9g　均青皮9g　元红花9g　桃仁9g（研）　全当归9g　杭白芍9g　清半夏9g　丝瓜络12g　锦纹军12g　蝉蜕6g　甘草6g

水煎温服，渣再煎服。

方解：血瘀者其人狂，凡发狂之病，无不有血瘀于内，病由肝气怒郁而得，肝为血之主，故治法以舒肝为主，舒肝必解除血瘀，故方中用桃、红、归与枳、黄，以攻泄其瘀血，消除其狂妄之根本。行血者必先理气，故用青、陈、木香以理其气滞，精神迷昧者，必开其心，故用菖、茯、枣、远以养心安神，开通其心窍，以调达神明之通路。窍之闭塞，与痰有重要的关系，故用半夏，瓜络以清络之痰阻，火动生痰，痰入生风，亦是狂妄躁扰之重要原因，故用蚕、蝎、蝉蜕等祛风化痰之品以驱除。因其有惊悸之证，亦系痰老风动之候，蝉蜕善能定惊，单方治小儿夜惊哭啼，只用蝉蜕灰遏入脐中即止，其定惊之效实非他药可及，白芍和肝血以去躁，同甘草相同人参，更有补养中气之功。

按方服第二剂，狂妄发作有间歇时间，继续又服二剂，症状大减，发病时只打呵欠一次，病即过去，惟有时还有惊惕的症状，诊其脉象较前缓和，面红唇青俱变正常，大便利，尚未通，知其痰郁尚有未清，即依原减去蝉蜕，加

锦军3g　六神曲9g　朱砂3g（研末冲服）

煎服如上法。

依方服第二剂，病未再发，自感精神已恢复正常，惊惕心悸亦消失，惟体力尚不充，脉象缓微，略带弦意，舌苔薄白，大便在腹泻两次，以后即正常，其他无什么症状，即依原方加

台党参6g　六神曲9g　寸冬9g

煎服如上法。

依方又服二剂，诸症悉去，一如常人，即停药，后数月再访问，病人已健康生活，未再发病，言语很感激。

（三）惊狂并发温证

段×× 女 42岁 长清 农民

病史：患者丈夫是农业生产大队队长，在大运动中因事情啰嗦，时常数日不回家，患者常有悲怒忧恐之感，因而得病，时常有惊悸感，渐到精神不正常，言语无伦次，心中烦躁，甚时狂妄不安，向郊外奔跑，多食常饥，一日五餐，尤呼饥饿，继而又发

现温热症状，病势日渐加重，于春月来求治疗。

检查：面色浑红，蒸蒸有汗出，舌质纯红，苔白厚颇燥，唇干，发烧，目直神乱，言语狂妄，无伦次，走坐不安，时时躁扰，不时要吃东西，呼吸略粗，能饮水声音高亢，喉间常有痰，夜间不寐，脉象滑数有力，大便干燥，小便赤黄，不时诉说其怨愤。

病机分析：脉象滑数有力，是热痰交结之候，面红，舌赤苔白，唇干，身热，是热邪过胜之象，溺黄，便干，是热淫于内之症，狂妄不安，时时躁扰，是热邪侵犯。心主神明之候，语无伦次，气粗狂奔，是热痰迷蒙心窍之象。口渴能饮，是胃有实热，多食尤饥，是热炽于胆胃之候。声音高亢，彻夜不寐，是阳热肆扰之征候，据证脉而论，怒郁伤肝，延及胆火发动，肝胆之火燥炽煽动心火妄动，蒸熬津液化为痰涎，障碍灵明之窍，故发生狂妄不宁，言语颠倒，胆火善能消谷，热炽于胆，故多食善饥，身热，苔白，唇干便燥，口渴能饮，是复感温邪之候，故面上汗出蒸蒸，便干燥口渴饮水，是温症阳明燥实之象，阳明燥实亦有发狂谵语之症状，今与原来发狂症相并，故其狂妄之态益胜，脉象滑数有力，正是热痰交结邪实之候。

治法：以清热化痰，泻其阳明燥实，先去其温邪为主法。

处方：锦纹军 12g　黄芩 9g　山栀子 9g　生石膏 24g（研）　净连翘 15g　广郁金 6g　粉丹皮 9g　金银花 15g　东沙参 12g　肉知母 9g　玄明粉 9g（冲服）　生甘草 6g

水煎温服，渣再煎服。

方解：此方是三黄石膏汤加减，用三黄石膏以清其心火炎炽与同连翘、知母、银花以解除其温热之邪，膏知草是白虎汤方，最能解肌清除气分之热，为救阴止渴生津，阳明燥证的主方，郁金、丹皮去热解毒以除郁热之根，硝黄将郁热之邪一扫而外出，则火热之邪去，而精神可清，更用沙参以养生津之品，以补充其阴液损耗，以免后遗之患。

按方服药一剂，热势减轻，晚间遍身有大汗出，精神似稍好，自称胸闷，仍能食善饥，烦躁不宁，言语不正常，时欲向外奔跑，脉象沉弦而滑数，舌苔微黄，大便略溏，小便黄。

据脉证论，内热仍盛，痰火未清，肝胆之热不解，故善食而饥，心中痰火未清，故言语仍狂妄躁扰，再为疏方以养心安神，佐以清解肝胆之剂。

处方：熟枣仁24g（研）　远志肉9g　柏子仁9g　江枳实9g　麦门冬12g　生地黄12g　白芍药9g　丝瓜络9g　条黄芩9g　生龙牡各21g　双钩藤9g　白僵蚕6g　广木香6g　广陈皮9g　锦纹军9g　生甘草6g　朱砂3g（研末冲服）

煎服如上法。

方解：方以养心安神、清热化痰为主，前药已将温热削减，但内里郁热未清，故症仍然发作，今以枣、远、柏、麦养其心神以复其神明，以龙牡潜纳其浮越之阳邪，藉以镇戢肝胆风热之气，助以白芍、生地滋润肝木，使其不燥，用钩、蚕以防其木火煽动风邪，用朱砂之重镇，即以安心神，使其不乱，又能镇肝魂不使外游，魂安神定，则狂妄可止。再用香、陈、瓜络以理气化痰以消除狂妄之根源，大黄、黄芩以清扫其郁热，则病去神清而疾患可除。

按方将药服下，稍时间腹内作响，病人烦烦乱乱呼叫周身不适，狂欲外奔，并作惊惕状，察其情状，似有很不好受处，俄而睡卧，次日醒来，精神顿觉清楚，言语亦较前正经，大便仍稍干，小溲黄，食量略减，但还比平时吃的多，诊其脉象沉缓，已不很数，病已大见好转。

按病人服药后，反觉周身不适，躁扰不安，症状显见加剧，继而病好转。此等现象，临床常常是很可能见到的，虽是对症之药，服下后药病相攻，往往有此反应，但略待时间，药力战胜，其病可好转，如《伤寒论》中服发汗药后战汗而解，服小柴胡汤振振汗出而解，皆是此现象，无怪古人曾说："药不瞑眩，厥疾不瘳。"可见古人是早有这种经验的，这是值得我们作参考的。

依原方减去生地、龙牡、钩藤，加元参12g、肉知母9g、天门冬12g。

牛黄丸一丸，用药汤冲服。

按方服药二剂，症状大有好转，精神已基本恢复，发热已轻，吃东西亦减少，药后大便下脓性粘液，较多。夜间已能睡眠两小时，面红褪，有时还烦躁，脉象缓弱，苔薄白，知其烦躁系血分郁热未清之故，即依原方加：

川军6g　桃仁9g　当归9g　仍每付药用牛黄丸二丸，分二次药汤冲服。

按方服药后大便泄脓性粘液数次，精神已正常，言语清正，亦不如前往外奔跑了，惟感觉身体酸懒，食量渐近正常，此邪热已退，正气将复之候，诊其脉弱缓，苔薄白，再为疏方以补养正气，滋生津液，安定心神，调和胃气之剂。

处方：生白术9g　东沙参9g　麦门冬9g　生白芍9g　白茯苓9g　柏子仁9g　粉甘草6g

水煎温服，渣再煎服。

朱砂安神丸　每服6g一日二次。

按方服药二剂，烦躁已去，睡眠已正常，食欲亦正常，惟有时有惊惕感，脉象缓略带弦象，此心肝余火尚未尽清之候，处方以养心阴熄肝风，镇惊安神之剂。

处方：双钩藤6g　白僵蚕9g　白茯苓9g　生白芍9g　麦门冬9g　灯芯草1g　羚羊角粉1g（研末冲服）

水煎温服。

牛黄丸，每日三次，每次服一丸。

依方服三剂，精神、食欲、睡眠均正常，又带药三付，牛黄丸十丸出院回家。一月后，来信称病人完全恢复，并来信表扬致谢。

（四）烦躁发狂

路×× 　女　46岁　长清　归穗

病史：得病年余，由事触犯气恼，郁郁久不释，渐成疾病，初时惟感精神恍惚，渐见言语失措，忽哭忽笑，妄言颠倒，疑神疑鬼，昼夜躁扰不安，年初曾生一女孩，自经生产后，病益加剧，心慌惊惕，烦躁愈甚，竟形成精神病人，曾在省立医院检查及服药治疗，未见好转，于秋季求予诊治。

检查：面色红，目直神呆，舌质深红，苔白厚板滑，言语无伦次，知觉尚存，自感头脑发昏，心慌惕惕不停，睡不沉多梦，常怀恐惧，每忆与死人相处，时刻烦躁，口中无味，小溲黄，大便不规，周身不适，脉象细弦而数，时常或哭或笑，不能自主，食欲不振，体力减弱。

病机分析：据脉证论，细为血虚，弦为肝逆，数为内热，烦为肾虚，狂妄颠倒为心主失明之候，失眠惊悸是肝魂不宁之候，怔忡惕惕是浊痰侵犯心阳之征，据其病由怒郁而伤肝气，肝郁则脾困，精微变化痰涎，障碍心神，君火失健，发生惊惕怔忡，言行颠倒，哭笑时作等症。肝木气郁久则耗肾，而肾精被耗则阳浮动，故躁而不安，又因心气不足，不能下交于肾，故烦躁并见肝气久郁则阴血必虚，虚则风动故头晕目眩，视力昏昏，《内经》云"徇蒙招尤"，即是此症之类。大便不规，口中无味，是脾困不健所致，面红，舌赤，脉有数象，是肝气郁逆，而浮阳上越之候，细弦是肝郁久而血虚之征。

治法：以养心安神舒肝理气，佐以开窍化痰之剂。

处方：石菖蒲15g　白茯苓12g　熟枣仁30g（研）　　远志

肉9g　白僵蚕6g　白芍药15g　广木香9g　化橘红6g　东沙参9g　均青皮9g　生龙牡各21g　川黄连3g　净全蝎3g　净蝉蜕6g　全当归9g　清半夏9g　甘草6g　朱砂3g　研末冲服。

水煎温服，渣再煎服。

方解：本方之义是养心安神，开窍化痰，补血解郁，育阴潜阳，清热祛风之法，病由肝郁而来，即用青皮、芍药、木香以解其郁，郁久而血虚，即用当归、芍药以补血，心主神明而精神昏乱，即菖、茯、枣、远、朱砂以镇安补养心神，痰阻灵窍而昏妄，即用菖蒲、橘、夏以开窍化痰，肝动火浮，煽动风邪，即用蚕、蝎、蝉衣以镇驱风邪，肾阴不足，龙火浮动，即用龙牡以潜之镇之，同时并以青、橘、苓、香以健脾气，黄连以清除火气，陈、夏、苓、草为二陈汤，既能化除痰涎，又能安定中气，使脾胃健强，则仓库充实，则诸病自消。

按方服药四剂，精神大有好转，在午后则言语举动，俨如常人，午前则精神尚觉恍惚不清，胸脘有发闷感，其他如上，无什么变化，此是郁气尚未豁达，应加重通达之药，依原方加

川军6g　柏子仁9g　丝瓜络9g　麦冬9g

煎服如上法。

依方服二剂，大便略泻，胸闷减轻，精神逐步好，睡眠渐正常，面色不红，舌苔薄白，脉细弦，惟有时还惊悸，烦躁已不感觉，此病邪减退之佳象，即将原方减去：大黄、龙、牡、半夏加以补气和中之品。

台党参6g　贡白术6g

煎服如上法。

依方服二剂，食欲大振，心悸除，精神如常人，惟常有恐惧畏怯思想，其他无什么变化。

按脉证论，症情已大好转，惟心气实则令人笑，心气虚则令

人恐，胆气虚者，其人怯而畏，患者既畏且恐，是心胆之气尚虚之候，宜用补宜心胆之法，用柏子养心丸，药物如下：

黄芪　云苓　茯神　当归　川芎　半夏　柏子仁　枣仁　远志　五味　人参　肉桂

炼蜜为丸，每服6g，日服二次（是成品）。

服丸后畏惧渐消失，精神体力日渐增强，脉象沉缓，乃用龙眼肉煎汤送药丸，并将肉食之。半月后，完全恢复正常，即不再服药。

二十五、怔忡惊惕

葛××　女　60岁　长清

病史：自今夏天得病，由于受惊吓引起，时常有心悸症状，有时忡忡跳动多时不止，心里很难受，后来渐加重，经常忡动或突然惊惕如坠深渊之感，心里忡忡不停，难以忍受，继而又自脐间有股气上冲至胸间，异常痛苦。若吃点食物，似竟好受些，睡眠很不好，心口发闷，恶心、食欲减、体力渐弱，曾经医院检查为"神经官能症"。服镇静药物，终无改善，于秋天来求治疗。

检查：面色暗红，浮现灰尘状，精神颓废，言语虚怯，常以手冒心，舌质深红，苔微白，二便一般，脉象细弦而数，自称夜间经常不能熟睡，头昏昏如蒙昧，不时惊惕发作，咬耳瞪眼如不能忍。

病机分析：据脉证论，细为气虚血冷，诸虚劳损之候，弦为肝气动，寒凝气结，数为阴虚火动，劳热之候，怔忡心悸，心血不足之候，惊惕不宁，阴气犯阳之象，脐间气上冲胸水气逆上之证，盖因受惊恐有伤肾气，肾精不能上济于心，经云"恐则气下"，惊惕伤心，心气失健，阴血不足，则怔忡不止。经云"心有所怵惕则伤心"。心肾两伤，水火不能相济，则神明失常，故精神颓废，失眠不寐，头懵懵而不聪，肝气因惊而不静，故梦多而不能沉睡，风木之气更助水邪上犯如奔豚之状，《伤寒论》"汗伤心液，使人心下悸。伤肾液，使人脐下悸"等。皆属虚证，此亦其类。

治法：以养心安神，收敛肾气兼补血理气之法。

处方：石菖蒲9g　白茯神9g　炒枣仁15g（研）　远志肉9g　白芍药9g　全当归9g　生龙骨15g　牡蛎粉15g　东沙参9g　五味子6g　化橘红6g　清半夏9g　麦门冬9g　广木香6g　炙甘草6g　龙眼肉6g　嚼食之。

水煎温服，渣再煎服。

方解：方义养心安神，补血化痰，理气固精，交通心肾。病由惊恐而得，恐则气下，精下不能上奉于心，失去既济。用龙、牡以固纳肾精，用五味子以滋其肾阴，使阴精上奉，怵惕伤心，君火失健，阳气飞散，不能下济而光明，用枣、茯、远、麦以补养心气，用龙眼肉大补心血者，以补充心血，龙是水中真阳，吸引力最强，能吸引心阳下交于肾，成既济之功，当归、白芍配合龙眼肉补益血液，使心血充沛，心阳自然稳静，用菖蒲、茯神以开达心窍，使君主复明，洞察万里，惊惕自然消除，半夏既能安定中宫，配橘红更是化痰的妙品，半夏同用有和胃健脾，增食欲之妙用，木香理气，和橘红更能健脾胃而进饮食，沙参养肺生津和五味子、麦冬为生脉散，为滋阴养血之善方，甘草配芍药，酸甘化合，一名甲乙化土汤，味同人参，大益中气，龙牡合用为化痰之神品，枣远并施，为安神之神丹，诸药组成方剂，定能宣告成功。

按方服药二剂，惊惕怔忡减轻，夜间略能安睡，惟感觉胸膈间，有时作痛，脉象微弦，其他无什么变化。胸膈痛，脉弦，此肝气有郁滞之候，即依原方加化郁止痛之品。

广郁金4.5g　五灵脂6g（醋炒）

306

煎服如上法。

依方服药四剂，怔忡及脐间冲气均停止，胸膈痛消失，恶心等症状悉除，精神亦较好，脉象缓弱，舌苔微白，知其病将愈，即依原减半夏、龙、牡、灵脂，加

丹参9g　柏子仁9g　台参6g　龙眼肉6g

煎服如上法。

依方连服三剂，精神、食欲、体力均复正常，睡眠亦很好，即停止服药，在饮食加以营养，很快恢复了健康。

附：胃病兼怔忡惊惕

郝×× 女 49岁 归德 农民

病史：得病已多年，先是上肢痛无定处，时发时止，继又发生胃脘胀痛，后又发现怔忡惊惕症状，阵阵发作，甚时周身振颤，心慌难忍，腹痛，头晕，恶心，呕吐，愈发愈重，1966年秋，经医院检查断为"慢性胃炎"、"神经衰弱"。住院治疗，多日效果不显，即而邀予会诊。

检查：面色萎黄，舌质色淡，苔白滑，精神不振，上腹疼痛，腹部深处有硬块痛，拒按，呕吐，胸脘胀满，头晕，鼻干燥，惊惕阵阵，自称心慌不能容，大便不正常，食欲不振，睡眠不好，有时惊惕周身颤动，脉象弱弦而数，行动乏力，常卧床。

病机分析：据脉证分析，弱为气血不足，弦是肝气不舒，数是阴虚生热，惊惕是肝胆气逆，怔忡是心血不足，胃脘胀痛是中气失调，是由气郁伤肝，肝气郁即克伐脾胃，胃气不能下降，故胀痛而呕吐，脾气郁而不升，运输失健，精微不布，郁结于中，故深处有硬块作痛，即所谓"癖积"。脾胃即虚，纳谷少，精微不充血源减少。心血不充故怔忡不停，心为一身之主宰，百脉之总纲，一有不安，则周身经脉震动，故有周身振颤之症，肝气不舒，木邪上逆，故有晕眩之症，肝木寄藏少阳相火，郁则阳气而火发，故时常有阴虚内热之候，病久血不足充于面，故有面黄、

307

舌淡、力微之症。

治法：以补气养心，安神益志，佐以敛镇化痰之剂。

处方：全当归9g　白茯苓9g　炒白术9g　台党参6g　白芍药9g　熟枣仁15g（研）　远志肉9g　广陈皮9g　广木香9g　麸枳壳9g　清半夏9g　龙骨粉15g　牡蛎粉15g　石菖蒲6g　血丹参12g　元胡索9g　炙甘草6g

水煎温服，渣再煎服。

方解：方以舒肝和胃，补养心血，奠定中气，解郁化痰而施，用陈、枳、术以舒肝和胃，以消除其胀痛，化其积郁，用归、芍、参、丹以补养其血，以安定其怔忡。更用菖、茯、枣、远以养其心神，龙骨、牡蛎以潜敛其浮散之心阳，以收敛其惊惕，陈皮、半夏安定脾胃，以除呕吐，元胡善定血郁之痛，配合丹参，有活血化瘀之妙。僵蚕祛风化痰，预防风痰之变，甘草调和诸药，以取其和平收功。

按方服药四剂，症状减轻，腹中硬块，按之痛差，食欲增加，睡眠好些，脉象微弱，舌苔薄白，此久病气虚，不能速复，依方再加以滋补之品。

东沙参12g　丝瓜络6g

煎服如上法。

依方又服四剂，疾病已去十之七、八，饮食体力均接近常人，惟腹内硬块已大大缩小，按之还有痛感，有时头晕且痛，脉象微缓，苔白，精神正常，二便一般，因家中事忙，要求出院，即将原方减去龙、牡加

茺蔚子12g　藁本9g　白蒺藜12g

煎服如上法。

出院后半月又来检查，诸症状皆已消失，精神，食欲，睡眠均已正常，惟做活劳动时间稍长，即感觉气力不充足，略有头晕似将出汗之感，因思病由郁得，久而致虚，因药多是理气化郁之

品，未从大补，证状虽消，气血尚未恢复，劳动过久，气血供应不足，易于疲劳势所必然，乃为处归脾丸着其常，自然健壮。

处方：黄芪　白术　茯神　台党参　远志肉　广木香　枣仁　当归　龙眼肉　炙甘草

加广陈皮　柏子仁（药店售有成品）。每服9g，日服三次。

一月后，又来求检查，见其面色红润，较前略胖，诸症悉除，身体已恢复健康矣。

二十六、瘿瘤病

瘿瘤病是常见到的一种疾病，其证状多是颈项发生漫肿，或连及肩腋，皮色不变，漫疼或不疼，缠绵日久，不易治愈，《沈氏尊生》谓："瘿瘤者，气血凝滞，年数深远，渐长渐大之症，何谓瘿？其皮宽，有似樱桃，故名瘿。亦名瘿气，又名影袋。何谓瘤？其皮急，有似石榴，故名瘤，亦名瘤赘。是瘿瘤本异症也。其症皆隶五脏，其原皆由肝火。盖人怒动肝邪，血涸筋挛，又或外邪搏击，故成此二症。惟忧患耗伤心肺，故瘿多着颈项及肩。惟有所劳欲，邪乘经气之虚而住留，故瘤随处皆有。"此将瘿瘤，两种症状及发病原因，区分清楚，在治疗上有很大的参考价值。附治疗验案。

（一）颈瘿肿胀

李××　女　24岁　×县机械厂工人

病史：性情急躁，素常屡患咽喉肿痛症，近来颈间发现有肿胀感，因时常有咽喉肿痛史，不以为然，亦未求医诊治，而其肿胀逐渐加甚，渐至蔓延颔颈及甲状腺俱发生漫肿，皮色不变，按之略有硬痛，呼吸不舒畅，胸间常发闷，月经亦不正常，于夏天求予治疗。

检查：精神言语气色均无变异，舌质深红，苔白滑，口角常发炎，自感胸闷呼吸不舒，颈项肿日渐加重，按之略痛，月经期及色量均布正常，食欲似不正常，脉象弦数，二便一般，体力无变化，无寒热症状。

病机分析：弦是肝气本脉，数有热象，性急之人，多是肝气过胜，遇事发躁，往往激起肝气郁抑，肝木性喜条达，舒畅，郁则气逆，肝脉循行胁肋过腋上颈络耳抵巅，肝为血海冲脉之主，月经常否，与肝脉有绝对关系，肝气抑郁，则月经失常，血行遭受阻滞，瘀而不畅，络脉为阻塞，渐瘀渐塞，故颈项亦渐长渐大，肿胀如树之生瘿，其发于颈项者因经络之脉至此屈曲偏狭，血液易于阻滞，故日积月累，颈项肿粗，因其经脉肿胀狭窄，故呼吸感觉不畅，因其系慢性疾病，无发热暴变，故皮色不变，疼痛不甚，其肿胀亦是由渐而来，其脉象弦数者，是肝木之中本有寄藏的相火，木动有风，风动火发，五行规律大抵如此，本非外来火热者比。

治法：以舒肝解郁，活血通络，兼以软坚化痰之法。

处方：海螵蛸 15g　海浮石 15g　海藻 12g　夏枯草 24g　浙贝母 9g　均青皮 9g　全柴胡 9g　陈皮 9g　金银花 12g　连翘 9g　元红花 9g　赤芍药 9g　川牛膝 9g　栀子 6g

水煎温服，渣再煎服。

方解：方以青、陈、柴、翘解其肝郁，为治本之药，当归、红花、牛膝以活血行瘀，为消肿之药，以海石、螵蛸、海藻之咸能软坚，为消瘿之药，枯草、银花、贝母合连翘，均为消炎解毒之药，栀子以祛屈曲之火，贝母善化痰涎结核，归尾、红花活血化瘀，更善调和经脉，以改善月经之失调，青陈二皮为理气健脾开胃进食之专药，三海受海盐浸灌，并含有碘质，是治疗瘿瘤结核之要药，一同理气化郁之药同，其功效更加迅速，以主治瘿瘤症，屡有显著效果。

按方服药三剂，颈项肿胀消失强半，呼吸亦感舒畅，惟口中无味，吃东西不觉香，脉舌如上，依方加滋养之药。

大元参9g　麦门冬9g

煎服如上法。

依方服药三剂，颏下肿胀等已基本消失，惟两肩及腿膝时有酸痛，口味已和，舌根呈黄绿色，脉小弦略快，即依上方减海石、螵蛸、贝母加和血通络之品。

千年健9g　丹参15g　牡蛎粉24g（研）　鸡血藤12g

煎服如上法。

依方服五剂，诸证悉除，颈项已复正常，腿膝亦不酸痛，脉象弱缓，舌色正常，即不再服药。

（二）颈部瘿瘤

乔×× 　女　19岁　小学教师

病史：素有月经病史，经无定期，每来则腹痛甚剧，血色暗黑，量少，腰痛，体酸，因教学事繁，时常生气，近来感觉颈部发胀闷，逐渐肿大起来，正当甲状腺连及左右俱肿，显见脖项发粗，继而耳下又发生一肿块如卵，按之微疼，均不变皮色，呼吸不舒畅，于秋月来求治疗。

检查：面色萎黄，颈部连耳下俱漫肿，按之颇硬，不很痛，皮色不变，呼吸不舒，语声粗浊，舌质深红，苔薄白，精神不异，惟月经不正常，先后无定期，来时肚腹刺痛，不能忍受，血黑量少，体肢酸懒，有时失眠，脉象沉弦。

病机分析：据脉证论，沉脉主里，主气，弦脉主气结，主痛，月经属于冲脉，冲脉隶属于肝，妇女之病否，以血为主，月经之长否，以肝气为主，经来腹疼，为气滞血瘀，颈项瘿瘤，肝气郁滞所致，因厥阴肝经脉，循阴器，贯冲脉为血之海，循胁肋过腋上络耳联颈，因肝气郁抑，血脉受阻滞，瘀于经络，故发生

311

肿胀，在颈部为瘿瘤之属，凡漫肿皮宽颇硬者，为瘿，圆块突出皮急者，为瘤，今颈部漫肿皮宽是瘿，耳下突出肿块皮急是瘤，如此瘿瘤并发，月经失调，皆肝气郁结所致，故脉象沉而且弦，亦是脉证相符之候。

治法：以舒肝解郁，通经活络，佐以化痰之法。

处方：海螵蛸 15g　海浮石 12g　海藻 12g　夏枯草 15g
青皮 9g　金银花 12g　广陈皮 9g　柴胡 9g　元红花 6g　连翘 9g　赤芍药 9g　当归尾 9g　炒栀子 6g　牡蛎粉 18g　枳壳 9g　广木香 6g　苦桔梗 6g

水煎温服，渣再煎服。

方解：瘿瘤瘰疬之类疾病，多由肝气抑郁而致。肝主血海为月经之总司，肝郁不舒，往往使月经失调，故患瘿瘤病之妇女多有月经失调候，治疗其病，必先以解郁为主，解郁必先舒肝，方中青、陈、柴、芍、枳、栀皆舒肝解郁之品，解郁必须活血，即用归、芍、红花以活血脉，活血必理气，气为血帅，气调血自调，故用青、陈、枳、香以调理气分之滞，理气必降火，故以栀子、银、翘以散郁火，消瘿必兼化痰软坚，方中之海石、螵蛸、海藻、牡蛎皆软坚化痰之品，另外有夏枯草为消除瘿瘤结核之圣药，协同银翘、赤芍又是消炎解毒之妙品，因病在上部，惟恐不能立及，故用桔梗载诸药以上行，直达病所，其功效必然迅速完成。

按方服药三剂，颈瘿见消，呼吸亦较前松畅，月经来时腹痛减轻些，即依原方再加活血化瘀之药。

血丹参 12g　广郁金 6g

煎服如上法。

依方又服三剂，颈部及耳下肿胀已基本消失，呼吸已感正常，脉搏已不见弦象，知其肝郁之症，已经舒缓，应再注意月经失调之症，即将方中减去海藻、海石、海螵蛸、牡蛎、桔梗等

312

药，再加

香附 15g　　玄胡 9g　　云苓 9g　　黄芩 6g（酒炒）　　川牛膝
9g　　桃仁 6g　　坤草 12g

煎服如上法。

方解：由于肝气郁滞，以致月经失调进一步发生瘿瘤，实由
血气瘀结所致，虽经药力的舒解，肝气渐积，瘿瘤消失，肝气残
余尚未尽清，是以月经还未恢复，故香附治气以调血，玄胡活血
以理气，桃仁活血中凝滞，牛膝引血下行，以利冲脉，益母草活
血止痛，散瘀调经，并有消瘿肿作用，黄芩以清除气分余热，茯
苓有益肝脾配合诸药，起到益气化痰作用。

依方服三剂，诸症悉退，至月经再来，腹痛尽除，血色量亦
大好转，患者自感病已痊愈，未再服药，后年余再见，亦未再犯
病。

二十七、静脉曲张

静脉曲张是常见的疾病，尤其在农村更为多见，本症原因是
受严寒所袭或受冰水浸激，使血管硬挛，突出于外粗大如绳索，
屈曲如蚯蚓，其色青黑，显而易见，不痛不痒，或伴有木感，不
甚影响健康，亦能照常生活，治之不易好，有终身不愈者，方书
亦很少记载，因此亦很少此种治法，兹将治疗验案列下。

朱×× 　男　38 岁　商人

病史：数年前，曾于严冬天气，在冰凌下裸下体渡水，受寒
冷所侵，当时冻的两腿已失去知觉，经温暖方缓解，嗣后两腿胫
部，静脉管即发现胀起，逐年加甚，因不感什么痛苦，亦未用药
治疗，而突胀更加严重，近来渐觉两腿麻木感，上至胯部，下及
足踝，行路略远，即感疲劳酸困，于春月来求治疗。

检查：两腿静脉血管俱突起，粗如手指，纵横盘桓，色素紫

黯，重者发黑，皮肤上起黑斑，两胫部亦较平时加粗，两足似稍肿胀，有麻木感，发凉，不出汗，劳动稍久即感疲劳，二便无变化，体腹无痛苦，脉象弦滑，两尺尤甚。

病机分析：弦主寒痛，滞为血滞，人身血脉大者为经，小者为络，血行脉中，气行脉外，上下循环，流注周身，内洒脏腑，外润皮毛，血属阴主濡为内守，气属阳主温为外卫，血循于经络之中见热则泛滥，见寒凝滞，气行血行，气滞血瘀，人体温度，有其常度，太过不及，均为失常，失常则病。当严寒之天，体温抗寒尚且不足，突然浸于冰凌彻骨严寒水中，卫阳不能抵抗，已被严寒逼散，内守之血液，失去卫阳之温煦，遂发生凝滞，血管被严寒之气所压，亦为之收缩，不能舒畅，故发生血凝管挛，日积月聚，而脉管愈聚愈大，是以突出于外，因系血瘀凝结，故青紫而黯黑，血即凝瘀，已失去营养筋脉之力，故久而发生麻木酸挛之症。故行走劳动，稍一持久，即感不支，此是必然的现证，因气寒血滞，久而失去生气，使筋脉麻痹，故无疼痛之感觉，其腿部常发凉，即是此证。

治法：以温通经络，活血化瘀之法。

处方：全当归 12g　川芎 9g　没药 9g　乳香 9g　红花 9g 宣木瓜 12g　秦艽 12g　苍术 12g　土元 9g　独活 9g　赤芍药 9g　全蝎 6g　白酒少许

水煎温服，渣再煎服。

方解：病由寒滞血凝而成，寒者热之，是为正治，瘀者行之，在所需要，方用当归、川芎、红花以活血补血，使凝血融解，用乳香、没药、土元大力活血者以化其凝瘀，使其血管通行无阻，并软化其管道，往日受严寒凝滞之血液，今得此温通之品，活活融去，化之行之，则经络之道路可顺利通行，而屈曲之突胀而起者，可渐渐软化而消失，血虽通行，寒湿之气若不尽消，仍可遗留作筋骨之疼痛，故用苍术、秦艽、独活、木瓜、全蝎以祛其风寒水湿之气，使病除而无遗患，方能将病根消除，用白酒者使其行血通络之作用，引诸药通经达络无微不至，以成温通活化之功。

按方服药三剂，突出之脉管显见软消，足肿亦见消，自觉行走似较前灵便些，是方已对证，故再将方中加温通散寒之品。

肉桂 4.5g　　乌药 9g　　附子 3g

煎服如上法。

依方又服四剂，脉管之突出者都平复，青黑色亦变淡，足肿亦消，行走坐卧均不感有沉重疲劳症状了，诊其脉已近缓和，知病近愈，为了促其早日复健，依方又服药数剂，其病已完全治愈，即不再服药。

二十八、化脓性膝关节炎

化脓性膝关节炎，是现代医学病名，以所现症状论断，与祖国医学鹤膝风证候符合，其症状膝关节独肿大，疼痛皮色不变，或略红，微有寒热证，或在一膝肿痛，或两膝并发，或经久不愈，不易治疗，其病原因多由外感风寒之邪，侵入经络致使血脉发生变化所起，一般不易化脓，方书云："发生两膝臃肿，内外皆痛，寒热间作，腿日瘦削，膝独肿大如鹤之股膝者，名鹤膝风，多由足三里阴经亏损，风邪乘之所致。"今西医称为化脓性者，或日久可能化脓，但很少见，兹将治疗验案列下。

刘××　12岁　济南　学生

病史：每晨起往学校，相距稍远，路上感冒风寒，引起发热恶寒，头痛浑身痛，口渴等症，其家长以生姜汤，着服后盖被发汗，但汗后仍不减轻，左膝关节发现肿大，痛甚剧，不能行走，彻夜不能安睡，已经三日夜未睡亦未食，经省立医院检查确诊"化脓性膝关节炎"。必须手术治疗，其家长不同意手术，因此来求治疗。

检查：颜面潮红，舌质紫艳，中心无苔，两边苔白，呼吸略促，发热恶寒，头痛，身疼，口渴饮水，左膝关节肿大如鹤，色微红，按之颇硬，足跗亦略肿，足跟亦痛，终夜呼号不止，夜重昼稍轻，大便秘，小便黄，不想吃东西，病腿不能伸屈，右膝有轻微疼，周身不适，脉象洪数而紧，右甚于左。

病机分析：据脉证论断，洪数为热，紧为毒痛，恶寒，发热为外感风寒之候，周身酸痛，是风寒之邪，侵入经络之征。关节肿大，是血脉凝滞之象，正因其早行走，感冒风寒，侵入卫分，渐入于营，影响营卫之气的循环，血脉滞涩凝聚于关节，久而不散，发为肿胀，热气蒸发，血为之变化，化为痛疡，热淫筋脉，周身疼痛，口渴思饮，热入肠胃，大便干燥，小便赤黄，膝关节为筋脉所聚，下及于足，故牵引足跟亦痛，脉象之洪数而紧，正是热毒相攻之确候。

治法：以活血化瘀，清热解毒之法。

处方：当归尾 9g　赤芍药 6g　金银花 15g　生乳香 6g　明没药 6g　炮山甲 6g（研）　川牛膝 9g　净连翘 9g　元红花 4.5g　防风 9g　蒲公英 12g　天花粉 9g　川独活 9g　甘草 9g　元酒少许兑药内服

水煎温服，渣再煎服。

外用如意金黄散 60g（药店出售），大葱白三茎煮烂和捣匀涂患处，干即再换。

方解：方义以清热解毒为主，用银、翘、公英、花粉以清其热毒，以急杀其势，以乳、没、归、芍以活血化其瘀滞，消其肿疡，不使其因热蒸而化脓，以牛膝、红花配合山甲以通行其经络，使脉络无阻，解放筋脉压迫，独、防以驱散风邪，以免助长热毒，甘草为解毒之良药，生用重用，大能消炎消肿，保护肌肤，诸药组合，以治其内，使毒从内解，再用消炎解毒之如意金

316

黄散外敷，以治其外，内外夹攻，使邪毒无容身之地，自不难一鼓歼灭。

按方服药二剂，发热减轻，肿亦见消，而右膝关节又发现肿胀，疼痛一如左膝，脉象如上，此热毒过盛，已形成双鹤膝之候，即依原方加

金银花 9g　蒲公英 6g　宣木瓜 9g

煎服如上法。

外用药如前。

依方服二剂，痛大减，左膝肿基本消失，足跟亦不痛，腿亦略能伸屈，右膝肿痛未大去，发热已大减，舌中红，两边苔仍白，小便黄，脉象亦浮缓，大便已调，是热毒已减轻，正气渐复之候，宜将胜勇追穷寇，不让病邪喘息，除奸务尽，即将原方再加其量，即原方

金银花改为 30g　蒲公英改为 24g　炮山甲改为 9g　川牛膝 12g　白芷 6g

煎服如上法。

依方服药三剂，肿痛尽消，两膝关节均复常，已能下床起来行走，食欲已大振，舌苔薄白，脉象微缓，诸症悉除，因患者苦于服药，嘱其在生活上注意调养。未再用药，旬日已复原。

尾语：《内经》云："热胜则肿"，又云"热之所过，则为痈肿"。本案症一起即发肿胀，膝关节独大，盖膝为足阳明、少阳二经所过，上抵口唇，下抵足趾，故其见症先有寒热头痛，继而大热身疼，膝肿舌紫，脉象洪数等症，已现二经之症状，为其脉象洪紧，正是毒热内攻之候，由其热毒来势猛急，冲击过速，如灶囱吹急，结烟不住，故舌赤紫而无苔，此亦热势过猛之最好的诊断。阳明经脉由面下膝关节而抵足趾，故有足跟痛之证，同时上见面红热渴等症，皆经脉循行处显见证候。

方书论膝关节肿痛症状，肿痛虽一，但是有区别的，其发于

两膝臃肿，内外皆痛，寒热间作，腿日削而膝关节独大，如鹤之股膝者，名鹤膝风，多由足三阴经亏损，风邪乘之而得病，初起即当用葱熨法，令其内消为要着。否则内热食减，肌肉渐消，肢体挛痛，其症有寒热齐作者，有倏忽发热者，乃无根虚火也。有脐腹痛疼，溺频头晕吐痰者，有血虚甚而发热大渴，面赤脉大者，有阴虚形瘦发热者，有挟湿热者，有食少面黄者，有津液干，中气不足者，有至成脓溃烂者，有脓清肌肉不生者，皆当随证施治。而总治宜用隔蒜灸法，内服大防风汤，切不可针刺，以致伤生，而其由来，亦有因脚软痛难行，渐成此病者，然其名曰"痢风"。亦有因伤寒余毒不能发散，风寒湿气，结于经络而成此症者，亦即鹤膝风之原委，而其治则一。虽然鹤膝风必两膝臃肿，其大概也。若一膝引痛，上下不甚肿而微红，则名"鹤游风"。而不谓之鹤膝风矣。若但膝之两旁肿痛，憎寒壮热，昼夜偏剧，肿处手不可迈，则名"膝眼毒"，而不谓鹤膝风矣。若膝盖上肿痛，亦发寒热，则名"膝痈"，而不谓鹤膝风矣。因知膝髌肿痛之病，有非一端，所当辨析以治之者也。

或曰，病有大热脉洪，便秘，口渴，似宜用大寒大泻之剂，何反以温热之药为主，若是温热证，热邪只在气分者，若见此等脉证，自然要以清热攻泻，大寒大凉为主，因本症乃系痈肿溃疡之症，其中必有瘀血存在，血见寒则凝滞，见温则行动，若再投以大寒苦泻之剂，虽能将热势强行抑制，其凝滞瘀血，往往冰结愈坚，阳证转化为阴证。其害不可思议，绝非温热证，邪在气分一经清凉寒泻，邪无留滞，立见清平可比，细详古人治痈疡之方，莫不首重活血化瘀以温通为主，虽有清热解毒之药，亦多属辅佐之位，本方即遵古人制方。以活血散瘀、消炎解毒为主，稍佐以清热凉解之品，卒能达到热退肿消、血通气流、疾病消失、已足证明如此治法是正确的。

二十九、血红蛋白尿

血红蛋白尿是西医所命的病名，是很少见的疾病，以其所现症状及脉象而论，颇与祖国医学肾与膀胱湿热病机相符合。其症状小溲浑浊，溺色或赤或黄或青绿或黑色不等，尿道有痛感，头晕，肢体酸懒无力，腰痛等症，尿检查多含有血红蛋白，以此称为血红蛋白尿症。其病初得时即行治疗，尚易治愈，若病程日久，体力虚弱，抵抗力衰弱，即不易治愈，往往致成沉疴。兹将治疗验案，录述于下，俾治该病者参考。

吕×× 男 26岁 ××电校学生

病史：学生性情在校中闲逸无事，染上了手淫的坏习，有一次正值暑月，天气炎热，失精甫过，同学们邀约到河中洗澡，在水中游泳浸泡多时，这就是得病的原因，以后就发现小便频数，尿道灼痛，如同热淋，逐步加重，溺色浑浊，且发现青绿色，继而又变红黑色，或赤黄色，渐加腰痛体酸、头晕、目眩等症，曾经市、地区、省各医院检查确诊为"血红蛋白尿"。服西药治疗半年效果不显，于秋月来求予诊治。

检查：面色淡黄，周身亦较正常黄，舌质色淡，苔白略腻，精神不振奋，白睛过白，语声低浊，头晕经常，腰痛，肢体酸懒无力，气不充足，间有梦中遗精之证，尿时有热感微疼，溺色青黄黑缘不定，大便不正常，食欲不强，脉象弱滑略有数象，贫血面貌，食辛辣刺激物，则小溲加剧不适之感觉，身常出汗。

病机分析：据脉证辨论，尿赤热痛，色数变化是膀胱热象，脉弱滑而数，是肾虚热浮之候，腰痛头晕是肾精不足之候，肌肤发黄是湿热相蒸之象，体肢酸懒，梦中遗精，皆属精力不足气虚不充之证候，究其病因，当泄精之时，必欲火升腾，既泄之后，肾气空虚，居入水中，湿气乘空侵入肾脏，欲火被遏于内，湿热相蒸，移热于膀胱，膀胱与肾是表里之脏腑。于是两者同病，故既有滑精不固，腰痛头晕，又有尿道热痛，尿色数变，精不固则易泄，故溺常浑浊，湿热相蒸则膀胱气化熏泽肌肉，故肌肤发黄，肾膀胱气虚，则卫气不固，故时常出汗。精气不充，不能荣华于面，故呈贫血面貌，舌质色淡，精神不振，语声低浊，诸虚之候，皆必然之现象。

治法：以祛除湿热，固肾益精之法。

处方：茵陈蒿 30g　东沙参 24g　生龙骨 24g　生牡蛎 24g　西秦艽 15g　白芍药 12g　菟丝子 21g　淮山药 15g　肉知母 6g（盐炒）　土茯苓 12g　建泽泻 6g　甘草 6g

水煎温服，渣再煎服。

方解：病由肾虚湿浸，阳浮精脱之候。方中龙牡以固涩肾精，吸潜肾阳以归其宅。山药、菟丝、盐知母以兹补肾中阴阳，填补肾精，使精力充足，以御外邪，茵陈得春阳生发之气独厚，虽在冰雪未消之末，仍能生其萌芽，饱含严寒之气，为消除湿热之良药，以之清除肾膀湿热之邪，助之以苓、泽、秦艽驱除水中湿热之气，括清水脏，使二脏气化恢复正常，更以芍药，沙参清凉滋养之品，以益肺柔肝，使金木之气和平，令通调疏通之功能，各循其常规，不使其无端妄动，则水精之府，自然得清平，而血红蛋白，可以不再见面，则其病可愈，其人之寿命可保。

按方服药三十剂，病情大有好转，尿色只有黄色，其他杂色未再发现，尿道亦不热痛，疲困酸懒的现象亦减轻，食欲较前进步，脉象已不仆数，知其药已对病，即依原方再加以渗湿去热补肾之品。

黄柏 6g（盐炒）

煎服如上法。

方解：李时珍曰："知母佐黄柏，滋肾降火，有金水相生之义。"古云黄柏无知母，犹水之无虾也，盖黄柏能制命门膀胱阴中之火，知母能清肺金滋肾水之化源。丹溪曰："君火者，人火也，可以水减，可以直折，黄连之属可以制之；相火者，天火也，龙雷之火也，阴火也，不可以水湿制之，当以其性而伏之，惟黄柏之属可以降之。按火有虚火，实火，燥火，湿火，郁火，相火之异，虚火宜补，实火宜泻，燥火宜润，郁火宜升发。湿火由湿邪为热，多病胕肿，经所谓，诸腹胀大，皆属于热，诸病胕肿，皆属于火是也，宜利湿清热而兼补脾。相火寄于肝肾，乃龙雷之火，非苦寒所能胜，宜滋阴养血。"壮水之主，以制阳光，又按诸病之中，火证为多，有本经自病者，如忿怒生肝火，焦思生心火之类是也。有子母相克者，如心火克肺金，肝木克脾土之类是也，有脏腑相移者，如肺火咳嗽久则移热于大肠而泄泻，心火烦焦，久则移热于小肠，而为淋闷之类是也。又有别经相移者，有数经合病者，当从其重而治之。

依方又连服三十剂，症状基本消失，体力精神都感正常，脉象呈缓滑之象，食欲亦如正常，这时其主管部门分派工作，被到贵州遵义去，自感体力已壮，即遵命往贵州，在彼工作药近一年，因彼处气候习惯，生活安排，均不习惯，其病久渐反复，体力渐弱，小溲又发现变色，尿道有灼热感，头晕腰痛，再做尿检查，又发现血红蛋白，诊其脉又有滑数象，证候未大变化，即依原方，遂加补益之品。

真阿胶 9g

煎服如上法。

方解：阿胶是阿泉之水熬驴皮所致，阿泉为流水的伏流，其水甘凉滋润致成阿胶，功能补血生精，滋阴益肾，补血而无助热之虞，滋阴而无遗寒之患，为滋补药中第一妙品，今用于治本症为最适宜之药，本症因肾虚精亏，湿热郁蒸为患，若过于温补必助高升，若用大寒清热，必致寒侵伤阳，惟用阿胶补而不热，滋而不寒，使精血增长，湿热减退，以达到恢复健康，诚为完善之方。

依方继续又服三十剂，诸症尽皆消失，已基本治愈，脉象、舌象、二便、食欲体力及化验，均已正常，即嘱其停止服药，惟病人尝听传说，患此病者，即将病治愈，也不能照常生育，因此常怀恐惧，不敢结婚，遂告诉病人，病已痊愈，绝无妨碍生育，可放心结婚，患者听信即于四月份结婚，次年三月即生一男儿，肥胖苗壮，现已到处跑玩，活泼可爱，患者夫妇，从此将心放下，均参加工作。

三十、跟骨骨刺

跟骨骨刺，在祖国医学上无明文记载。现代医学谓此症一般无明显外伤史，好发于 40－60 岁身体较胖的人，可能与年老气血阻滞有关。主要表现是足跟部疼痛，坐久不能立即用足跟着地，病情严重的足跟可能肿胀，检查时在足跟中心偏内侧有一明显压痛点，此处有时能摸到筋结，以其症状而论，似与祖国风寒侵袭，血脉凝滞之症相符合，兹将治疗病例列下，俾作参考。

验案

王×× 女 21 岁 农民

病史：得病七个月，患者是农民，常在田间赤足劳动，不拘风寒，经常如此，得此病后，先是足跟漫痛，不影响劳动，求医医治，依然做活不闲，逐步疼痛加重，足跟发现有漫肿状，足跟渐至不能着地，只用足尖着地行走困难，经医院检查为"跟骨骨刺"症，服用西药效果不明显，现在已经常卧躺，不敢起立，于初冬来求治疗。

检查：患者两足跟略有肿胀，皮色不变，摸其足心略有硬结，拒按，一起立即痛如锥刺，不能行走，卧即不痛，解溲时需人抱扶，极端痛苦，精神，食欲，睡眠均正常，诊其脉象沉细，弦数，舌上有薄白苔。

病机分析：根据症状而论，漫肿疼痛，皮色不变，无热烧症状，是阴寒之候，卧则不痛，起立着地则痛，是气虚血凝筋脉不畅之证，脉沉主里，弦主寒痛，细为血虚，虽有数象，不能以热论断，当系痛剧时脉搏振颤所致，况患者日在田间劳动，涉水踹泥，寒霜不避，受阴寒之气侵袭的机会很多，方书云"痛则不通，痛则不通"，此因寒湿气凝滞经络，阻碍循环，发生疼痛之故。

治法：以温运血脉，疏通气血，通经活络之法。

处方：乳香15g　没药15g　元红花15g　当归尾24g　木瓜15g　桃仁15g　大黄15g　生蒲黄15g

加水浓煎去渣放盆内，加白酒少许，将足放盆上先熏后洗，一日二次。

内服：小活络丹（药店有成品），每服1粒，黄酒送下，早晚各服一次，微令汗出。（药物组成：川乌　草乌　乳香　没药　胆星　地龙）

方解：乳香、没药是活血化瘀最有力量的药物，性能温化血中毒质，通调血管障碍，为治肿疡止痛之妙品，所谓通则不痛，乳没实具此等功用。桃仁、归尾均有活血化瘀之功效。桃仁之活血，能去旧而不伤新，红花之活血，能使凝滞血块，融化和解。归尾即有活血行瘀的作用，又有补血功用，即所谓调和血脉。大黄入血分走而不守，推荡一切瘀滞，使积瘀渣滓无存留之地。蒲黄能化瘀血成水，但化瘀不伤新，血脉即瘀，痛不敢立，其筋亦必拘挛不舒，故用木瓜舒筋行气之品，配合诸活血药，使血调筋舒，则无遗漏之病也。因痛处在极下部，服药发挥作用较慢，故用熨洗之法，直接熏洗其皮肤，则药力立可直达，易使患处冰消血释，而疼痛可除，再用小活络丹之温热走窜，活血化瘀止痛之品内服，使药力徐徐化下，久而不失，将沉寒痼冷，瘀血阻滞，驱除于外，则病可根除。

按法内服丸药，外用熨洗数日之后，又来诊视，以前足趾皆僵直不能伸屈者，现在足小趾，已能活动，屈伸。痛已大减，肿处亦见消，药即对证，效不更方，仍依原方，将小活络丹加一倍，洗药仍每日一次。

依方又服洗，经过半月的时间，肿痛基本消失，已能行走较短路程，病人即能走路，非常高兴，服药益加认真，连续又经半月的时间，疾病完全消失，行走坐卧，干活劳动一如常人，即此停药，病人因在田间干活，很难免在风寒湿地行走，犹恐病再复发，因与处一烫洗方，嘱其每十天、半月烫洗一次，以免病再复发。

洗药方：当归15g　红花15g　桃仁15g　川乌9g　防风12g　丹参24g　木瓜12g　芥穗9g　乳香9g　没药9g　独活12g　苍术15g　川椒9g　桂枝15g

加水浓煎去渣放盆内，乘热先熏后洗，洗后将药水盆内，可以再加火熬，再洗熏一次，药力不减，以免浪费。

病人依法常洗，病未再发。

三十一、漏血足痛

滕×× 　女　31岁　荣成县　×厂工人

病史：得病已近二年，初病正值怀孕期间，左足发生疼痛，越疼越重，以致不能行走，久而足下老皮尽脱去，露出嫩肉，益痛如火燎，及至分娩以后，而足跟更甚，同时阴道时常流血，量多色重，并有恶寒发热症状，易受感冒，经医院检查多方治疗，效果不显，于冬月来求治。

检查：面色时常红如醉酒，时而暗黄，舌质嫩红无苔，舌上多纹理，体肢虚弱，食欲不振，脚下阵阵如火烧，痛时益剧。阴道时常下血，约三、五日一次，血色紫黑，肚腹微痛，天气一变即受感冒，故时常有寒热症状，有时肚痛甚不能直腰，常卧床，因足痛重不能起立，大便不正常，小溲微黄，脉象濡弱，稍一劳动，即觉气力不佳，以此影响工作。

病机分析：以证脉论断，脉濡弱是气血两虚之候，阴道时常流血，是气虚不能摄血之象，舌嫩红无苔，多纹理是阴虚津液耗涸之征，足痛如火燎，是阴血虚不能养筋，发生虚灼之候，肚腹痛不能直腰，是血气不充虚痛之候。阳虚恶寒，阴虚发热，因气血两虚，故有寒热之象，由于气血不足抵抗力不强，故容易感冒，此必由劳倦内伤，房劳失节，有所伤损，以致气血虚弱，血失摄不固，致成漏血，造成筋脉失养，而发生灼痛，呈现冲脉不固，脾失统摄之证候。

治法：以补气养血，壮利腰肾，佐以止血收涩之剂。

处方：当归24g 川芎9g 白芍药12g 大熟地24g 芥穗炭6g 焦地榆12g 台党参15g 鸡血藤12g 贡阿胶12g 续断9g 焦白术12g 黄芪12g 淮山药24g 乌贼骨15g 巴戟肉9g 全狗脊9g 肉苁蓉12g 陈皮9g 炙甘草6g

水煎温服，渣再煎服。

方解：四物汤为妇科和血补血之总方。凡月经失调，血脉不足，皆以此治之。本方以四物汤为主，以补益其经血，和其冲任，以安定其月经之生源，以芥炭、地榆、鱼骨、阿胶止其血漏，以塞其流，不让它继续损失，以地黄、阿胶、续断和四物以开其源，使血源巩固，资生有力，月既不匮乏，亦不妄泄，补血必先补气，此先贤之心法，故用芪、术、参、草以大补元气，气壮即能摄血，自不外泄，而漏可止，月经之来否，与肾气有重要关系，久漏血肾气必大伤故有腰足疼痛，兹用狗脊、巴戟，山药大补肾家精气，兼用肉苁蓉，以补中阳精，使其作强有力，则骨痛可除，陈皮开胃进食理气和中，以调和中气，使生血来源有力，鸡血藤调血中之气，舒调经络，以治疗筋骨之痛，诸药组成方剂，使气血充，漏血止，骨力坚，经络利，则其可根除。

按方服药五剂，漏血减少，而足痛亦轻，寒热症状退去，足如火燎证亦不如前之甚，诊其脉象较前略有力，即依原方增加：

黄芪 12g

煎服如上法。

方解：黄芪、当归同用名补血汤，为大补血分之方，其中黄芪多当归数倍，取其气生血生之义，今方中当归多于黄芪偏于血分，今将黄芪加重与当归相等，与其他补气药协同，则补气之力更大，其功效亦愈速，方歌云：血虚身热有奇方，古有当归补血汤，五倍黄芪归一分，真阴优布主治阳。正是这个用意。

依方又服五剂，痛定血止，已能扶杖行走，来此就诊，据称足已不痛不烧，腹痛亦止，月经亦未再来，体力大有增长，舌上渐布白苔，脉象较前有力，渐近和缓之象，即依原方再加固肾之药。

菟丝子 12g

煎服如上法。

依方又服二剂，诸症悉除，自感病已痊愈，正值家乡来人接其回家，即将药方付给，嘱其返家后可再服几剂，以便早日复健，病人非常高兴，带方回家，后来信致谢，告说已恢复健康，按时上班工作。

三十二、癔症

癔症，在祖国医学是属于癫、狂、脏躁一类的疾病，其症状郁郁不乐，时哭时笑，性情异常，无故发躁，和人吵闹，躁扰不宁，甚至寻死奔逃等等。其致病原因多由忧郁气恼，思虑愁悲等等，致使心气失畅，怒郁伤肝，思忧伤脾，致使热痰内生；使心主失明，肝气郁逆，脾失健运，不能正常输散精微，而反生涩痰，痰证之变化多端，故使人精神失常，时哭时笑，时歌时闹，犹如癫狂之狂妄不伦，本病亦属常见之证。兹将治疗验案列下。

高×× 女 36岁 齐河县

病史：患者本来性情活泼，喜欢说笑，并热爱文艺，时常参加文艺娱乐演出，结婚后因翁姑系封建旧习，对文艺娱乐多所限制，妯娌间亦时有讽言，患者时常郁郁不乐，其对象又时常不在家中，有言无从吐出，久郁于心怀，渐致成病，初时在言语间有些失措，渐至成常，有时在室内独自哭泣，有时且自歌唱，有时怀疑妯娌暗中说她坏话，竟上门寻人吵闹，有时疑爱人在外有私，来家时无故向其哭闹，或间有片时的安静，不久又躁扰如故，夜间不眠，白日不安，曾经医院检查确认为"癔病"。虽服药治疗，不见好转，于1972年夏天求予治疗。

检查：面色略带红，舌质赤艳，苔薄白，精神浮躁，言语急躁，坐不安宁，自称头晕，胸闷，脊背发紫，不时乱动，言语间即哭泣不由人，好言人短，有时笑声不止，大便干燥，小溲黄，夜间经常不睡觉，食欲不正常，脉象沉小而弦，稍能饮水，每说活着不如死了好。

病机分析：以证脉诊断，脉沉主里主气，小主血脉不裕，弦主肝气不舒，面红主浮阳上越，舌赤艳主心火拨动，语言无伦次，主心主失明，痰涩阻蔽，笑出于心，哭出于肺，时哭时笑是心神不守，肺气不宣，胸闷背紫，是中气不舒，督脉不利，头晕失眠，是肝阳上亢，魂无守舍，综上症状分析，是患者因郁怒忧思，致使肝气郁逆，火气暗发，拨动心火，焚耗精液，化为痰涩，蒙蔽神明之主，《内经》云"主不明则十二官危"。故精神言语，举动食睡均失常态，若积久不愈，即可致成狂妄，不避亲疏，登高弃衣，种种危候是很可能的。

治法：以理气解郁，开窍化痰，养心安神之法。

处方：石菖蒲 15g　白茯神 12g　熟枣仁 24g　远志肉 9g　柏子仁 9g　双钩藤 9g　白芍药 15g　川锦纹 12g　白槟榔 9g　广木香 9g　牡蛎 24g　大荆子 9g　芽柴胡 6g　杭菊花 9g　广郁金 6g　桃仁 9g　红花 6g　广陈皮 9g　六神曲 12g　甘草 6g

水煎温服，渣再煎服。

方解：方用菖、茯、枣、远、柏以养心安神，开窍化痰，收敛肝魂，使其神清梦稳，以郁金、柴、陈、远、曲舒肝解郁，消其逆气，治其病根，狂妄者多有瘀血，故用桃仁、红花、芍药、郁金以活其瘀，则血脉流畅，而狂乱可止。用荆子、钩、菊以清除头脑，使肝木不能生风招扰。解郁必先理气，故用木香、槟、陈以行气，使中气得调，诸症可解。更用大黄之推荡，使诸瘀下行。由肠道而外排，则肺气可宣，治节可行，不使再有刁遗，更用牡蛎之咸寒，柔和肝气，吸潜心气，镇纳肾气，并能收敛逆气，协同甘草尤能安奠中气，如此则心神复明，肝气不逆，肺气得宣，脾胃之气亦得和缓，则病可痊愈。

按方服药二剂，大便利下数次，有红色粘滑物，病人精神大有好转，自己检查云，过去都自己不对，反说别人不对，明明人家说的是好意，反怀疑人家发坏，无故向人吵闹，现深自惭愧云云，自此言语举动皆都守规，睡眠还不正常，有时虚惊，脉象略有缓和，即依原方加

江枳实 9g　益智仁 4.5g

煎服如上法。

依方服药三剂，大便略泻二次脓性粘滑物不什多，哭笑症状完全消失，睡眠较好些，食欲已正常，头晕、胸闷背紫均除去，脉象沉缓有力，舌苔微白，不多饮水，有时大便略干，即依原方加

玄明粉 6g（冲入）

煎服如上法。

328

按方服药三剂，大便已调，精神亦精明，睡眠已近正常，症状大部消失，惟头晕有时发生，晕甚时眼发花，脉象呈缓弦之象，知其肝气尚有郁逆之时，即依上加味方加

生石决明 15g（研细）　白蒺藜 12g

煎服如上法。

按方连服三剂，诸症俱消失，精神、睡眠、食欲体力均已正常，自此停药，照常家务劳动，约两个月余，又来诊视，询其所以，原来因在劳动中，又触犯怒气，引起脑愦，旧病复发，但症状不如前严重，精神略有糊涂，言语举动，虽有些不次序，心中还能清楚，诊其脉象缓弦略有力，大便略干，知其前甫愈，肝气尚未稳固，又着气恼，故易于复发，即斟酌前方，又与处方。

处方：石菖蒲 12g　炒枣仁 24g　远志肉 9g　柏子仁 9g东沙参 15g　双钩藤 9g　白芍药 12g　广郁金 6g　广陈皮 9g生牡蛎 24g　广木香 9g　降真香 9g　丝瓜络 9g　白僵蚕 6g小桃仁 9g　全当归 9g　朱茯神 12g　江枳壳 9g　甘草 6g

煎服如上法。

朱宝砂 1.5g，研细冲服。

按方服药三剂，诸症悉除，一切均如常人，观察十数日无什么犯病的变化，即不再服药，以后未再犯病。

三十三、纵膈肿瘤

此症在临床上亦时能见到，以祖国医学审证察机来看，是属于气郁血瘀痰滞一类的疾病，由于气郁血瘀痰滞经络不散，久而致成肿疡，甚则化脓成为内痈之属，依祖国医学辨证施治的原则，用活血化瘀理气消痰之法，治之很快病除，兹将治疗验案述下。

李×× 男 36岁 长清

病史：得病已月余，初病时有恶寒发热时起时伏的症状，渐觉胸膈闷痛，憋气，咳嗽吐痰等症，经当地医院检查注射青、链霉素药针，寒热症状渐退，胸膈胀痛，反加重不能吃东西，自觉症势非寻常小病，不敢拖延，于是赴省立医院经各种检查，确诊为"纵膈肿瘤"（右下肺尖），符合乙纤维病。经用各种注射及口服药剂，十余日效果不显，身体渐渐不支，行动困难，于夏天坐车来求治疗。

检查：面色黄呈久病面容，舌质紫苔白滑，当中无苔，呼吸不畅，胸膈作痛作胀，用手摸胸脘处，有一硬块如拳大，按之痛，食后作胀，自称憋的慌，体温略高，大便秘，数日一次，便量不多，小溲频数，尿量不多，不多饮水，精神不振作，食量很少，脉象细数，先用理气化痰消导之法，服药二剂，大便虽通调，而胸胀闷痛不减，痰涎颇多，也不能眠。

病机分析：细数之脉，主阴虚热炽，气滞血凝之证，舌质赤紫主血瘀热结，苔白滑主卫气湿热，当中无苔，主中气遏壅，胸膈胀痛，结成硬块，是气滞血凝稽留于经脉之中，壅遏营卫气化不能通畅之候，《内经》云："营卫稽留于经脉之中，久则血涩不行，血涩不行，则卫气从之不通，壅遏不得行……热胜则内腐。"此谓痈肿之病机，本病初起即寒热时作，即营卫失调之候，进而胸膈胀痛，即热邪滞留气血于经脉之中，呼吸不利，结成硬块，则血涩不行，壅遏不通，已成肿疡，即所谓"肿瘤"。此种肿瘤之成，多是气血痰水兼结而成，故有咳嗽吐痰，胸胀，大便秘，小溲频数等等症状，因其肿瘤已成，故只用理气化痰之药，不能为功，此属内痈之类，应当以内痈治法方妥。

治法：以活血化瘀，清热解毒，兼以通经活络之法。

处方：金银花24g　粉丹皮9g　浙川贝9g　前胡9g　蒲公英12g　紫苏子9g　全瓜蒌18g　薏苡仁15g　半夏9g　广郁金6g　赤芍药9g　苦桔梗9g　广陈皮9g　甘草6g　净连

330

翘9g

水煎温服，渣再煎服。

方解：方以清热解毒为主，银花、公英、连翘为托里解表，消炎解毒之圣药，用之为主攻之药，加丹皮、赤芍以消瘀血之热毒，瓜蒌除胸中之浊气，半夏除胸脘之痰滞，二味配合，有宽中降逆，驱浊除之功，张仲景用之为结胸之妙剂，病由痰结气结而来，故用苏子以降气，贝母以化痰，郁金以解郁，陈皮以理气，前胡以通达内外，则膈中部分似无遗地也。但在肿瘤之结成，往往兼杂水气，故用苡仁以除其水湿除其痰根，更用桔梗载诸药直达胸中，齐心协力，一鼓将贼寇荡平，又恐邪气虽平，正气受伤，故用甘草以调和中气，使邪去正复，方为完全之策。

按方服药三剂，一天一剂，胸脘宽舒，硬块略软，痛胀减轻，饮食稍好转，大便已调，脉舌无变化，即依原方加

牛蒡子9g（炒研）　　枳壳9g

煎服如上法。

方解：牛蒡子化痰疏风通行十二经络，为透经之妙品，用之引导诸药，遍透诸经，疏解郁滞之气，使无阻塞，枳壳开利胸中气机，以分化肿瘤之体质，配合半蒌功成陷胸汤之作用，是治结胸痞硬之专剂，故加此二药，其功效必更速。

依方连服四剂，症状大减，胸膈硬块已基本消失，食欲已振，二便正常，脉象略呈浮缓之象，略能饮水，知此是郁结已开，痰气已化，中气亦有调和之象，口渴欲饮是胃气转和之象，即将原方减半夏　加寸冬9g

煎服如上法。

依方连服三剂，诸症悉除，精神食欲均如常人，停药观察一周，无有变化，即出院归家休养。

三十四、子宫颈癌

子宫颈癌是妇科最常见的一种恶性肿瘤，大多在绝经期前后发生最为多见。根据症状表现属于祖国医学"湿热下注"、"气滞血瘀"、"带下"、"崩漏"、"癥积"、"下疳"等病症的范围。

关于本病的发生，亦于各种癌症来源，并无一致。现代以祖国医学研究癌症的病理病因是由于气滞、火郁、痰凝、血瘀而成。因情志不舒，忧思郁怒，精神刺激所致，情志不舒，则肝失疏泄，而气机郁结，饮食不节，则胃气失调，郁热内生。因气滞不能舒布，而凝结成痰，或郁热炼熬津液而成痰，同时因气滞日久，血液运行失畅，又可产生血瘀。由于气滞、火郁、痰凝、血瘀多种病理变化，互相交杂，终于结成有形的肿块，肿块阻滞血脉循环，出现局部症状，久而由于气滞、火郁、痰凝、血瘀耗伤，生化资源缺乏，故人体阴津日益枯竭，表现失水、消瘦，随着病情发展，最后势必阴伤及阳，胃气衰败，脾阳不振，久而延及于肾，肾阳衰微，终致出现浮肿，恶液质等晚期癌肿的一系列症状，因而引起。

妇人子宫颈癌亦多由于早婚、多产、体质虚弱、精神刺激及子宫素有疾患等多种原因，致使胞宫气血失调，湿热瘀毒痹阻，因而发生癥积。如因情志不舒，肝郁化热，同时影响脾运，湿滞不化，以致湿热蕴酿，下注胞宫，或者胞宫素有湿热，均可产生带下。如湿热损伤脉络，则可见崩漏。若气滞导致血瘀，湿热与瘀毒互结，胞宫血败肉腐，则带下赤白而气味恶臭。瘀结日甚，则肿块愈益增大，如病程迁延日久，湿热伤阴，血气耗损，或体质素虚，病久更使脾肾衰弱，气血不足，终致形成正虚邪实的证候。

本病早期多无明显症状，一般需要妇科及病理检查才能发现。根据其病已形成晚期，所现症状，带下量多，色黄或灰白如米泔，或夹血液，有恶臭气，小腹坠胀，舌苔白腻或黄腻，质深赤，脉多滑数，再甚一点，则有大量下血，寒热头晕，二便俱不顺利，有里急后重感，阴道中如有物堵塞，如用手探摸宫颈有突出肿胀，身上常有汗出或轻形咳嗽食欲不振，口干无味，大便干燥，阴道中流出如烂柿水之烂肉，少腹牵引两股痛如锥刺，脉象或呈浮滑弦数，或出现耳鸣，颧红，手足心热，小便频数，血色紫暗，夹血块，再进一步则现出消瘦，神疲无力，心慌，气短，面色萎黄或苍白，或有浮肿，脉细数或沉细，已至不可挽回之境。

子宫颈癌病名，在祖国医学文献里，虽无明文记载，但根据其症状表现及病理机制，与祖国医学病症有不少相符之处，如《沈氏尊生》引证经典及各家医书说："肝脾气虚，湿热下注，致阴内疼痛，不时出水，食少体倦。""妇人有阴颓，硬块如卵状，极痛难忍，皆由湿凝血结之故。""阴痔，俗称茄子症，往往心躁，如连绵黄水出者，易治，白水出者难治"，"有下疳疼痛难当，腐烂生蛆，所下如柿汁臭秽，及心中疔痛，闷绝虚烦，甚者则不治。"统观以上祖国医学文献所描述这些症状，对本病是比较详尽，可见古人对此症等病情早就有所经验，虽病名与现在但其病机病理，早已指出本症由湿热下注，湿凝血结等诊断，给我们在临床上治疗此病时以很好的参考，兹再将病机分析于下。

湿热下注，郁于冲任，发生肿疡，是本病的主要原因，阴道流下之物赤白杂见，赤者属热，白者属湿，湿热交互，故而兼有黄色杂见。宫颈肿硬之块，痛引腹沟者，正因湿热与凝血相结，阻塞经脉，所谓"痛则不通"。癌症之成，正由此而产生，疼是其主要症状，不断有恶秽下流者，是因脾虚弱，不能制水，遂使其由冲任浸淫于胞宫自流而下。更由于肝木郁而不舒，木郁伐土，反受其侮，因而湿热相蒸，致使胞宫血败肉腐，故带下赤白夹杂血块而臭气难闻，亦使宫颈恶瘤日见膨胀，由于带脉日见虚弱无力约束，故白带量多而频数，脾主四肢，由于脾失健运，输化力微弱，故四肢疲怠酸懒，或作浮肿，肝脉下循阴器，上贯巅顶，由于湿热交蒸之气浑浊不清，上冲则使头晕目眩，有呕哕之感，下逼则使二便紧迫有里急后重之证，湿热相蒸，阴液日耗，大肠津涸，故大便干燥，便难，由于毒瘤日渐肿胀，宫颈日见狭窄，尿道受其影响，故小溲时感觉异常艰涩而且痛，由于本病多由瘀血在内，故小腹坠胀作痛带下夹杂血块，由于湿热过胜，充斥于外，故常有寒热并见的证状，并有颧红，苔黄腻，口干等症，其脉象多呈浮滑弦数者，滑为血瘀痰凝，弦为毒为痛，数为热为阴虚，浮为湿热于内，秽气充斥，浮越于外之候，综合脉象而论，是血瘀，痰凝，火郁，毒热，成此恶液恶瘤，故治疗不易，遂成世界危症，若以妇人子宫而论，其为脏不阴不阳，与周身十二经络都有联系，和奇经八脉俱相关切，《内经》称之为"奇恒之府"。故其功能与其所发生的症状，阴阳兼见，虚实并存，在病理变化上亦是反复无常，休咎不定，故于处方治疗上，亦很少特效之方。

综合以上辨证分析。认为本病系由湿热下注，气血瘀结，是符合病理机制的，因依此作为治疗依据，使用渗湿祛热为主，以活血化瘀为辅，以消炎解毒为佐，以固冲涴带为使，更随机应变，辨证施治的原则，予以处方治疗，通过实践证明，本病并不是绝对无法可治的，如果能早发现，在病初得，病情轻浅时，治疗得法亦有不死者，即是癌已形成，病情较重者，若能积极治疗，用药适当，亦可延长其寿命，议将在实践中的看法和治法记下，以作进一步研究子宫颈癌症者之参考。

处方：

1. 制苍术 9g　秦艽 12g　防风 9g　当归 9g　防己 9g　茵

陈蒿 15g　　白鲜皮 12g　　黄柏 6g（炒）　　白头翁 9g　　地榆 9g（炒黑）　　宣木瓜 9g　　双花炭 15g　　枳实 9g　　大黄炭 3g　　皂角子 6g（炒）　　甘草梢 6g　　三七粉 3g（冲服）　　茜草炭 9g

水煎服。

痛甚者加羌活 9g　　五灵脂 9g（炒）　　藁本 9g

赤白带过多者加芥穗炭 9g　　乌贼骨 12g（焙）

大便干燥者加火麻仁 12g（研）　　炙槐米 9g　　郁李仁 9g（研）

小便艰涩者加土茯苓 12g　　泽泻 9g　　木通 6g　　车前子 9g（布包）

下血多者加生地炭 30g　　炒栀 9g　　蒲黄炭 9g（布包）

肿甚者加黄柏 6g　　条芩 6g　　泽泻 6g　　猪苓 6g

2. 湿热症状过甚者用此方。

半枝莲 30g　　白花蛇草 30g　　薏苡仁 9g　　土茯苓 15g　　黄柏 9g　　草河车 9g　　龙胆草 6g　　茜草根 9g　　蜀羊泉 30g　　蒲黄 9g（炒）　　三七粉 3g（冲服）　　血丹参 15g　　龙葵 12g　　粉丹皮 9g　　甘草 6g

煎服。

外用方：苍术 30g　　槐花 30g　　苦参 30g　　蛇床子 30g　　苦楝皮 30g　　食盐一撮

水煎放罐内，先熏后洗。

方解：第一方仿苍术秦艽汤之义，以渗湿祛热，消炎解毒为主，原为治痔之专方，痔为下部阴疮，由湿热郁结而成，与颈癌有类似之处，故方中用苍术、黄柏为二妙汤，是治下部湿热肿疡之妙方，苍术燥土渗湿之力最强，善治湿气浸淫的疮疡，配合黄柏不但倍增渗湿之力，而祛热之功用亦强，茵陈蒿经严冬冰雪之寒气，一得春阳即生芽长苗，为草木生长最早者，为祛湿热之上品，故仲景用之治湿热发黄为专效良药，今用之即疏少阳之生气，以消除下焦湿热，利其水道，协同苍、柏以驱除下注的湿热，为治子宫颈癌釜底抽薪之药，更加秦艽、白鲜皮、防己利水除湿，消炎止痛，有祛风湿痹的作用，湿减则带下减，热轻则痛肿轻，助之以枳实之苦寒去瘀镇痛之品，其效益速。白头翁、地榆均有消除血分毒类之功用，配合金银花炭既是治痈毒肿疡之药，又是止血化瘀之良药，既能化瘀，又能固涩，治斯病实为对宫之药，三七参为止血之神品，既能止血，又能化瘀，与众药协合，其功益著。其功用相同者当归尾，既有补血的作用，亦有活血的作用，所以治痈肿之药，为必用之品，宣木瓜行肝气，活血脉，疏通经络，防风行经络，祛风湿，助燥湿药更有消肿解毒作用，大黄走血分为攻坚祛瘀之药，制成炭剂，更有止血化瘀之功，因其大便干燥，故又用滑肠润便之皂角子协助大黄，使大便滑利无再有燥坚之苦，亦可解除小腹紧迫坠痛之忧。甘草加诸药以缓暴戾，更有解毒消炎的作用，如病情或有偏差，以下加减诸药，可以因证施用。至于外用洗药，是取其温热之气达到病所，以消散其瘀结，消其肿痛，更可使局部清洁，以除其秽浊之气，俾减少其腐蚀之力，故所用诸药，多见祛湿除热，消毒杀虫之品，古人有汤浴之法，诚有一定见的，也是不可忽视的。

　　第二方是清热利湿解毒之法。半枝莲味辛性寒，功能清热解毒，利尿消肿，为痈肿疮毒治肠癌最有效之药。白花蛇草味甘性凉，亦是清热解毒，活血利湿之品，二药配合，用治癌症为现代之效方。草河车，又名蚤休，为治疗疔毒痈肿之妙药，有活血化瘀之功，蜀羊泉功能凉血止血，利水通便，消炎解毒，善治子宫出血之症，和诸药治子宫癌症，亦是近代良方，土茯苓清消下部湿热之毒。薏苡仁淡渗祛湿更有健脾之功，茜草根活血化瘀，蒲黄炭涩中有破，二药同具消瘀解毒止痛之妙用，丹皮凉血清热，善解血中之毒，丹参活血养血去旧生新为调经要药，黄柏凉燥阴部之湿热，龙胆草泄肝胆之邪火，除湿亦有功效，三七化瘀止

336

血，更有消肿除毒之力，龙葵为解毒消肿之药，更有养阴祛热的作用，用甘草清热解毒，亦具有补中使气血和平，众药汇集一处，即有协助的作用，入胃吸收之后，各自分头为功，使热退湿消，毒瘤自然萎缩。

医案

张×× 女 56岁 济南市 街道干部

病史：得病数月，阴道经常流白带、黄带，时或流血。量较多，夹有血块，大小便不顺利，小腹坠痛，牵引两腹股沟甚剧，带下赤白恶臭之气难闻，因病程日久，体力虚弱，时常卧床，食欲不振，形体瘦削，经省立医院病理检查确认为三期子宫颈癌，无法治疗，嘱其家属善养以待，患者因痛苦难受，又不能即死，熬日如年，因求予治疗，诊其脉象弦滑而数，舌质赤苔白腻，大便干，小溲频数而且短涩，流下物恶臭之气难闻，因经医院确认已不能挽回之病，亦无善法可施，因患者苦求，亦甚堪悯，即处以渗湿祛热，消炎解毒之方（第一方）嘱其照服，病人连续服药五十余剂，其间随时辨证加减，症状逐步消失，身体亦渐增壮，一切饮食行动，均如常人。后三年因大怒饮食寒冷，发生胀满便结而死，据说不是死于癌症复发。

魏×× 女 51岁 长清县

病史：得病五年，初期月经频来，渐觉小腹经常坠痛，带下脓液，大便后重，小溲后重，带下逐日增多，有时下血间有紫色血块，腹痛牵及两股，有发烧症状，有时心慌，干呕，经医院检查确诊为"子宫颈癌"。曾服药及注射效果不显，来求治疗，诊其脉象左手沉微欲无，右手细弦而数，面色略红，呈浮虚象，舌苔微黄，大便干，食欲尚好，体力不弱，认为系湿热下注，血瘀热郁，病情尚不严重，即以清热利湿，消炎解毒之法（第一方）随证加减服药四十余剂，症状基本消失，一切均如常人，即停药，以后亦未再发生病变。

吴×× 女 67岁 长清县

病史：病程已较久，主要症状，小腹坠痛，白带频下，夹杂血块，小便艰涩，大便不调，腹痛牵掣股胯，带下恶臭难闻，身有烧感等症，在省立医院检查，确诊为"子宫颈癌"症，即来求予治疗，见其面色颧红，舌苔白，质赤紫，脉沉弦滑数，认为属于湿热下注，气滞血瘀，结聚胞宫之证候，即与以清热利湿解毒消炎之法（第二方），服二十剂，病有好转，又改服（第一方）随证加减，辨证施治，前后服药五十剂，症状俱消失，病人一切活动均如常人，即停药，以后亦未闻他变。

三十五、结核性少腹溃漏

结核病，现代医学认为是由于感染结核杆菌而引起。祖国医学过去将其列为"痨瘵"一类的疾病，因本病多有传染性且呈慢性消耗，故不易治疗。如肺结核症，以前人民生活贫困，营养缺乏，发病率和死亡率都很高，现在有了优越的社会主义制度，人民的生活与劳动条件大大改善，群众性爱国卫生运动以及对本病的预防工作均取得了显著成绩，因而，发病率和死亡率大大降低，其他各种结核症，由于医务人员对本病作了深刻的钻研，亦得出多种治疗方法，取得良好的效果，将结核症的威胁大大减轻，兹举例于下。

张×× 女 54岁 长清县

病史：原因家计不足，生活困乏，终日劳碌，以致身体伤损，先发现脊柱骨突出，继而又发生咳嗽痰喘，胸脘疼痛，有时吐血，经医院检查为"肺结核"，"脊椎骨间盘突出"等症，曾服药治疗，未能根除，仍反复发咳喘，有时发高烧，不能饮食，亦不能安卧，再经医院检查诊断为"结核性支气管炎并发肺炎"等，嗣后在少腹发生肿疡，坚硬疼痛，皮色不大变，渐至化肿溃烂，流出脓血很多，用药敷贴虽暂时愈合不久又复化脓流出脓水，如此反复发作，终年不能除，再经医院检查断为"结核性溃疡"，用药治三年不愈，已成为痼疾沉疴，身体已极羸弱，直至1955年4月来济治疗。

检查：面色萎黄，晦暗不滞，舌质淡有瘀血点，频频咳嗽，吐白痰，时夹有紫色血片，胸脘闷痛，脊背第十四、五椎突微微疼，略形伛偻，溃疡生于小腹耻骨上，略偏于左，肿不甚，微红，疮口方园有七分，按之不甚硬，不甚疼，惟在脓液鼓起时微发热，流出粉红色脓液，脓液出尽后，虽不用药，亦能自合，约计每年可发作3~4次，以致身体虚弱，形体尪羸，骨瘦如柴，加以得不到营养，形枯削，每逢天气变化，气管炎即反复，喘咳不能安卧，寝食俱废，大便经常溏泻，小溲不正常，脉象细弦而数。

病机分析：病起于劳碌气伤，营养缺乏，生活窘困，情绪不愉势所必然。形寒饮冷则伤，外感风寒之邪，因束皮毛，肺气不宣，失于宣降，气血壅滞，致络肺阻遏，渐成疮毒，是肺结核之病因，因肺气之伤，气管失调，使气化因劳碌而发生病变，呼吸不利，津液化为痰涎，而咳吐喘促，同时形成慢性气管炎，终年不愈，感寒即发，此因相同而致，亦势所必然，营养既然缺乏，又终年苦劳不休，精竭力疲，筋脉失养，以致骨空髓竭，导致脊骨空虚，发生变异椎骨松弛而突出，骨即外突，组织疏松，故形成伛偻之象，而且疼痛，此亦势所必然，在此困苦环境之中，情绪不佳，忧愁郁忿，日萦于怀，亦可想而知，由此郁郁不解，气血为之瘀结于内，亦势所必然，郁忿伤肝，肝为血脏，下统冲脉，冲为血海，为妇女之主要经脉，故外科书云"痈疽生于小腹者"，名为"冲疽"。由心火炎炽，流入肾经，故疽发于肾部位也。此亦与得病原因符合。《论衡》注云"痈者毒外漏，故曰溃，疽者毒内陷故曰创，二者固为大患，然毕竟郁毒致溃，败者，以故治法中肯启，则可以转祸为福，此方伎所以为生之之贝也"。又云"痈疽之发亦一实也，气结瘀积，聚为痈溃为疽创，流血出脓，岂痈疽之所发身之善亢哉，营卫之行适不通也"。兹以创毒溃后反复流脓不愈，故以溃漏名之，因本症始由结核症而起，加以病情复杂，淹缠不愈，总以结核症为主。若单只发生肿疡，而无其他诸症，即曰少腹痛，亦未尝不可，故治法以温阳济阴、和营化湿、解毒扶正之法，缓缓治愈。

处方：上边桂90g　肉豆蔻60g　黑附子60g　清半夏120g　海藻90g　金银花60g　生地黄60g　浙贝母90g　菟丝子90g　苍术120g　熟地黄60g　土茯苓60g　广陈皮90g　鸡内金120g　山药90g　金狗脊60g（去毛）　甘枸杞150g　生牡蛎60g　全当归60g　血竭30g　黄药子90g　地骨皮60g　六神曲90g　鹿角霜90g　鸡胚180g

共为细末，用夏枯草180g，生杜仲150g，煎水两遍，熬浓汁打丸，每服10g，一天服三次，饭后半小时用夏枯草煎汤送下。

另用夏枯草一斤，煎水当茶饮，并送丸药用。

方解：经云"阳生阴长"。久患疮漏，多流脓血，必至阳衰阴竭，势所必然，方中桂附大助真阳，温经扶阳，散寒通经，引相火归原，肉桂力量最大，助先天真阳，补水中之火，通天彻地，附子称为健将，用此二味作开路先锋，鸡性纯阳能助长阳气，未生之鸡娃，更是纯阳之体，补力甚大，用之以补人身之阳，同气相求，有情之物，更具有造化之妙用。以此数种，补助阳气，使春风和暖，日丽天和，以为星星之基础，地黄大补阴血，凡虚损劳伤血液亏损，均能生之养之，为补阴第一要药，当归色味与血相同，含津多液，生血养血之力，无出其右者，尤为妇科血病必不可少之药，用此数种以补阴，使枯涸之地，得春潮雨露，如春园之草，萌萌生发。如此则阴阳相济，互相固摄，则气血自然生长，用此作为治本之药。肺气不宣，脾气不健，水饮反化痰涎，聚而结成毒核，久踞不散，非一般药物可除，用海藻之咸寒，软坚破郁之药，大力攻散，半夏有毒之物，用之涤痰燥饮，以除顽痰结核之根，浙贝母滑痰去壅，消除坚结肿疡，协助藻丰，以成其软坚化瘀之功。任何痈肿脓疡，无不具有毒性，毒性大其病剧，毒性小其病微，以多年不愈之溃漏，更牵连周身之结核并发，其毒性之大，不言可知，黄药子为化瘀消毒破除结核之妙药，宋人验方，用黄药子酒浸，是治瘿瘤瘰疬之效方，今人用此方治各种癌症亦有较好的疗效，方中用之为驱毒破坚之健药，金银花消炎解毒，芬芳香窜，透肌达腑为治外科痈肿毒疡，概用之良品，夏枯草春生夏枯，祛风消热，为消毒除疡善品，今人用之常服，亦有治愈癌症之效果，土茯苓利湿祛热，能导热毒，由小便而走，常用之治杨梅结毒有较好的疗效，以此数种消毒之药为处方中心，即清上部肺中毒炎，以消结核，更除下部瘀滞浊秽而去溃漏，少腹为肾经之部位，脓疡久漏不止，脓血过多，肾气受伤必甚，其脊椎骨突出，即肾虚之显著的征候，若不亟加补固，则其病未易言愈，故用狗脊以强胫坚骨大补肾气之品，以助肾阳，杜仲、菟丝子以补肾精而壮腰肾，山药、枸杞以补阴强阳使肾精充足填骨而补髓，更补充其腰脊气力，使健步而能行。犹恐精力不固，故用牡蛎以涩之固之，更有软坚化痰消瘀解毒的作用。脾胃是人身一大仓库，气血津液，肌肤体力，皆由此资生，故称之曰"后天之本"。任何疾病任何治疗，必首先顾及脾胃，方为全面，若只知按药用药，不顾脾胃之气，则不算完善，故方中用燥脾健胃之苍术，消食化气之陈皮，开胃进食之神曲，更有补脾厚肠之肉豆蔻，将脾胃建理巩固，使饮食能进能化，肠胃调和，则气血资生来源充旺，则身体易充，病根亦易除，方能达到彻底病愈，鸡内金是鸡体内最重要的消化脏器，其消化力特别强，无论铜铁砂石吞入腹内即能消化，故鸡内金不但对消化食物有强大的力量，而且更具有活血化瘀通经活络效力，常见农村小儿腹内生积块，单用鸡内金一味为末和面烙饼吃，即能将积块消尽。又有妇女经闭不通者，只用鸡内金一味研末，加红糖开水冲服，其经即通，其化瘀通经的力量，已可概见。今方中用之，既具有增强消化食物之力，又用其通经活络之力，以活血化瘀，以消除经脉障碍，于消除结核根蒂，亦大有妙用。血竭是一种花草，其色赤艳如血，善能化血化瘀，治金创伤损，血流不止，用血竭遏之即止，溃漏时常流出脓血，血竭有很好的作用，加于补血药中，更起到化补之效果，鹿角生于鹿之头部，鹿能补阳，头为诸阳之首，其角每年脱落，新陈代谢，其性味咸涩，善能填密精髓，为强壮筋骨之妙药，并有消除肿疡，活血化毒之作用，今用于补血化瘀之药中，取其补骨填髓，固涩久漏，实有特殊妙用，地骨皮为枸杞之根皮，有退热消毒的作用，其皮洗金疮跌损之伤有特效，以皮治皮更有愈合皮肤疮口之功能，诸药制成丸剂，服下后在胃中存之稍久，藉以矫正胃气，使药力缓缓发挥其作用，慢病慢治，取其丸者缓也之义，自然能刻奏肤功，更用夏枯草煎汤当茶饮，使药力绵绵不断入胃达肠，侵润于周遍，虽至顽固之疾病，亦能从根本解决。

按方制丸，每日照法服用，服完一剂，溃漏未再发作，疮口亦渐收敛，周身肌肤亦见正常色，未作疼痛，有时微微作痒，其他各症，亦俱减轻，行走活动，腰部亦感舒松，食欲亦振，脉象渐呈缓和，舌上瘀血点亦渐消失，自感病去强半，因此又按原方配制一剂，照法继续服用，服完二剂之后，溃漏症状完全消失，肌肤皮色均复正常，惟遗一凹陷瘢痕，其他各症状亦大部痊愈，透视检查肺部，结核已呈钙化，体力食欲均复正常，肌肉亦增生，惟逢气候变化或严冬之时，还发生慢性气管炎症状，咳嗽，吐痰，呼吸迫促等症，知其为往年过劳缺养，致成痨嗽之症，另予疏方处方：瓜蒌21g　杏仁9g　苏子9g　麻黄6g　生石膏15g 枳壳9g　贝母9g　卜子9g　半夏9g　六神曲12g　天冬9g 寸冬9g　沙参15g　紫菀9g（炙）　冬瓜仁15g　花粉6g　甘草6g

水煎温服，渣再煎服。

依方连服三剂，咳嗽止，喘平息，食欲大增，体力亦渐平复，患者现在七十四岁，身体很健康，还不住的做生活，一般疾病很少沾边，前病久已彻底根除。

三十六、风湿性心脏病

本病以关节疼痛，心律不规，伴有持续的低烧为主要症状。属于祖国医学"痹症"一类的疾病。《内经·痹症》云："风寒湿三气杂至，合而为痹。"其原因多由感受风寒湿邪，侵淫经络，阻滞血脉流通，则引起关节疼痛，或由湿热之邪，由表入里，耗伤气阴，或痹症反复发作，邪气阻滞经脉，气血运行失畅，瘀血化热，均可导致心失所养而发生心悸等症状，盖心主血脉，血脉流行周身，故人受风寒湿邪，侵入经络，而成痹症，久而不除，必至更进一步，侵及心脏，而即形成心脏症状。故《素问·痹论篇》曰："脉痹不已，复感于邪，内舍于心。"凡病已达到内脏，病情就严重了，故心脏病一般皆认为难治，这是有他一定的道理的。

本病辨证应根据受邪的偏胜，分清风、寒、湿以及热的不同，采取祛风、散寒、除湿、清热等治疗方法，如本病伴有低烧者，是属风湿热之症，要参用行瘀活血，通络疏风，止痛清除湿热之法，效应颇速。

郑×× 女 36岁 青岛

病史：得病已数年，原因工作住地，环境潮湿，长久居处，复感外来风寒，引起身伴有痛处，初时游走不定，渐渐下肢加剧，继而心慌阵发性怔忡，短气发低烧，渐致影响工作，经医院检查确诊为："风湿性心脏病"。当即服药治疗，中西俱不显效果，自己深怀恐惧，于1974年6月来诊。

检查：病人面色暗黄，舌质深赤，苔薄白，周身不定地处关节痛，有时关节痛处肿胀，头晕，阵发性心动过速，有间歇象，听诊心脏有杂音，下肢从无汗出，发低烧37.3℃，小溲浑浊，大便不规律，月经不正常，脉象微涩，睡眠不好。食欲略减，体力疲怠，稍一动劳，即气短促。化验室检查，血白球，红血球，抗O，血沉均不正常。

病机分析：《内经》云："邪之所凑，其气必虚。""不得虚，邪不能独伤人。"风寒暑湿燥火，谓之六淫，六淫之邪侵袭人体，必其人内气先虚，不能固密，外卫松疏，寒湿之邪，才能延渗入，初在皮毛，渐入于络，再入于经，不去，再入于血脉，血脉即受邪，则影响血气之循环，故产生症状，初现关节疼痛，痛则不通，其循环被阻滞，已很明显，此时不作治疗，其邪绝不会就此停止，势必进一步深入，缘着血液循环道路，侵入心脏，心乃伟大脏器，一身之主，十二官皆听命于心，邪气犯心，触动神明尊严，故惕惕然而不安，阵发性心动过速症见，湿邪体重，入心则血滞阻，故使机动失常，有时歇止，甚者霾蔽胸中阳气，使胸中绞痛，风性轻浮，善行数变，扰于心使机动亢进，故加快速率，且头晕，目眩，关节痛无定处，湿蕴风扰，虚热内蒸，故持续低烧不退，热蒸血泛，面浮桃花，此心脏病人之特征。风湿热内扰，上有心慌，面赤，下遗小肠，故有小便浑浊之证，气短，倦怠，睡眠不沉，此必然之症，脉微涩者，微为血虚，涩为气滞，阴阳舛错，发现歇止，风湿阻滞经脉，故周身时发疼痛，其身体乏力，懒怠不想劳动，皆是必然之候。至于化验室检查各种现象，也说明心脏的关系较大，《内经》称："主不明则十二官危。"亦说明其严重性，在妇女影响月经失调，亦势所必然。

治法：以祛风除湿，清热活血之剂。

处方：全当归12g　秦艽12g　鸡血藤15g　红花6g　赤芍9g　千年健9g　海风藤9g　宣木瓜9g　独活9g　远志9g　炒枣仁18g　桑寄生12g　豨莶草12g　丹参24g　茵陈15g　茜草根9g　川续断9g　川牛膝9g　桑枝15g　炙甘草6g

水煎温服，渣再煎服。

方解：则曰："治风先活血，血和风自灭。"《内经》云："治病必求于本。"风湿即本病之本，本方当归补血养血，丹参活血化瘀，补血养血，红花活血化瘀，通经止痛，赤芍通经活血，化瘀止痛，茜草活血通络，化瘀止痛，鸡血藤、千年健血中气分药，通经活络，祛风湿止疼痛，疏筋利骨节之湿痹，秦艽攻风逐湿，更治骨蒸潮热，独活祛风镇痛治下部之湿痹，以牛膝疏筋活血，治筋骨诸痛，豨莶草独为祛风湿之妙药，桑寄生补血益损，有强壮腰膝之功能，茵陈禀春生少阳之气，除湿热理肝气，风湿热用之为最要之药，续断有补血强筋之功效，木瓜能治筋骨酸痛，更有疏肝理气之灵，枣仁，远志养心安神，定怔忡安惊悸，更有镇静安眠效果，桑枝为镇痛第一妙品，炙甘草和中健胃，海风藤祛风通络，治筋骨疼有立竿之妙，合诸药以成剂，服下肠胃自能有好音反应。

依方每日服一剂，连服十五剂，症状大减，身体已去强半，心慌亦不出现，间歇已极少，头晕已去，小溲已不浑浊，脉象稍缓，低烧已退，睡眠好转，知方已对证，无须变更，即原方加

威灵仙9g　白茯苓9g

煎服如上法。

依方连服十剂，症状大部消失，检查红白血球，血色素，血沉及抗O等，大致近常，惟脉象弱缓，体力尚未充，即将原方加

台党参 9g　　龙眼肉 6g

煎服如上法。

依方连服七剂，诸症悉除，体力亦渐充实，各项化验检查，俱已正常，病已痊愈，即停药上班工作，迄今已一年，健康如常，未再发病。

候×× 女 26岁 济南

病史：得病已年余，始初感冒风寒，以后遗下低烧症状，经常体温在 37.3℃ 左右，持续不退，注射退热针剂，亦不能除去，继而又发现身无定处痛疼，体力渐减弱，头晕目眩，嗣又发生心慌阵阵，经医院检查为"风湿热心动过速"。服药治疗，久不见效果，同时月经亦发症状，先后无定期，每来腹痛欲死，下肢痛亦甚，心慌益重，心率不规，频频发现间歇，低烧不停，再经医院作心电图，胸透视，血常规，血沉，尿，便等各项检查，确认为"风湿性心脏病"。住院治疗，3月未见效果，出院在家治疗，不但不去病，身体反见羸瘦，饮食日减，于1975年5月求予治疗。

检查：面色白黄如纸，舌质淡，苔白滑，唇艳红，声音怯弱，言语细弱，不时皱眉，体温 37.3℃。下肢痛疼，胯部尤甚，头晕肩胛痛，心慌阵阵，有难忍受之势，左胸膺连胁部有疼痛感，胸脘发闷，食欲不振，睡眠不好，脉象细数，有间歇，小溲涩，大便时溏，腹痛不甚，精神体力均不佳，月经不定期，每来腹痛颇剧，检查血沉尚块，血色素，红血球均略少。

病机分析：病由外感风寒之邪，入内化热，形成表证，当时治之不彻，遗邪于内，久留蔓延，遍及经络，寒从湿化，转为风湿热邪，蕴藏潜发，病形于表，初时低烧身痛无定处，尚属轻邪在经，继而头晕目眩，已是游弋到腑，邪势已大，充斥内外，乘风逐浪，直侵心脏，心为一身之主宰，岂可轻易动摇，故一经震动，则周身麻痹，令人难以支持，故《内经》谓："入脏者，半

346

生半死也。"此本症最重之症状，由于风湿的侵袭，心血循环，已失常度，故有中止间歇发生，祖国医学谓此为代象，脉代者主死，脉诀已有明文，脉即见代，其心脏中已有障碍可知，其所形成之障碍，非气即血，血瘀气滞，就是本病常见之症状，故有的病人唇色如猪肝，舌下起斑块，即是明证，湿热虽非大火，但蕴藏蒸发，耗伤精气，实非小可，故虽低烧，病人亦是受不了，由于风湿之邪，扰乱胸中，清阳不振，浊气混沌，故胸膺绞痛，连及胁肋，头晕目眩，相应并见，犹感胸脘发闷，风性善动，游走不定，其痛无定处，湿性重浊，性注于下，故下肢痛重而不移，湿热下移小肠，故有小溲赤涩之症，由于血郁而且虚，故脉细，血虚生内热，故脉数，细数之脉虚劳之候，按本症亦属劳症之范畴，故预后心然缠绵。

治法：以祛风湿，活血脉，清湿热，补虚劳，兼养心安神之剂。

处方：石菖蒲9g　茯神12g　炒枣仁24g　远志肉9g　柏子仁9g　龙骨粉24g　牡蛎粉24g　东沙参15g　血丹参15g　白芍药9g　台党参9g　寸冬9g　五味子3g　炙甘草6g

水煎温服，渣再煎服。

方解：方义以养心安神，和血敛肝为主，因病人心中怔忡不停，症状突出，几乎不能忍受，急者先治，故用茯神、枣仁、远志、柏子仁养心安神之药，以涵养其心气，稳定心阴，使心神巍然不易轻动，则心慌止，而人自安定，石菖蒲九节通灵，善能开透心窍，能使浊痰外清，心地光明，龙骨、牡蛎既能收敛肝气，亦能防肝风妄动，尤能吸纳肾气，俾肾阴上济于心阳，使水火相交，成既济之相，此最有益于心脏，用丹参、芍药以活血补血，疏达经络，以通调血脉管之涩滞，血脉通则疼痛止，麦味参名曰生脉散，善能养阴济阳，孙真人夏日用之为延寿之方，调整脉息之变化，有重要的功用，沙参、甘草，理肺健胃，具甘以除热二妙，综合用之，取其稳定心机建立固精之功。

依方每天一付，连服十五付，心慌减去强半，睡眠好转，其他症如故，脉细数，知其风湿尚重，即予处方。

处方：秦艽 15g　鸡血藤 12g　丹参 15g　白芍 9g　炒枣仁 15g　远志肉 9g　红花 6g　茵陈 15g　威灵仙 9g　玄胡 9g　全当归 9g　独活 9g　年健 9g　柏子仁 9g　炙甘草 6g　盐炒知柏各 6g　银柴胡 9g

煎服如上法。

方解：方义除湿祛风清热治痛，及养心安神之剂，方中秦艽除湿热而退骨蒸，更疗风湿之痛，茵陈禀严冬之气，得春生之气最早，除湿热，舒肝阳，最宜于风湿热症。独活辛香治风痹之疼痛，尤宜于下肢，威灵仙通调经络，理水湿之气而下行，更治风湿之痛。鸡血藤是血中气分药，通经活络，治筋骨疼痛之良品，配合丹参活血化瘀，更有调经止痛之效，红蓝花仲景赞其有治七十二种痛，其功效全在其能活血化瘀的作用，元胡活血化瘀，能使凝血溶解，调经止痛，堪称特效之品，心脏病血管狭窄，血刺心痛，玄胡亦特效，诸活血药与当归同用，活中有补，活其血气之阻滞，以扩张血管，使循环流通，补其血液之耗损，以填补营气之空虚，年健祛风活血止痛，盐炒知柏直入于肾，即泄其浮散之阳，又补其耗涸之阴，配合银柴胡之善清劳热骨蒸者，以解脱低热之症，枣仁、远志、柏子入心安神定志，抑制心慌怔忡，以安睡眠，芍、草二味酸甘化合，性同人参，舒肝益土，善解中气困乏，古人有甲乙化土之妙赞，兹佐诸药同进，实具有益气和血之功。

依方连服五剂，身痛减轻，发烧亦减轻，精神好转，舌质嫩红，苔薄白，脉象较前稍似有力，体力食欲尚差，即依方减去银柴胡、年健，加以活血通络补敛之品。

桑寄生 12g　茜草根 6g　川牛膝 9g　台党参 6g　乌梅 6g

（敛阴清热）

煎服如上法。

依方连服七剂，上肢已不痛，下肢痛亦大减，发烧减轻37℃，精神逐步好转，惟胸脘时有疼胀感脉舌如上，小溲较频，其他无变化，细询知其胸胀痛，系偶感不愉快，如有气郁于胸中之故，即将方中减去乌梅、茜草、台参、牛膝、枣仁、甘草，再加以理气舒肝疏风之品。

豨莶草 12g　宣木瓜 9g　川楝子 9g　木香 6g　赤芍药 9g

煎服如上法。

依方连服五副，胸脘胀痛消失，食欲似有起色，低烧仍不退，月经来提前数天，肚子痛，心慌症未发作，脉微小，舌色如前，睡眠较好，即依方减莶草，赤芍，川楝子，木香，寄生，加以敛阴清热，理气安神之品。

香附米 12g　乌梅 6g　炙甘草 6g　炒枣仁 15g

煎服如上法。

依方连服九副，体温已正常，身痛已基本消失，食欲增长，体力亦增，面上色渐转红润，舌上苔薄白，脉象较前渐有力，病情逐步好转，即将原方略调以健补之品。

处方：秦艽 15g　鸡血藤 12g　远志 9g　台参 9g　沙参 12g　茵陈 15g　全当归 9g　独活 9g　丹参 12g　白芍 9g　枣仁 15g（炒）　白茯苓 9g　丹皮 6g　白术 9g　五味子 3g　盐炒知柏各 6g　炙甘草 6g

水煎温服，渣再煎服。

方解：病急者先去病，正虚者须补虚，去病所以顾正，补正即所以除邪，本症病邪已衰去，应该补其正气，以加速排邪之力，但虽是补正，亦不能全弃邪于不顾，故方中用参、术、苓、归、芍、甘以补气养血，助长正气，增其饮食，调其营卫，以壮排邪之力。用艽、藤、独活以祛其风，知、柏、丹、茵以清利其热，枣、远以养心神，丹参以活血补血，畅流其血脉，沙参、五味合甘草以养脉络，养正不离开祛邪，除邪以养正，使正充邪除，才能达到目的。

依方连服五剂，食欲大振，体力亦增强，不时做生活，体痛不什感觉了，发烧亦不什感觉了，心慌症未再发现，月经来潮已按期，已无腹痛症状了，诊其脉象已呈微缓，惟尚无力，知其正气渐复，病邪将尽，即依原方减去五味子、丹皮、云苓，再加滋补营养之药。

肥玉竹 12g　　淮山药 12g

煎服如上法。

依方连服十一剂，诸症皆不什感觉，惟低热似有稍起 37℃。检查血沉等均已正常，体重较前已加重，二便食欲已正常，体力尚未复健，脉象微缓，即依方再加：

桑寄生 12g　　川牛膝 9g

煎服如上法。

依方连服十一剂，诸症状俱消失，精神，体力，睡眠均如常人，惟有时两膝上边感觉酸懒无力，诊其脉象小缓，知其病邪虽退，筋力尚未复健，再予处方。

处方：淫羊藿 9g　威灵仙 9g　鸡血藤 15g　血丹参 15g
川牛膝 9g　宣木瓜 12g　川独活 9g　全当归 12g　绵黄芪 12g
茵陈蒿 15g　银柴胡 9g　左秦艽 12g　五加皮 12g　制苍术 6g
薏苡仁 15g　元红花 3g　台党参 9g

水煎温服，渣再煎服。

方解：方义祛风除湿，补气养血，舒筋活络，兼清其虚热，驱邪以养正之方。茵陈蒿、银柴胡除湿热蒸烧，以治其根本；独活、秦艽、灵仙、羊藿祛其风邪，以除其主症；鸡血藤、木瓜、川牛膝、五加皮活血通络，并理其筋脉；当归、丹参、红花补血活血，以调和其经络；黄芪大补其气，助长身力；苍术、台参大健脾胃，根除其湿邪，而强后天之本；苡仁渗湿健脾，引水邪下行，免除湿邪上攻。诸药组合成剂，取其有补助之功。

依方连服十一剂，诸症悉除，体力亦强，食欲大振，肌肉增长，面色红润丰充，脉象微缓，已能上班，工作了。为了巩固效果，以防病再变化，将药方改为丸剂，常服之以壮体力。

处方：绵黄芪30g　台党参30g　淫羊藿24g　威灵仙15g　鸡血藤45g　赤芍24g　全当归30g　真川芎24g　血丹参45g　真阿胶30g　左秦艽30g　茵陈蒿24g　元红花15g　制苍术30g　宣木瓜30g　川牛膝30g　五加皮24g　独活30g　桑寄生30g　枸杞子30g　川断30g　共为细末，炼蜜为丸，黄豆大，每服10g，日二次，开水送下。

三十七、再生障碍性贫血

贫血症，祖国医学属于"血虚"的范围，临床常见的有缺铁性贫血，急、慢性失血性贫血以及再生障碍性贫血等，再生障碍性贫血，现代医学认为是一种骨髓之致命疾病，其特点为显著有极度贫血症状，周围血象亦全血显著下降，故与"血证"有一定的联系，它的致病原因，目下尚未能肯定，病证显著后，常常很快趋于死亡，故对该症的治疗，有深切研究的必要。

再生障碍性贫血，它的临床症状，主要是极度贫血，出血和感染三大特点。也就是说皮肤粘膜苍白，出血或皮下粘膜瘀斑，血点及发热，一般的自觉症状是头晕，脑子里跳动，目眩眼花，心悸气短，活动后加重，在男子则间或失精，女子则月经不调等症状，疾病到了末期，则以重度感染全身性的出血，一致于死凶者居多。

现代医学对于贫血症病理认为素体虚弱，以及某些药物和毒物的影响有关，由于这些影响，致使血液耗损，或影响脾肾功能，气血化生失调而致血虚，因为血液的生成来源于脾，根本在肾，脾虚不能运化和吸收水谷的精微，肾虚不能助脾运化，精髓空虚就不能变化而为血，因此贫血的发生与脾肾密切有关，祖国医学认为肾藏精，精能生髓，髓能生骨，髓虚则骨空，与所谓骨髓发育不好，红血球的制造发生障碍论点，深相符合，再以此病轻重时往往脾肾症状，同时出现，盖因脾为后天之本，肾为先天之本，贫血以脾为主者，病情往往多轻，以肾虚为主者，病情较重，故再生障碍性贫血症，不易治疗。

气与血两者互相依存，互相影响，故患贫血者往往气血俱虚，血虚则心失所养，气虚则脾运不健，故气血亏虚者亦可现出心脾两虚的症状，肾阴若亏虚，则肝失滋养，肝虚则不能藏血，故肝肾阴虚者常伴有出血或阴虚发热等症状。病久则阴病及阳，可致脾肾甚至由于气血阴阳俱虚，发展成为虚劳重症，故再生障碍性贫血，亦属于虚劳之范畴。

治疗方法：既应补血，又要重视补气以生血，应通过培补脾肾，加以增强血液生化的源泉，可根据脾虚和肾虚的主次，分别处理，若心肝亦虚者，当同时并补，此外还须掌握致病的原因，针对原发疾病，采取适当的辨证措施治疗。

病例

王×× 男 32岁 山东省临清县 警察

病史：得病已数年，病前有劳累惊恐鼻流血史，牙缝亦常有出血症状，不时出现发热症，嗣经省医院检查确诊为"再生障碍性贫血"。住院治疗除注青、链霉素外，兼服各种维生素，效果不显，既而又服中药，用参芪胶地之类补血及收涩之品，亦无好转，经常出现鼻齿出血，恶寒发热，每隔半月输血一次，每次300～500ml，卒无效果，1961年曾由各省院及市中心医院成立研究组，专门研究治疗，半年时间亦无成绩，是年秋月转入疗养院，1963年春经会诊，检查如下：

检查：病人面色白，牙龈肉及口唇，无血色，呈极度贫血状态，舌质色淡，无苔，舌边有痕印，头晕眼花，牙缝不时出血，上肢皮肤有多处瘀血斑，及针头大小出血点，耳鸣，心悸，气短，疲倦无力，精神萎靡，常发低烧，食欲不振，恶心，肌肤少血色，失眠多梦，指甲无血色，时有遗精症状，大便不规，易于感冒，脉象微弱。

血常规：血红蛋白 3.5 克% 　红细胞 191 万 　白细胞 1.300 血小板 1.8 万

血压 95/50 毫米水银汞柱。

病机分析：《内经·阴阳应象大论》说："心主血。"又说"中焦受气取汁，奉心变化而赤是谓血。"古人认为心肝脾为生血，藏血，统血主要器官，然肾为先天之本，司真阴真阳为水火二气之枢纽，治营理卫为生气生血之根源，血液之生成，皆由此水火二炁运化之功，再贫血之症，关于肾者，至为重要，故头晕，眼花，脑子跳动，牙龈出血，体弱脉微，皆肾虚之候，再以脾不健运，无转输送精微，生源告乏。《内经》云："髓生于精，精生于谷，谷入气满，淖泽注于骨，骨属屈伸，泄泽补益脑髓，是中上者生精化髓之源也。"脾气既虚，精绝髓空，造血之障碍，日益加甚，《灵枢·决气篇》云："血脱者色白，天然不泽，其脉空虚。"故病人皮肤苍白，唇龈色淡，指甲瘪而色白，都精髓亏虚之候，心主血，其华在面，肝藏血其充在甲，肝虚不摄，浮阳上越，其血上溢故有鼻衄，齿衄，眼底或内脏及皮肤出现瘀斑血点等症，肾阴不足阳浮于上，亦使牙缝出血，由于肝肾虚阳上浮，故头晕目眩，眼花，耳鸣，心悸，气短，种种虚弱之证丛生，脉象虚微细芤涩等虚象毕露，舌光无苔，阴虚之候，食欲不振，脾气不健，大便不规时而溏稀。脾胃俱受影响，先后二天亏损，真阴真阳不足，营卫气血失调，外不能固，故易感冒，内不能守，故血液时出，肢体渐萎，如草木日枯，故很快趋于死亡。

治法：宜补其阴阳，调其水火，使气血以渐而生，所谓加减阴阳既济汤颇合病情。

处方：炙黄芪 30g　当归身 18g　生熟地各 9g　山萸肉 12g　淮山药 18g　白茯苓 9g　粉丹皮 9g　盐炒泽泻 4.5g　枸杞子 9g　五味子 6g　赤白首乌各 9g　焦白术 9g　天门冬 9g　麦门冬 9g　酒知母 9g　台党参 9g　鹿角胶 9g　鳖甲胶 9g　龟板胶 9g　阿胶 9g　四胶合包溶化服　鹿茸粉 4.5g　胎盘粉 9g　二味冲服。

水煎两遍分二次服　每日一付，连服六付，休息一日，再继续服。

方解：补血先补气，以无形之气生有形之血，此古人成功的经验，试看当归补血汤，以补气之黄芪，五倍于补血之当归，方义显然，本方以补血汤为主，熟地黄大补阴血，填精补髓，强阴益肾之专药，六味丸亦是壮水之主，以制浮阳，固精益肾，救先天之颓惫，鹿茸禀纯之气，大补元阳，补助命门真火之枢机，胎盘粉一名混沌衣，得先天混元一气，能续先天元阳于无何有之乡，此数品为方药之基础，更有其他辅佐诸药，同心协力，以成中兴之功，龟鹿鳖阿四胶，皆是血肉有情之品，或滋阴或补阳俱有补血生精之作用，以血肉养血肉，更具有同气相求之功，赤白首乌为养血之品，用之得法，实具有返老还童之灵，二冬大滋阴液，为恢复血液之基础，五味、枸杞大补肾精，壮敛元阳，更有阴阳既济之妙用，酒制知母既能泄肾阳浮越之火，且能补助肾阴，白术禀中土之精，安定于脾胃，以固后天之本，而资生资长全在于此，合以上诸品，配成方剂，既补阴而又补阳，欲养血而先理气，意在使水火调和，阴阳既济，使枯泉生潮，渐渐盈溢，方能令危殆之疾，绝处逢生。

按方服药，略有加减，将近半年，症情略有好转，检查血色素已升至 5.3 克%，体力也略有增长，但出血各症状，仍未能消失，略涉动劳，心悸气短仍甚，食欲不强，于1963年秋转入疗养院，复予诊察，根据病情，随予处一服食方，着其上汤剂同用。

处方：大熟地240g　当归身120g　人参（以台参代）120g红花9g

小黑豆三斤洗净　生铁流3~5斤（生铁溶汁流出炉外者）可以多次。

先加水5~6碗煮铁流数汁沸，滤出铁流，将药和黑豆入内煮黑豆烂熟，再加入红砂糖一斤和豆药煮烂一并盛碗盆内，每日当饮食用，食净再制。

方解：人体血液含有与铁相同的性味（味咸气腥），故现代补血的成药中多有含铁之剂，《本草·论铁功用》云："安心神，坚骨髓，除百病，变黑润肌肤，令人不老，骨本健能食，久服令人身重肥黑……。"因铁色黑，又名乌金，金能入肾。熟地黄为补血第一要药，其色黑味甘，大补肾阴，生精填髓，养阴退阳，壮天一所生之源，为虚劳症必不可少之药，当归补血养血，《本草》言其入："心肝脾为血中之气药，治一切血证，润肠胃，泽皮肤，养血生肌，血滞能通，血虚能补，血枯能润，血乱能抚。"李东垣谓："其头止血而上行，身养血而中守，尾破血而下流，全活血而不走。"故脉者血之府，诸血皆属心，凡通脉必先补心益血，若欲使气血各有所归，必以当归向导之，故其入手少阴，以其心生血也，入足太阴，以其脾统血也。入足厥阴，以其肝藏血也，和血补血，补诸不足，无过于此。人参，《神农本草》言其"止渴，生津液，安精神，定魂魄，止惊悸，安胃和中，通血脉"等，李东垣云"古人治大吐血脉芤洪者并用人参，脱血者先益其气，盖血不自主，须得生阳气之药乃生，阳生阴长之义也。若单用补血药，血无由而生也"。党参，即古之人参，产于五台山者，名曰台党参，其性不腻不燥，用代人参，更为和平。黑豆须用小者，其功用有益精补髓，壮力润肌补血壮肾，发白复黑，久而转弱为强，方书有《雨蓑翁食记》，《救生苦海》有嫦娥奔月等方，皆用黑小豆为主药，用红花者因大量补腻之品，恐量多壅腻，用红花以活之，以免滋腻之弊。加入红砂糖，以和血脉，更有资生资长之功，每日当饮食用，使药常贮胃中，缓缓滋养使血园如春园之草，虽不见其长，而日久自茂，方极效，屡用皆验。

依方法制药，每日早晚两次服食，或饥时当点心用，药既适口，病人亦乐于食用，很快用完一剂，又继续配制，连用三剂后，自感食欲大增，体力亦长，每日到泰岳游览，来回数十里路，已不感疲劳，各种出血症状，亦陆续消失。检查血常规，血红蛋白 10.5 克%，红细胞 5800，血压 110/75 毫米水银汞柱，1965 年夏诸症消失，各项检查均近正常，体力食欲俱恢复，于七月初出院。

三十八、舞蹈症（肝阳亢盛）

王×× 女 44 岁 济南 工人

病史：得病近半年，先有慢性气管炎及高血压史，患者性颇急躁，家庭之中每常自发忿气，有时废餐但夙夜勤劳，经常不肯闲，每至深夜方才休息，耗神过度，因而得病，初时只感睡眠不行，或多梦纷纭，有时心悸颇甚，同时血压亦升高，头晕目眩，继而四肢动摇，逐日加甚，乃经省医院检查，确诊为"高血压"、"舞蹈症"曾服药及针灸效果不显，病人恐惧怕成瘫痪，于 1976 年 3 月求予诊治。

检查：病人面色暗黄，形体瘦削，目睛炯炯，精神暴露，舌质深红，苔灰暗厚而略燥，唇赤干燥，颇能饮水，头上时时出汗，左半身病重，手指不住的抓摇，左足亦不住摇摆，起立时有颤颤不稳之势，同时眼睛不住的挤弄，鼻子亦不住的出弄，嘴亦歪斜不住的活动，颜面肌肉亦不时的震颤，坐立不稳，言语呈振栗状，持续不停，同时自感头晕，目绌，心中烦乱，失眠难睡，血压 180/95 毫米水银汞柱，脉象两寸部弦滑数长，上出鱼际，重按有力，两尺部亦弦滑而数长，下际尺泽，其数超过十至，不时犯急躁情绪，食欲不振，每日饮茶数壶，自感发热，注射青霉素过敏，服安静药不解决问题，因病者母亲亦患此等病，所以自己异常恐惧。

病机分析：以脉象而论，长为阳胜之脉，数为热胜之脉，滑为血气充实，弦为肝气过胜，综合并论，具有肝阳过胜，风火内煽之候，若究其致病根原，因患者性情急躁，善动肝气，肝气动，则违其条达之性，违则气逆，逆则木动风生，肝寄藏少阳相火，风生火必熄动，且肝为全身筋脉之主，为罢极之本，人体运动全在筋力，肝为藏血之脏，在正常情况之下，血脉养筋，骨劲筋柔，运动灵活，若脉气失常，气逆风发，风火煽动，筋脉失去柔静，风性善行数变，鼓动筋脉，摇摆不定，故手舞足蹈之症，应时而作，风火上扰空窍，故使眼耳口鼻不能安静，歪斜震颤，由于胆为中正之官，风火肆扰，胆失中正，故手足摇动，五官倾斜，面肌亦发生阵颤，卒失中正之态，肝为藏血之脏，风火亢胜，阳胜血沸而上涨，故血压上升，头晕目眩，懵懵欲仆，《内经·病机》云："诸风掉眩，皆属于肝"，又云"徇蒙招尤"。盖因肝为风木之脏，风性无定，动则上行，故现此下虚上实头重脚轻之症，由于风火交激鼓动脉管，故现弦滑数长有余之象，心烦躁扰，唇干舌燥，口渴引饮，大便发干无非阳气亢胜之候，其偏重于左者，盖肝木之气行于左，时动肝气，故病亦偏于左，方书五脏之位置，无不曰：肝左肺右，肾下，心上，脾中。以此看来，古人已早有成熟的经验，综合以上的证情论断，本症以肝阳亢盛名之，仍符合实际，现代医学名之曰："舞蹈症"。是以症之形态而言，治疗之法，宜育阴潜阳，镇肝息风兼养心安神之法。

处方：杭菊花12g　生牡蛎24g　生龙骨24g　白蒺藜12g　柏子仁9g　白芍药15g　熟枣仁15g　远志肉9g　怀牛膝12g　丝瓜络9g　麦门冬9g　生地黄12g　金银花15g　双钩藤9g　盐知母6g　生甘草6g

水煎温服，渣再煎服。

方解：本方是潜阳滋阴、和肝利胆之剂，菊花性味苦平，黄者入金水阴分，白者入金水阳分，主治诸头眩肿痛，目欲脱而泪出，恶风湿痹，补阴血而养目益肝木，祛身上一切游风，水平则风熄，盖补水所以制火，益金所以平木，木平则风熄，火降则热除，故甘菊能益水金二脏，使肝木风火上游之症可除，牡蛎有雄无雌，味咸寒而入阴，清热而坚，其居处魂礴相连如房，房内有肉，是刚中有柔，阳中有阴，南生而东向，得春木之气，则入肝而气浮于外，而入胆，《本经》"主惊恚怒气拘缓，仲景加牡蛎于小柴胡汤，以除胁满，主盗汗，消渴瘰疬颈核，遗泄，实有育阴潜阳之妙，据阴以召阳"，成无己云"壮水之主，以制阳光"。地黄饮子能益精收涩，龙为东方之神，而骨在地得纯阴之精，故能粘舌，能吸敛之功显著，其用在心肝二经，能收敛浮越之正气，安魂魄，镇惊痫，能收敛正气，而不敛邪气，故《经疏》谓："难挽空灵之阴阳，与他发敛著物之阴阳者异。"龙骨摄阳以归土，牡蛎据阴以召阳，俱有潜纳之妙。白蒺藜补肾明目，祛头风目眩，柏子仁色黄白而味辛甘气清香，柏为百木之长，叶独西指，为金木相媾，故肝得之而风虚能去，脾得之而湿痹能通，肺得之而大肠虚秘能已，心得之而神安魂定，白芍药酸而微寒，摄卫气就营气，和肝益血，收敛肝气，散血中之渣滓，有利筋活血之用，枣仁远志俱有宁心安神之妙，故《本草》云"心得之则神安，肝得之则魂藏，脾得之则思清，稳定神经尚有何疑"。

怀牛膝能引血下行，是降血压之专药，更有补阴坚强腰肾之力，丝瓜络形同经络，祛痰理气，遍行经络，麦门冬清心润肺，滋阴血而濡润筋脉，钩藤入手足厥阴，足厥阴主风，手厥阴主火，主治惊痫眩晕，此肝木风火之症，通心胞于肝木，风静则火熄，则诸症自除。金银花消炎解毒，除肌肤伏热而潜解。生地黄清热凉血，滋阴润燥，得麦冬复脉内之阴，为劳伤血证之妙药，知母以盐制，即泄肾火又补肾阴，甘草调和诸药安内而攘外，《本草》有国老之称。

按方服药九剂，症状仍有好转，而手足摇摆仍不停止，脉象仍长数，睡眠不好，食欲不振，每犯急躁情绪，因思此证为肝阳亢盛，症状脉象已甚确凿，育阴潜阳治法不为不对，效果不大显著，因此再将原方加以潜育之药。

生龟板 30g　生石决明 30g（研碎）

煎服如上

方解：《本经疏注》云："水族离水则僵，陆虫没水辄毙，惟龟常湛于水固生，终令居陆亦生，所以能治水之病人，亦能治火之病人，并能治水火相啮而病人也，轻狡者迟重则殆，迟重者不能轻狡，惟龟腹背自迟重，首尾四肢自轻狡，此所以能治中外不相应之病，衷甲者以其坚为蔽，以其里为卫，惟龟虽有甲，而纵横成理，片片可埋，而上下紧裹，无稍罅隙，所以能治当开不开，当阖不阖，并开阖参争之病。漏下赤白，小儿囟不合非不阖乎，癥瘕非不开乎，疟非开阖之参争乎，五痔阴蚀小儿头疮，难燥非水火之相啮乎。湿痹四支重弱，非中外病之不相应乎？"盖人之一身，无不以水火为枢机，水与火相连则气张而体不随之张，气翕而体不随之翕，此能助之张，助之翕。火无水养者，此能滋其水，水无火格者，此其熄其火，以致五停幽隐而火之途经难通，火善萌动，而水之滋溉不及，均藉此依增损维系之。张志聪曰："龟甲所治之水，非流动之水，所治之火，非披猖之火，龟甲能引阳气下归，复通阴气上行，龟居四灵之一，而静镇不扰，故能收摄嚣浮，而灵明自睿。"石决明性味咸寒，体孔玲珑，禀水精之气，镇心神和肝气，清头眩，明目，为头风掉眩之专药，镇心安魂，得菊花治头痛目昏，清热补肾，为镇摄手足动摇之妙药，加重二味的力量，定能收潜镇之功。

依方连服七剂，手足摇摆，已基本稳定，五官已镇静，食欲较前增加，诊其脉象已基本正常，睡眠亦好转，体力增长，随上班参加工作，三周后检查身体重量已增加了四斤，继续又服药数剂，症状完全消失，体力已复正常，自此每天参加工作，至今两月余，未再发作症。

后语：此症亦名"颤振"病，手足蠕动也，此证由于木旺克脾土所致，脾主四肢，四肢者，诸阳之末，木气鼓之则动，经所谓"风淫末疾也，亦有头动而头足不动者，盖头为诸阳之首，木气上冲故头独动，而手足不动，散于四末则手足动而头不动也。"此皆木气太过，而兼火化之象，壮年患者甚少，中年以后乃有之，老年尤多，而且难治。因阴血不足，少火不能制盛火也。治法：中风手足身单或有热者，宜星附散，独活散，金牙洒之属，无热者宜摧肝丸，气虚而振者，宜参术汤。心虚而振者，宜补心丸。挟痰者，宜导痰汤加竹沥，老人颤振宜定风丸。

三十九、脱疽（血管闭塞性脉管炎）

血管闭塞性脉管炎，是一种慢性周围血管疾病，好发于四肢远端小动脉，尤以下肢为多见。由于血管闭塞，而引起患肢疼痛，无脉，最后坏死而脱落，故其症候与祖国医学脱疽症恰相符合，近来中医按"脱疽症"理法诊断和治疗，取得一定的疗效。

其病因病理，现代医学认为由其人素体脾肾阳气不足，复因长期感受寒湿之邪，寒凝阻络，气血运行不肠，阳气更不能下达，故见肢冷疼痛，无脉等症状。陈实功："夫脱疽者，外腐而内坏也，此因昔厚味膏粱熏蒸脏腑，丹石补药消烁肾水，房劳过度，气竭精伤，……多被阳精煽惑，淫火猖狂，其蕴蓄于脏腑者，终成燥热火证，其毒积于骨髓者，终为疽毒阴疮，诚为巧人行拙，谁防祸起萧墙，智者多愚，自谓喜从天降，不顾后日也；骨枯髓涸，脏败腑亡，方知今日罹殃有故，解脱无方，凡患此者，多生于手足，故手足乃五脏枝干，疮之初生，形如粟米，头便一点黄泡，其皮犹如煮熟红枣，黑气侵漫，相传五指，其疼如汤泼火燃，其形则骨枯筋练，其秽气异常难闻，其命仙方难活。故谓血死心败，筋死肝败，肉死脾败，皮死肺败，骨死肾败。此五败者，虽有灵丹竟丧命而已。是生此疾者，死生付于度外。"至其治法惟孙真人谓"在肉则割，在指则切"。他无善法，故传流至近，脱疽仍视为难于治疗之症。

现在血管闭塞性脉管炎，按祖国医学脱疽治法，收到良好效果，兹将临床治疗验案列后，以俾参考。

赵×× 女 23岁 济南锅炉厂

病史：自两年前，由于工作住址潮湿，并在卧地受寒，渐渐发现腿胯疼痛，因痛势不重，未注意治疗，既而足部亦发生漫痛，仍照常工作，今年三月足踝上部，发现青黑色有数出，青处微作痛，因在省立医院外科检查，断为"血栓闭塞性脉管炎"，未予治疗，越日又赴省立皮肤病检查所，经过检查确认为"血栓闭塞性静脉周围炎"。曾注射青链霉素等，效果不显，患者及家人颇怀恐惧，向其厂医求治，厂医告其此症极其危险，除截肢之外，无什么好治法，由此惶恐益甚，其母乃携之前来求治，检查如下。

检查：患者面色颇黄，精神行动言语均无异，查其下肢，右足跗上在携鞋带处，一片青紫黑色如掌大，稍向上一片青紫如鸡卵大，按之如囊状，略痛，其周围又有散在青紫块，如指头大不软，青紫处较他如热些，痛亦不甚厉害，气候寒冷时，颇觉寒凉，工作时间长时，感觉腿酸无力，其青紫处如捺之不褪色，有时头晕，体温不高，二便一般，食欲略减，舌苔薄白，质赤艳，脉象微缓而涩，月经延期，睡眠不好。

病机分析：《内经》云："邪之所凑，其气必虚。"长时间工作，体力疲劳，势所必然，久在潮湿之地，睡卧于寒湿气候之中，久受侵袭，病邪乘虚而入。脾胃之双受其害，阳气以虚，寒湿之邪，凝滞经络，血气运行不畅，阳气更不能下，故见足冷疼痛，甚至无脉，因其患肢长期脉络阻塞不通，失于气血濡养，则见肌肉失润，皮肤干枯，故外现青紫黑暗之色，至甚者坏死而脱落，故所谓"血栓闭塞性"，如或有寒湿化热或复感湿热之邪，热盛毒聚，则可致肉腐骨烂，而使病情恶化，转为气血虚弱之症，故在临床上常见有腿足寒冷，其凉如冰，虽火炙而不觉暖，其痛如锥刺，或见腿足热如火烧，虽冰镇而不知寒，其痛如火燎，其两种病机，自当区别对待，所谓脾肾之阳亏而不足者，下焦无温运之火，其现症必寒冷如冰，其皮色苍白或紫暗，肤冷，恶凉喜暖，肌肤萎缩，皮肤干燥，间歇性跛行，患肢体沉迟涩弱，治以补气活血，温经通络，所谓寒湿化热者，热盛毒聚，邪热内蒸，其皮色青紫，红肿灼热，疼痛剧烈，溃烂腐臭，或见全身发烧，口干，尿赤，脉弦数或大，治以清热解毒，补气活血，本症依患者疼痛不甚，寒热均不严重，青紫处未从足趾起等症状而论，是属于"血栓闭塞性静脉周围炎"。

治法：用补气活血，通经达络之法。

处方：全当归 15g　秦艽 15g　茜草根 12g　赤芍药 9g　鸡血藤 15g　桃仁 9g　元红花 6g　木瓜 12g　川牛膝 12g　紫草 12g　茵陈蒿 20g　防己 9g　土茯苓 12g　双花 15g　甘草 6g

水煎服，渣再煎服。

362

方解：方中以当归、桃仁、红花补血活血，通经活络，加入茜草、赤芍活血化瘀，疏通血管之栓塞，紫草消除血中之毒炎，散祛肌肤血瘀之青紫，鸡血藤行血化瘀，治血阻之疼痛，川牛膝引诸药下行，通达瘀血之阻塞，金银花解毒活血善祛热血结毒，治肌肤疮疡，尤为妙药，土茯苓治下部结毒，湿热疮疡有异常奇功，茵陈祛湿热利水气，靖扭土木之灾。宣木瓜舒筋通络，防己治下部湿热之痛，秦艽攻诸风湿热之痛，配合诸活血之药，通经络，利关节，散风寒有特殊之功用，甘草和诸药温经和胃健脾，以全其赞化之功。

按方服药七剂，足跗青紫处大见减轻，痛亦较差，青处如裹水之状处，亦渐充实，食欲有加，身体舒适，脉象涩渐减，其他无什么变化。

依原方加丹参 15g　连翘 9g　全蝎 4.5g

煎服如上法。

外注毛冬青注射液每日二次，早晚各二毫升，肌注。

按方连服五剂，症状大减，青紫处色大减，已不感疼痛，软包处已充实不虚，惟因向日有腿胯痛症候，近因开庆祝大会，露天无遮盖，天降大雨，受寒凉击汲，引起右臀部胯发生疼痛，晚间痛益剧，不能安眠，此与寒湿有关，亦与脉管炎有关，其脉象缓弱不实，为了控制其旧病（腿胯部）予之将方调整，加以舒筋活血之药。

秦艽 15g　当归 12g　鸡血藤 12g　川牛膝 9g　木瓜 9g
红花 6g　年健 9g　血丹参 15g　桃仁 9g　赤芍药 9g　乳香 6g
茜根 9g　海风藤 9g　独活 9g　紫草 9g　玄胡 9g　甘草 6g
忍冬藤 12g　全蝎 1.5g

水煎服。

方解：风寒湿邪侵入经络，血脉受阻，凝滞循环，发为痹痛，所谓"痛则不通也"。书云："治风先治血，血活风自灭。"

所谓"通则不疼也"。方中用当归、丹参、桃仁、红花、乳香、茜草、元胡活血化瘀，舒通经络，使阻塞者通而开之，凝滞者活而散之，血脉流利，筋得血养，动静洽调，其痛自可消失，再用海风、独活、年健以散风邪，秦艽、木瓜、牛膝以祛湿邪，乳、独、全蝎、元胡以逐寒邪，忍冬藤循经通络，紫草消肌肤之毒，使病邪巢被捣，外卫被扫，为此方能收到全功。

按方服药六剂，腰胯腿痛俱减，足踝上青紫处，色亦褪淡，精神体力均有增强，脉缓滑而小，为了消除腿胯痛，即原方再加青风藤9g　络石藤15g，又继服六剂，腿胯痛已不感觉，身体舒适，足跗亦不显青色，脉色小缓，病邪已不太盛，为了补其正气，充其血脉，改用补气养血之剂，加味顾步汤。

处方：金银花45g　全当归45g　川牛膝15g　丹参45g 元参24g　绵黄芪30g　台党参15g　炙甘草24g　全蝎6g　乳香9g　蒲公英24g　宣木瓜12g　元红花6g　独活12g　鸡血藤15g

水煎服，渣再煎服。

方解：气血是人体资生之源，血充气调是活命生生之则。脱疽症是气逆血凝，脏腑失去常规，血脉循环被栓塞不通，故筋脉涸枯，皮肤黑色，甚至不可救药，现在通过服药治疗，症情大见好转，气血已有恢复之势，乘此病邪退却，正气渐复之机，用药如用兵，正所谓"宜将胜勇追穷寇"，此时应当大力前进，急追直下，以千钧雷霆之势，大剂补气养血，方中用黄芪、台参以补气，当归、丹参以补血，元参佐丹、归以涵濡血液而不燥，甘草佐参芪以调和气机而不滞，乳香、红花化血中之凝滞以解除栓塞，牛膝、木瓜、鸡血藤调理血中之气，通调经络，扩张血管而流利，金银花、蒲公英二味为消炎解毒之妙品，全蝎、独活除风寒而挖掘病因，加以毛冬青注射液善通经络，扩张血管，排除循环障碍，为现代冠状动脉硬化心脏失调，及血栓闭塞性脉管炎最理想之妙药。

按方连服八剂，症情大有好转，腿胯痛消失，足痛已不感，青紫处仅有微微，惟劳累时略感稍有木意，食欲精神均如常人，脉象小数，略有弦意，此由补药力大，升提稍急之征候，因将药方加以调整，再继续服之，以原始方加味加量。

处方：全当归 30g　秦艽 15g　茜草 12g　赤芍 12g　桃仁 9g　元红花 9g　鸡血藤 24g　木瓜 12g　川牛膝 15g　茵陈 24g　紫草 9g　防己 9g　忍冬藤 30g　连翘 12g　蒲公英 15g　全蝎 4.5g　丹参 30g　黄芪 9g　甘草 9g

煎服如上法。

另注射毛冬青注射液，每日二次，一次 2 毫升，肌肉注射。

洗药方：以活血散瘀、疏通经络之药。

生蒲黄 9g　乳没各 9g　桃仁 12g　红花 9g　宣木瓜 15g　全蝎 6g　防风 12g　川牛膝 12g　茜草根 9g　当归 15g　赤芍 12g　苏木 12g

水煎数沸去渣乘热洗青紫处，一副洗二次。

按方服十剂，洗十次，青紫已基本消失，下肢疼痛已不什感觉，脉象有小滑略快之象，是血脉渐有充活之候，为巩固疗效，又继续按方服二十剂，诸症尽消失，身体已恢复健康，时值春节，即停止服药，继续又观察三个月，健康无变化，病已彻底痊愈。

后语：现代医学认为血栓闭塞性脉管炎（或静脉炎）是比较常见的血管疾病，是进行缓慢的动脉和静脉同时受累的周期性、节段性炎症病变，属于祖国医学中"脱疽"范围，以工人和农民患病率较高，主要病机是寒湿下受，气滞血瘀，经络阻塞，阳气不能下达。在发病之初起表现为气滞血瘀，郁久则化热，热盛则肉腐、筋烂、骨脱进而热毒炽盛，其症状由局部而及全身变化，故现代医学结合患者的体质强弱，气血虚实，将各期血栓闭塞性脉管炎（或静脉炎）分为：阴寒型，血瘀型，湿热下注型，寒湿郁久化为毒热型，这种辨证分型还是比较切合实际的，在治疗方剂中重视活血化瘀药的应用，取得了很好的疗效，惟本症好转较慢，不能求其过速，只要掌握住祖国医学辨证论治的特点，是一定能达到病愈的。

刘文垚简介

刘文垚，男，汉族，1935年生，山东省临沂市人。中医世家，祖父刘淑通（1878－1940）为临沂一代名医；父刘俊升（1904－1981）山东名医。1955年随父学中医，1958年考入山东中医学院，1962年毕业。先后在山东省临沂市人民医院、市中医医院工作。曾任科主任、市中医学会常务理事、《沂蒙中医》编委、省妇科学会委员、山东中医医药大学兼职教授。

从医50余年，擅长内科、妇科及疑难杂症的治疗，主张中医四诊必须与现代的检查方法相结合、中西医药相结合、辨病与辨证相结合、治疗与调护及预防相结合。治疗一定要突出中医特色，只有这样才能发展中医，临床上才能提高诊断和治愈率。医德高尚、医术全面、作风正派，医教科研经验俱丰，对各科疾病颇有研究，深受人们的欢迎和尊敬。撰写论文40余篇、科研成果5项、著书2部、参编6部，大部分在国际、国家级及省市级会议和刊物上发表，并获优秀论文及成果奖。例如《中医药治疗卵巢囊肿》获省级二等奖并获第三届世界传统医药学大会突出贡献优秀成果奖；《自拟四金排石汤治疗泌尿系结石》获市级科技进步优秀成果奖三等奖，2000年被中国中医研究院特色研究中心评为"世纪高新金杯一等奖"，被收录在《中华名医高新诊疗通鉴》一书中；《益气健脾治疗崩漏》一文获省级二等奖；《辨证治疗慢性胃炎300例分析》曾在全国临床误诊误治分析及疑难杂症诊治会议上进行交流，获优秀论文奖并发表在《中国现代实用医学》一书中；《中医药治疗出血病的体会》一文，在省学术会上交流，获优秀论文奖并发表在省级杂志上；"抗衰老合剂治疗未老先衰的研究"获世界中西医药大会国际优秀成果奖;"消糜饮治疗乳糜尿的临床研究"为国内领先水平,获市级科技进步三等奖,荣获首届国际民族医药大会优秀成果二等奖。

业绩刊登于《中国高级专业技术人才辞典》、《中国名医列传当代卷》、《共和国名医专家大典》、《中华名医高新诊治通鉴》、《世界传统医学大系》、《当代世界传统医学杰出人物》等书中。

联系电话:刘文垚　0539-3091006
　　　　　刘美丽　15666190015